江蘇文脉整理與研究工程

江蘇文庫

精華編

84

# 本草經集注（輯復本）

## 下

（梁）陶弘景 撰　王家葵 輯校

鳳凰出版社

**192 木蘭** **味苦，寒，**無毒。**主治身有大熱在皮膚中，去面熱赤皰酒皶[一]，惡風癩[二]疾，陰下癢濕，明耳目，療中風傷寒，及癰疽水腫，去臭氣。一名林蘭，**一名杜蘭。皮似桂而香。**生零陵山谷，**生太山。十二月採皮，陰乾。零陵諸處皆有。狀如楠樹，皮甚薄而味辛香。今益州有，皮厚，狀如厚朴，而氣味爲勝。故蜀都賦云「木蘭梫桂」也。今東人皆以山桂皮當[三]之，亦相類。道家用合香，亦好也。

**【箋疏】**

離騷中多次以木蘭起興，著名的句子如「朝飲木蘭之墜露兮，夕餐秋菊之落英」；「朝搴阰之木蘭兮，夕攬洲之宿莽」。王逸注：「木蘭去皮不死，宿莽遇冬不枯。」木蘭也是重要的建材，三輔黃圖謂阿房宮前殿以木蘭爲梁，磁石爲門。司馬相如長門賦云：「刻木蘭以爲榱兮，飾文杏以爲梁。」李善注曰：「木蘭，似桂木。」述異記云：「木蘭川在潯陽江中，多木蘭樹。昔吳王闔閭植木蘭於此，用構宮殿也。七里洲中有魯班刻木蘭爲舟，舟至今在洲中，詩家云木蘭舟出於此。」本草家描述中，大多提到木蘭與桂相似，名醫別錄謂「皮似桂而香」，尤其本草圖經說「木高數丈，葉似菌桂葉，亦有三道縱文，皮如板桂，有縱橫文，香味劣於桂」，結合所繪春州木蘭，推斷其原植物爲樟科天竺桂 *Cinnamomum pedunculatum* 之類。

[一] 酒皶：底本作「皶酒」，據政和本草倒乙。
[二] 癩：政和本草作「癲」。
[三] 當：底本作「欓」，據政和本草改。

**193 秦皮** **味苦，微寒**、大寒，無毒。**主治風寒濕痹，洗洗寒氣，除熱，目中青翳白膜**，治[一]男子少精，婦人帶下，小兒癇，身熱。可作洗目湯。**久服頭不白，輕身**，皮膚光澤，肥大有子。一名岑皮，一名石檀。**生**廬[二]**江川谷**，生宛朐。二月、八月採皮，陰乾。大戟爲之使，惡茱萸。

俗是樊槻皮，而水漬以和墨書，青色不脱，徹[三]青，且亦殊薄，恐不必爾。俗方以療目，道術家亦有用處。

**【箋疏】**

淮南子俶真訓云：「夫梣木色青翳，而蠃瘉蝸睆，此皆治目之藥也。」高誘注：「梣木，苦歷木名也，生於山，剝其皮以水浸之，正青。用洗眼，愈人目中膚翳。」秦皮浸水色青，新修本草説：「此樹似檀，葉細，皮有白點而不粗錯，取皮水漬便碧色，書紙看皆青色者是。俗見味苦，名爲苦樹。亦用皮療眼，有效。以葉似檀，故名石檀也。」本草圖經並以此作爲秦皮的鑒别特徵，有云：「取皮漬水便碧色，書紙看之青色，此爲真也。」按，秦皮的水浸液有螢光，由此確定其爲木犀科梣屬植物，如小葉梣 *Fraxinus bungeana* 或白臘樹 *Fraxinus chinensis* 之類，古今一致，没有變化。

[一] 治：底本無此字，據政和本草補。
[二] 廬：底本作「膚」，據政和本草改。
[三] 徹：政和本草作「微」。

**194 假蘇**[一] **味辛，溫，**無毒。**主治寒熱鼠瘻，瘰癧生瘡，結聚氣破散之，下瘀血，除**[二]**濕痹。一名鼠蓂，**一名薑芥。**生漢中川澤。**方藥亦不復用。

**【箋疏】**

名醫別錄一名薑芥，吳普本草名荆芥，後遂以荆芥爲正名。齊民要術云：「紫蘇、薑芥、薰葇，與荏同時，宜畦種。」可見當時已有栽種者。本草綱目集解項李時珍説：「荆芥原是野生，今爲世用，遂多栽蒔。二月布子生苗，炒食辛香。方莖細葉，似獨帚葉而狹小，淡黄緑色。八月開小花，作穗成房，房如紫蘇房，内有細子如葶藶子狀，黄赤色，連穗收採用之。」結合本草圖經所繪成州假蘇與岳州荆芥圖例，所表現的都是唇形科植物裂葉荆芥 *Schizonepeta tenuifolia* 之類。

假蘇，新修本草在菜部，蘇敬注釋云：「此藥即菜中荆芥是也，姜、荆聲訛耳。先居草部中，今人食之，録在菜部也。」故新輯本將其恢復爲草木部。

**195 白芷 味辛，溫，**無毒。**主治女人漏下赤白，血閉，陰腫，寒熱，風頭侵目淚出，長肌膚，潤澤，可作面脂，**治風邪，久渴，吐嘔，兩脅滿，風痛，頭眩目癢。可作膏藥、面脂，潤顔色。**一名芳香，**一名白茝，一名囂，一名莞，一名苻蘺，一名澤芬。葉名蒚麻，可作浴湯。**生河東川谷**下澤。二月、八月採根，暴乾。當歸爲之使，惡

[一] 假蘇：此條以新修本草寫本卷十八爲底本。

[二] 除：底本無此字，據政和本草補。

旋復花。今出近道，處處有，近下濕地，東間甚多。葉亦可作浴湯，道家以此香浴，去尸蟲，又用合香也。

【箋疏】

白芷在古代是著名的香藥，本草圖經云：「今所在有之，吴地尤多。根長尺餘，白色，粗細不等，枝榦去地五寸已上。春生葉，相對婆娑，紫色，闊三指許。花白微黄，入伏後結子，立秋後苗枯。二月、八月採根暴乾。以黄澤者爲佳，楚人謂之葯。九歌云『辛夷楣兮葯房』，王逸注云：『葯，白芷是也。』」按，藥用白芷爲傘形科植物大活 *Angelica dahurica* 的栽培變種，本草經别名芳香，吴普本草、名醫别錄一名澤香，陶弘景注釋説：「葉亦可作浴湯，道家以此香浴，去尸蟲，又用合香也。」因大活不具香味，其氣臭濁，故知自古以來所用白芷皆其栽培變種。

**196 杜若　味辛，微温**，無毒。**主治胸脅下逆氣，温中，風入腦户，頭腫痛，多涕淚出，**眩倒目䀮䀮，止痛，除口臭氣。**久服益精，明目，輕身，**令人不忘。**一名杜衡，**一名杜蓮，一名白連，一名白芩，一名若芝。**生武陵川澤**及宛句。二月、八月採根，暴乾。得辛夷、細辛良，惡茈胡、前胡。今處處有。葉似薑而有文理，根似高良薑而細，味辛香。又絶似旋復根，殆欲相乱，葉小異爾。楚詞云「山中人兮芳杜若」，此者一名杜衡，今復别有杜衡，不相似。

【箋疏】

據説文，「若」除「擇菜」義外，還是一種香草杜若的專名。本草經集注謂杜若「葉似薑而有文理，根似高良薑而細，味辛香」，如此頗似薑科植物，後世本草皆沿用其説。新修本草云：「杜若苗似廉薑，生陰地，根似高良薑，全少辛味。」蜀本草圖經云：「苗似山薑，花黃赤，子赤色，大如棘子，中似豆蔻。今出硤州、嶺南者甚好。」按如其說，杜若即薑科植物高良薑 *Alpinia officinarum*。

**197** 杜衡 味辛，溫，無毒。主治風寒欬逆。香人衣體。生山谷。三月三日採根，熟洗，暴乾。根、葉都似細辛，惟氣小異爾。處處有之。方藥少用，惟道家服之，令人身衣香。山海經云可療癭。

**【箋疏】**

爾雅云：「杜，土鹵。」郭璞注：「杜衡也，似葵而香。」此即馬兜鈴科植物杜衡 *Asarum forbesii*，與細辛同屬，形狀形似，葉多爲腎狀心形，似馬蹄，故名馬蹄香。山海經說杜衡「可以走馬」，郭璞注：「帶之令人便馬，或曰馬得之而健走。」荀子云：「故天子大路越席，所以養體也，側載睪芷，所以養鼻也。」爾雅翼因此發揮說：「古者天子大輅，側載睪芷，所以養鼻。明車上亦有香草，此衡既便于馬，或當亦載之衡歟。」

**198** **桑上寄生** **味苦**、甘，**平**，無毒。**主治腰痛，小兒背強，癰腫，安胎，充肌膚，堅髮齒，長鬚眉**，主治金創，去痹，女子崩中，內傷不足，產後餘疾，下乳汁。**其實** **明目，輕身通神。一名寄屑，一名寓木，一名宛童**，一名蔦[一]。**生弘農川谷**桑樹上。三月三日採

[一] 蔦：底本作「葛」，據政和本草改。

莖、葉，陰乾。桑上者名桑上寄生耳，詩人云「施於松上」，方家亦有用楊上、楓上者，則各隨其樹名之，形類猶是一，但根津所因處爲異法。生樹枝間，寄根在皮節之内，葉圓青赤，厚澤易折，旁自生枝節。冬夏生，四月華白，五月實赤，大如小豆。今處處皆有，以出彭城爲勝。俗人呼皆爲續斷用之。按本經續斷别在中品藥，所主療不同，豈只是一物，市人使混亂，無復能甄識之者。服食方云是桑檽，與此説又爲不同耳。

**【箋疏】**

張衡思玄賦云「桑末寄夫根生兮，卉既凋而已毓」，這是對寄生植物生態的準確刻畫。寄生的雅名爲「蔦」，據説文「從艸鳥聲」，爲形聲字，蜀本草説：「諸樹多有寄生，莖葉並相似，云是烏鳥食一物，子、糞落樹上，感氣而生。」其右文「鳥」或許因此而來。

諸家本草對桑上寄生的意見並不一致，但所指稱者爲桑寄生科的植物無疑。桑寄生科植物種類極多，中國分佈有十一個屬六十六個種及十餘個變種，較難準確指認品種。桑寄生科下分桑寄生亞科與槲寄生亞科，通志昆蟲草木略卷七六云：「寄生生於木上，有兩種：一種大者，葉如石榴；一種小者，葉如麻黄。其實皆相似。云是烏糞感木而生。」葉大者爲桑寄生類，小葉者爲槲寄生類。不過古人的立場與今天不太一樣，除了植株的分類學特性外，更多的文獻强調寄生植物的宿主，大都以桑樹上的寄生爲正品，此如本草衍義所説：「古人當日惟取桑上者，實假其氣耳。」李時珍亦云：「人言川蜀桑多，時有生者，他處鮮得。須自采或連桑采者乃可用。世俗多以雜樹上者充之，氣性不同，恐反有害也。」如此看來，似乎還是應該以桑樹爲寄主的桑寄生亞科的品種爲正。

## 199 黄蘗[一]

**味苦，寒**，無毒。**主治五藏腸胃中結氣熱，黄疸，腸痔，止泄利，女子漏下赤白，陰陽蝕瘡，**治驚氣在皮間，肌膚熱赤起，目熱赤痛，口瘡。久服通神。**一名檀桓。**根名檀桓。主治心腹百病，安魂魄，不飢渴。久服輕身延年，通神。**生漢中山谷**及永昌。惡乾漆。今出邵陵者，輕薄色深爲勝；出東山者，厚重而色淺。其根於道家入木芝品，今人不知取服之。又有一種小樹，狀如石榴，其皮黄而苦，俗呼爲子蘗，亦[二]主口瘡。又一種小樹，至多刺，皮亦黄，亦主口瘡。

【箋疏】

「蘗」正寫當作「檗」，說文「檗，黄木也」，徐鍇云：「黄木，即今藥家用黄檗也。」以其色黄，故稱黄檗，今則寫作黄柏。將檗木寫作「蘗木」，不僅是文字正俗之分，甚至可能直接涉及本品的名實。檗木古來皆用爲染料，即張揖注子虛賦所言「檗皮可染者」。曾慥類說卷四七雌黄條云：「古人寫書皆用黄紙，以檗染之，所以辟蠹，故曰黄卷。」其原植物爲芸香科黄皮樹 *Phellodendron chinense*，樹皮中含有可以染黄的小檗鹼。但黄皮樹爲高大喬木，可達十五米以上，很難想象作爲喬木的「檗木」字，在既有形符「木」的基礎上，還會被加上「艸」頭，寫成「蘗木」。這種可能性確實不大，如果東漢確用「蘗」來指代檗木，其原植物則可能包含有同樣含有小檗鹼的小檗科小檗屬(Berberis)植物在内，因爲後者一般爲兩三米的小灌木，「檗」字加「艸」作「蘗」，方具有合理性。

[一] 黄蘗：底本作「蘗木」，據本草經集注序録改。政和本草亦名「蘗木」，後有小字「黄蘗也」。
[二] 亦：底本作「赤」，據政和本草改。

兩種「檗木」混淆的情況在陶弘景時代仍然存在，本草經集注云：「其根於道家入木芝品，今人不知取服之。又有一種小樹，狀如石榴，其皮黃而苦，俗呼爲子蘗，亦主口瘡。又一種小樹，多刺，皮亦黃，亦主口瘡。」陶弘景提到「道家入木芝品」的那種檗木，亦見抱朴子內篇仙藥：「千歲黃蘗木下根，有如三斛器，去本株一二丈，以細根相連狀如縷，得末而服之，盡一枚則成地仙不死也。」這種檗木應該是芸香科黃檗屬(Phellodendron)植物，而陶說植株低矮，如石榴樹，有刺的檗木則是小檗科小檗屬(Berberis)植物。

**200 白微**[一]　**味苦**、鹹，**平**、大寒，無毒。**主治暴中風，身熱肢滿，忽忽不知人，狂惑邪氣，寒熱酸疼，溫瘧洗洗，發作有時，**治傷中淋露，下水氣，利陰氣，益精。一名白幕，一名薇草，一名春草，一名骨美。久服利**人。生平原川谷。**三月三日採根，陰乾。惡黃耆、乾薑、乾漆、大棗、山茱萸。近道處處有。根狀似牛膝而短小爾。方家用多療驚邪，風狂，注病。

**【箋疏】**

本草圖經云：「莖葉俱青，頗類柳葉。六七月開紅花，八月結實。根黃白色，類牛膝而短小。三月三日採根，陰乾用。」救荒本草描述更詳：「白薇，一名白幕，一名薇草，一名春草，一名骨美。生平原川谷，並陝西諸郡及滁州，今鈞州密縣山野中亦有之。苗高一二尺，莖葉俱青，頗類柳葉而闊短，又似女婁

[一] 微：底本作「薇」，據本草經集注序錄畏惡七情表改。

腳葉，而長硬毛澀，開花紅色，又云紫花，結角似地稍瓜而大，中有白瓤，根狀如牛膝根而短，黃白色。」結合兩書所繪圖例，此即蘿藦科植物白薇 *Cynanchum atratum*，或同屬近緣植物。

**201 支[一]子　味苦，寒**、大寒，無毒。**主治五内邪氣，胃中熱氣，面赤酒皰、皶鼻，白癩、赤癩，瘡瘍，**目熱赤痛，胸中心大小腸大熱，心中煩悶，胃中熱氣。**一名木丹，**一名越桃。**生南陽川谷。**九月採實，暴乾。解躑躅毒。

處處有，亦兩三種小異，以七道者爲良。經霜乃取之。今皆入染用，於藥甚稀。玉支，即羊躑躅[二]也。

**【箋疏】**

梔子是古代重要經濟作物，主要用作黃色染料。史記貨殖列傳説：「若千畝卮茜，千畦薑韭，此其人皆與千户侯等。」又説：「巴蜀亦沃野，地饒卮薑。」梔子是常見物種，本草圖經説：「梔子生南陽川谷，今南方及西蜀州郡皆有之。木高七八尺，葉似李而厚硬，又似樗蒲子。二三月生白花，花皆六出，甚芬香，俗説即西域詹匐也。夏秋結實如訶子狀，生青熟黃，中人深紅。九月採實，暴乾。南方人競種以售利。貨殖傳云『卮茜千石，亦比千乘之家』，言獲利之博也。此亦有兩三種，入藥者山梔子，方書所謂越桃也，皮薄而圓小，刻房七棱至九棱爲佳。其大而長者，乃作染色，又謂之伏尸梔子，不堪入藥用。」此即茜草科山梔子 *Gardenia jasminoides* 及其同屬近緣植物，古今品種變化不大。

[一] 支：底本作「枝」，政和本草作「梔」，據本草經集注序録畏惡七情表改。

[二] 羊躑躅：底本作「躑躅萌」，據政和本草改。

**202 合歡 味甘，平，無毒。主安五藏，和心志，令人歡樂無憂。久服輕身明目，得所欲。生益州山谷。**

嵇公養生論云：「合歡蠲忿，萱草忘憂。」詩人又有萱草，皆云即今鹿[一]葱，不入藥用。至於合歡，舉俗無識之者，當以其非治病之功，稍見輕略，遂致永謝。猶如長生之法，人罕敦尚，亦爲遺棄也。洛陽華林苑中猶云合歡如丁林，唯不來江左耳。

【箋疏】

新修本草云：「此樹生葉似皂莢、槐等，極細。五月花發，紅白色。所在山澗中有之，今東西京第宅山池間亦有種者，名曰合歡，或曰合昏。秋實作莢，子極薄細爾。」合歡即豆科植物合歡 *Albizia julibrissin*，爲常見物種，古今没有變化。合歡的葉子有夜合現象，晚間聚攏，以減少熱量和水分的散失。遭遇大風大雨時，合歡葉也會逐漸合攏，以防柔嫩的葉片受到暴風雨的摧殘。本草拾遺解説其得名之緣由，「葉至暮即合，故云合昏也」，應該是正確的。其别名夜合，也由此得來。

「合歡」或許只是「合昏」讀音之訛，但顯然「合歡」的名字更容易接受和傳播，再因爲「合歡」二字的美好聯想，於是有了「合歡蠲忿」的説法，本草經謂合歡「利心志，令人歡樂無憂」，恐怕也是這樣來的。蜀本草音義别有解釋説：「樹似梧桐，枝弱葉繁，互相交結。每一風來，輒似相解，了不相牽綴。樹之階庭，使人不忿。」古人取類比象思維，於兹可見一斑。

[一] 鹿：底本作「麻」，據政和本草改。

**203 衛矛　味苦，寒，無毒。主治女子崩中下血，腹滿汗出，除邪，殺鬼毒蠱注**[一]，中惡，腹痛，去白蟲，消皮膚風毒腫，令陰中解。**一名鬼箭。生霍山山谷。**八月採，陰乾。山野處處有。其莖有[二]三羽，狀如箭羽，俗皆呼爲鬼箭，而爲用甚稀，用之削取皮羽。

**【箋疏】**

衛矛是衛矛科衛矛 *Euonymus alatus*、栓翅衛矛 *Euonymus phellomanes* 之類，植物特徵非常明顯，其小枝常有二至四列寬闊排列的木栓翅，既像有棱的矛頭，又似箭的尾羽，所以一名衛矛，別名鬼箭，日華子本草徑稱爲「鬼箭羽」。本草圖經云：「衛矛，鬼箭也，出霍山山谷，今江淮州郡或有之。三月以後生莖，苗長四五尺許，其幹有三羽，狀如箭翎，葉亦似山茶，青色。八月、十一月、十二月採條莖，陰乾。」衛矛形態特殊，如本草衍義形容「葉絶少，其莖黄褐色，若檗皮，三面如鋒刃」，故「人家多燔之遣祟」，正與本草經説衛矛「除邪，殺鬼毒蠱注」，一脈相承，乃由形狀與名稱比附而來。

**204** 沉香、薰陸香、雞舌香、藿香、詹糖香、楓香并微温。悉治風水毒腫，去惡氣。薰陸、詹糖去伏尸。雞舌、藿香治霍亂，心痛。楓香治風癮疹癢毒。此六種香皆合香家要用，不正復入藥，唯治惡核毒腫，道方頗有用處。詹糖出晉安岑州，上真淳澤者難得，多以其皮及蠹[三]蟲屎雜之，唯輕者爲佳，其餘無甚真僞，而有精粗耳。外國用波津香明目，白檀消風

[一] 蠱注：底本作「注蠱」，據政和本草倒乙。
[二] 有：底本無此字，據政和本草補。
[三] 蠹：底本作「柘」，據政和本草改。

腫，其青木香別在上品。

【箋疏】

據新修本草沉香、薰陸香、雞舌香、藿香、詹糖香、楓香共六種香藥合併爲一條敘述，目録則以沉香爲標題，開寶本草乃折分爲各條，所幸新修本草卷十二木部上品尚存寫本，故能了解本草經集注的原貌。根據本條陶弘景注提到「其青木香别在上品」，青木香即新輯本第115條的木香，從陶注語義來看，隱含有沉香在中品的意思，因此新輯本將本條從新修本草木部上品退爲草木部中品。

古代沉香主要是國産與進口兩類，國産沉香來源於瑞香科白木香 *Aquilaria sinensis*，産地即本草衍義所説「嶺南諸郡悉有之，旁海諸州尤多」，進口者爲同屬植物沉香 *Aquilaria agallocha*，出自東南亞國家，所用皆爲含樹脂的木材。薰陸香，據南方草木狀云：「薰陸香出大秦，在海邊有大樹，枝葉正如古松，生於沙中。盛夏，樹膠流出沙上，方採之。」今天瞭解，乳香、薰陸香可能來源於橄欖科乳香屬不同植物的樹脂，因爲非中國所産，古人不能分别，含混其説。雞舌香其實是丁香，如本草圖經説：「京下老醫或有謂雞舌香與丁香同種，花實叢生，其中心最大者爲雞舌香，擊破有解理如雞舌，此乃是母丁香，療口臭最良，治氣亦效。」原植物爲桃金娘科丁香 *Syzygium aromaticum*，花蕾又稱「公丁香」，丁香的果實爲「母丁香」。早期藿香主要作香料熏衣或作香粉外用，國内藿香的規模化種植應該開始於宋代，本草圖經云：「藿香舊附五香條，不著所出州土，今嶺南郡多有之，人家亦多種植。二月生苗，莖梗甚密，作叢，葉似桑而小薄。六月、七月採之暴乾，乃芬香，須黄色然後可收。」據本草圖經所繪蒙州藿香圖例，其品種當即今用唇形科廣藿香 Pogostemon cablin。詹糖香本從外國進口，梁書諸夷傳記盤盤國「（中大通）

六年八月，復使送菩提國真舍利及畫塔，並獻菩提樹葉、詹糖等香」。新修本草提示，詹糖香乃是以詹糖樹枝葉煎取製得。據植物名實圖考卷三十三説：「今寧都州香樹形狀正同，俗亦采枝葉爲香料，開花如桂，結紅實如天竹子而長圓，圖以備考。」根據圖例，確認這種詹糖樹原植物爲樟科紅果釣樟 Lindera erythrocarpa，亦即名醫别錄之釣樟根皮。楓香大約是金縷梅科植物楓香樹 Liquidambar formosana 分泌的香脂。

**205 紫葳** **味酸，微寒，**無毒。**主治婦人産**[一]**乳餘疾，崩中，癥瘕，血閉，寒熱，羸瘦，養胎。**

莖葉 味苦，無毒。主治痿蹶，益氣。一名陵苕，一名茇華。**生西海川谷及山陽。**李云是瞿麥根，今方用至少。博物志云：「郝晦行華草於太行山北，得紫葳華。」必當奇異。今瞿麥華乃可愛，而處處有，不應乃在太行山。且標其莖葉[二]，恐亦非瞿麥根。詩云「有苕之華」，郭云凌霄藤，亦恐非也。

【箋疏】

經學家與本草家都爲紫葳的名實爭論不休，推考原因乃在於詩經、爾雅之間的名物糾結，而本草記載同樣含混。名醫别錄紫葳一名陵苕，一名茇華，若按照爾雅釋草的説法：「苕，陵苕。黄花蔈，白華茇。」則紫葳應該就是爾雅提到的「苕」。可是詩經「苕之華」，陸璣詩疏卻説：「苕，一名陵時，一名鼠尾。

[一] 産：底本無此字，據政和本草補。

[二] 葉：底本作「華」，據文義改。政和本草此句作「且有樹其莖葉」云云。

似王芻，生下濕水中，七八月中華紫，似今紫草花，可染皂。」根據「一名鼠尾」「可染皂」，對應於爾雅則是釋草之「葝，鼠尾」，郭注：「可以染皂。」不特如此，名醫別錄有鼠尾草，記其別名有葝、陵翹，也相吻合。如此一來，本草之紫葳與鼠尾草，爾雅之苕與葝，糾纏不清。不特如此，爾雅苕與葝皆爲草，本草紫葳卻在木部，也難說清緣由。

廣雅釋草又別有說法：「茈葳、陵苕，蘧麥也。」即使按照廣雅疏證的修訂，「茈葳、麥句薑，蘧麥也」，紫葳也與蘧麥聯繫在一起。本草方面，不僅吳普本草記紫葳一名瞿麥，陶弘景也引述李當之的意見說：「李云是瞿麥根。」但陶並不以此爲然，質疑云：「博物志云：『郝晦行華草於太行山北，得紫葳華。』必當奇異，今瞿麥華乃可愛，而處處有，不應乃在太行山，且標其莖葉，恐亦非瞿麥根。」

郭璞注爾雅釋草「苕，陵苕」句，據新修本草引文作：「一名陵時，又名凌霄。」今本無「又名凌霄」，但據陶弘景注提到「詩云『有苕之華』，郭云凌霄，亦恐非也」，以紫葳爲凌霄花，確實出於郭璞的主張。新修本草即據此引申：「此即凌霄花也，及莖葉俱用。按爾雅釋草云：『苕，一名陵苕。黃花蔈；白華茇。』郭云：『一名陵時，又名凌霄。』本經云『一名陵苕、茇華』，即用花，不用根也。山中亦有白花者。按瞿麥花紅，無黃、白者。且紫葳、瞿麥，皆本經所載，若用瞿麥根爲紫葳，何得復用莖葉？體性既與瞿麥乖異，生處亦不相關。郭云凌霄，此爲真說也。」

唐以前的意見只能存而不論，新修本草將紫葳指定爲凌霄花，即紫葳科紫葳 *Campsis grandiflora*，後世基本遵從。本草綱目集解項李時珍云：「凌霄野生，蔓才數尺，得木而上，即高數丈，年久者藤大如杯。春初生枝，一枝數葉，尖長有齒，深青色。自夏至秋開花，一枝十餘朵，大如牽牛花，而頭開五瓣，赭黃色，有細點，秋深更赤。八月結莢如豆莢，長三寸許，其子輕薄如榆仁、馬兜鈴仁。其根長亦如兜鈴根狀。秋後采之，陰乾。」所描述者即是本種。

**206 蕪荑** **味辛**〔一〕**，平，**無毒。**主治五内邪氣，散皮膚骨節中淫淫溫**〔二〕**行毒，去三蟲，化食，**逐寸白，散腹〔三〕中嗢嗢喘息〔四〕。**一名無姑，一名蕨蘠。生晉山**〔五〕**川谷。**三月採實，陰乾。今唯出高麗。狀如榆莢，氣臭如犼，彼人皆以作醬食之。性殺虫，以置物中亦辟蛀，但患其臭。

**【箋疏】**

蕪荑是古代常用調味品，急就篇「蕪荑鹽豉醯酢醬」，顏師古注：「蕪荑，無姑之實也。無姑一名橭榆，生於山中，其莢圓厚，剝取樹皮合漬而乾之，成其辛味也。爾雅曰『無姑，其實夷』，故謂之蕪荑也。」據齊民要術，榆分三種：「按今世有刺榆，木甚牢肕，可以爲犢車材；梜榆，可以爲車轂及器物；山榆，人可以爲蕪荑。凡種榆者，宜種刺、梜兩種，利益爲多；其餘軟弱，例非佳木也。」本草衍義云：「蕪荑，有大小兩種。小蕪荑即榆莢也。揉取人，醞爲醬，味尤辛。入藥當用大蕪荑，別有種。」小蕪荑爲榆科植物榆樹 *Ulmus pumila* 的果實，大蕪荑則是同屬植物大果榆 *Ulmus macrocarpa*。觀察本草圖經所繪之蕪

---

〔一〕辛：底本無此字，據政和本草補。

〔二〕溫：底本無此字，據政和本草補。

〔三〕腹：政和本草作「腸」。

〔四〕息：底本作「出」，據政和本草改。

〔五〕晉山：底本無此二字，據政和本草補。

荑圖例，能看出小枝上的木栓翅，亦指向大果榆。又，據説文「梗，山枌榆。有束，莢可爲蕪荑者」，此即是齊民要術提到的刺榆，原植物爲榆科刺榆 *Hemiptelea davidii*，亦用其果實加工爲蕪荑。

207 **紫草**　**味苦，寒，**無毒。**主治心腹邪氣，五疸，補中益氣，利九竅，通水道，**治腹腫脹滿痛。以合膏，療小兒瘡及面皶。**一名紫丹，一名紫芺。生碭山山谷**及楚地。三月採根，陰乾。今出襄陽，多從南陽、新野來，彼人種之，即是今染紫者，方藥家都不復用。博物志云：平氏陽山紫草特好，魏國以染色，殊黑。比年東山亦種，色小淺於北者。

**【箋疏】**

紫草是重要的植物性染料，包括紫草科紫草亞科紫草族下紫草屬（Lithospermum）、軟紫草屬（Arnebia）、滇紫草屬（Onosma）的多種植物，含有紫草色素，可用於染紅或紫色。爾雅釋草「藐，茈草」，廣雅釋草「茈茢，茈草也」，皆與本草及諸家注釋相合。列仙傳説昌容「能致紫草，賣與染家」。紫草早有栽種，齊民要術有「種紫草法」，北方産量大而質量高。

208 **紫菀**　**味苦、**辛，**溫，**無毒。**主治欬逆上氣，胸中寒熱結氣，去蠱毒，痿蹷，安五藏，**治欬唾膿血，止喘悸，五勞體虛，補不足，小兒驚癇。一名紫蒨，一名青苑。**生房陵山谷**及真定、邯鄲。二月、三月採根，陰乾。欵冬爲之使，惡天雄、瞿麥、雷丸、遠志，畏茵陳。近道處處有，生布地，花亦紫，本有白毛，根甚柔細。有白者名白菀，不復用。

【箋疏】

「菀」是紫菀的專名，說文云：「菀，茈菀，出漢中房陵。」玉篇也說：「菀，茈菀，藥名。」急就篇「牡蒙甘草菀藜蘆」句，顔師古注：「菀謂紫菀、女菀之屬。」本草圖經說：「三月内布地生苗葉，其葉三四相連，五月、六月内開黄、紫、白花，結黑子。本有白毛，根甚柔細。二月、三月内取根陰乾用。」此即菊科植物紫菀 *Aster tataricus*，應是歷代藥用主流品種。

**209 白鮮** **味苦**、鹹，**寒**，無毒。**主治頭風，黄疸，欬逆，淋瀝，女子陰中腫痛，濕痹死肌，不可屈伸，起止行步**，治四支不安，時行腹中大熱飲水，欲走大呼，小兒驚癇，婦人産後餘痛。**生上谷川谷**及冤句。四月、五月採根，陰乾。惡桑螵蛸、桔梗、伏苓、萆解。近道處處有，以蜀中者爲良。俗呼爲白羊鮮，氣息正似羊羶，或名白羶。

【箋疏】

本草綱目釋名說：「鮮者，羊之氣也。此草根白色，作羊羶氣，其子累累如椒，故有諸名。」按，「鮮」本是魚名，引申爲新鮮、鮮美、鮮艷等，與腥羶没有關聯，故本草經考注認爲是「𩿱」的假借，説文「𩿱，羊臭也」，或從亶作羴」，其説可從。名醫别録謂白鮮「四月、五月采根，陰乾」，今則抽取木心僅用根皮，故名白鮮皮。

與敗醬一樣，白鮮也是因特殊的氣味得名，如本草經集注所言：「俗呼爲白羊鮮，氣息正似羊羶，或名白羶。」本草圖經説：「苗高尺餘，莖青，葉稍自如槐，亦似茱萸。四月開花淡紫色，似小蜀葵。根似蔓菁，皮黄白而心實。四月、五月採根，陰乾用。」其原植物爲芸香科白鮮 *Dictamnus dasycarpus*，古今没有大變化。

**210 薇銜　味苦，平**、微寒，無毒。**主治風濕痹歷節痛，驚癇吐舌，悸氣賊風，鼠瘻癰腫**，暴癥，逐水，治痿蹷。久服輕身明目。**一名糜銜**，一名承膏，一名承肌，一名無心，一名無顛。**生漢中川澤**及冤句、邯鄲。七月採莖、葉，陰乾。得秦皮良。　俗用亦少。

**【箋疏】**

薇銜一名麋銜，是黄帝内經提到的少數藥物之一。黄帝内經素問病能論治療「酒風」，岐伯曰：「以澤瀉、朮各十分，麋銜五分，合，以三指撮，爲後飯。」本經逢原云：「鹿銜，本經專主風濕痹，歷節痛，素問同澤、朮治酒風身熱懈惰，汗出如浴，惡風少氣之病，亦取其能除痹著血脈之風濕也。」又云：「陝人名爲鹿胞草，言鹿食此，即能成胎。其性溫補下元可知。今吴興山中間亦産此。每于初夏，群鹿引子銜食乃去，洵爲確真無疑。」

各家對薇銜形態描述不一，原植物不詳。滇南本草别有鹿銜草，一名鹿含草，植物名實圖考卷十七紫背鹿銜草條説：「生昆明山石間。如初生水竹子，葉細長，莖紫，微有毛；初生葉背亦紫，得濕即活。人家屋瓦上多種之。夏秋間，梢端葉際作扁苞，如水竹子，中開三圓瓣碧藍花。絨心一簇，長三四分，正如翦繒綃爲之；上綴黄點，耐久不斂；蘚花苔繡，長伴階除；秋雨蕭條，稍堪拈笑。」此則爲鹿蹄草科植物鹿蹄草 *Pyrola calliantha* 之類，與黄帝内經、本草經以來的薇銜，似非一物。

**211 葈耳實** **味苦**、甘，**溫。**葉，味苦、辛，微寒。有小毒。**主治風頭寒痛，風濕周痹，四支拘攣痛，惡肉死肌，**膝痛，溪毒。**久服益氣，耳目聰明，強志輕身。一名胡葈，一名地葵，**一名葹，一名常思。**生安陸川谷及**六安田野。實熟時採。此是常思菜，傖人皆食之，以葉覆麥作黃衣者。一名羊負來，昔中國無此，言從外國逐羊毛中來，方用亦甚稀。

**【箋疏】**

詩經周南「采采卷耳，不盈頃筐」，毛傳云：「卷耳，苓耳也。」爾雅釋草「菤耳，苓耳」，郭注云：「廣雅云枲耳也，亦云胡枲。江東呼常枲，或曰苓耳。形似鼠耳，叢生如盤。」檢廣雅釋草云：「苓耳、葹、常枲、胡枲，枲耳也。」本草經枲耳實，「一名胡葈，一名地葵」，名醫別錄補充「一名葹，一名常思」，對照名稱來看，此與詩經的卷耳應該同是一物。本草經集注說：「此是常思菜，傖人皆食之，以葉覆麥作黃衣者。一名羊負來，昔中國無此，言從外國逐羊毛中來，方用亦甚稀。」羊負來的典故見於博物志：「洛中人有驅羊入蜀者，胡葸子著羊毛，蜀人取種，因名羊負來。」菊科蒼耳 *Xanthium sibiricum* 的果實爲瘦果，總苞外面疏生鉤狀的刺，很容易粘在衣服或者頭髮上，完全符合「羊負來」的特徵；所謂「以葉覆麥作黃衣」，黃衣是釀酒、作醬發酵過程中表面所生的黃色霉塵，民間至今仍用蒼耳葉、黃花蒿來製作酒麯；所以從新修本草開始，就直接將枲耳實稱作「蒼耳」了。

**212 茅根** **味甘，寒，**無毒。**主治勞傷虛羸，補中益氣，除瘀血、血閉，寒熱，利小便，**下五淋，除客熱在腸胃，止渴，堅筋，婦人崩中。久服利人。**其苗主下水。一名蘭根，一名茹根，**一名地菅，一名地筋，一名兼杜。**生楚地山谷**田野。六月採根。此即今白茅菅，詩云「露彼菅茅」。其根如渣芹，甜美。服食此斷穀甚良，俗方稀用，惟療淋及崩中爾。

【箋疏】

説文「茅」與「菅」互訓，段玉裁注：「按統言則茅菅是一，析言則菅與茅殊。許菅茅互訓，此從統言也。陸璣曰『菅似茅而滑澤，無毛，根下五寸中有白粉者，柔韌宜爲索，漚乃尤善矣』，此析言也。」本草綱目集解項説得更加詳細：「茅有白茅、菅茅、黄茅、香茅、芭茅數種，葉皆相似。」謂白茅「短小，三四月開白花成穗，結細實。其根甚長，白軟如筋而有節，味甘，俗呼絲茅，可以苫蓋及供祭祀苞苴之用，本經所用茅根是也」；謂菅茅「只生山上，似白茅而長，入秋抽莖，開花成穗如荻花，結實尖黑，長分許，粘衣刺人。其根短硬如細竹根，無節而微甘，亦可入藥，功不及白茅，爾雅所謂白華野菅是也」。所言「白茅」，通常指禾本科白茅屬植物白茅 *Imperata cylindrical*，及其變種大白茅 *Imperata cylindrical* var. *major*，菅茅爲菅屬植物菅 *Themeda villosa* 及同屬近緣物種。本草經集注云：「此即今白茅菅。」所言爲白茅，入藥用其根莖，故稱「白茅根」，簡稱「茅根」。

213 **百合**　**味甘，平，**無毒。**主治邪氣腹脹，心痛，利大小便，補中益氣，**除浮腫臚脹，痞滿，寒熱，通身疼痛，及乳難，喉痹，止涕淚。一名重箱，一名摩羅，一名中逢花，一名強瞿。**生荆州川谷。**二月、八月採根，曝乾。近道處處有。根如胡蒜，數十片相累。人亦蒸煮食之，乃言初是蚯蚓相纏結變作之。俗人皆呼爲「強仇」，仇即瞿也，聲之訛爾。亦堪服食。

【箋疏】

百合的鱗莖由數十片鱗瓣相合而成，如陶弘景所形容「根如胡蒜，數十片相累」，因此得名百合。本草綱目進一步解釋説：「百合之根，以衆瓣合成也。或云專治百合病故名，亦通。其根如大蒜，其味如山藷，故俗稱蒜腦藷。顧野王玉篇亦云乃百合蒜也。此物花、葉、根皆四向，故曰强瞿。凡物旁生謂之瞿，義出韓詩外傳。」歷代藥用大致都是百合科百合屬（Lilium）植物，一般以大花白色的 *Lilium brownii* var. *viridulum* 爲百合，花橙色有紫色斑點的 *Lilium lancifolium* 爲卷丹。

**214 酸漿** **味酸，平**、寒，無毒。**主治熱煩滿，定志益氣，利水道。産難，吞其實立産。一名醋漿。生荆楚川澤**及人家田園中。五月採，陰乾。處處人家多有。葉亦可食，子作房，房中有子，如梅李大，皆黄赤色。小兒食之能除熱，亦主黄病，多效。

【箋疏】

爾雅釋草「葴，寒漿」，郭璞注：「今酸漿草，江東呼曰苦葴。」本草衍義云：「酸漿今天下皆有之，苗如天茄子，開小白花，結青殼，熟則深紅；殼中子大如櫻，亦紅色；櫻中復有細子，如落蘇之子，食之有青草氣。」此即茄科植物酸漿 *Physalis alkekengi* var. *franchetii*，救荒本草名姑娘菜，有云：「俗名燈籠兒，又名掛金燈，本草名酸漿，一名醋漿。生荆楚川澤及人家田園中，今處處有之。苗高一尺餘，苗似水莨而小，葉似天茄兒葉窄小，又似人莧葉，頗大而尖，開白花，結房如囊，似野西瓜，蒴形如撮口布袋；又類燈籠樣，囊中有實，如櫻桃大，赤黄色。味酸，性平、寒，無毒。葉味微苦。别條又有一種三葉酸漿草，與此不同，治證亦别。」所描述的也是本種。

**215 王孫　味苦，平，**無毒。**主治五藏邪氣，寒濕痹，四支疼酸，膝冷痛，**治百病，益氣。吴名白功草，楚名王孫，齊名長孫，一名黄孫，一名黄昏，一名海孫，一名蔓延。**生海西川谷**及汝南城郭垣下。今方家皆呼名黄昏，又云牡蒙，市人亦少識者。

**【箋疏】**

急就篇「牡蒙甘草菀藜蘆」句，顔師古注：「牡蒙，一名黄昏。」王應麟補注：「本草：吴名白功草，楚名王孫，齊名長孫，一名黄孫，一名黄昏，一名海孫，一名蔓延。藥對有牡蒙，此一物。」按，本草經集注序録「凡藥不宜入湯酒者」清單中有牡蒙，而牡蒙卻非藥物正名，只是在紫参條本草經文有「一名牡蒙」，以及王孫條陶弘景注提到「今方家皆呼名黄昏，又云牡蒙」。但本草經集注與新修本草對這兩處牡蒙的意見頗不一致。陶弘景在紫参條説：「今方家皆呼爲牡蒙。」沙参條也説：「又有紫参，正名牡蒙，在中(下)品。」意牡蒙乃是紫参的「正名」。蘇敬在王孫條卻説：「小品述本草牡蒙，一名王孫；藥對有牡蒙無王孫，此則一物明矣。」則以王孫爲牡蒙，與顔師古的意見一致。

王孫與牡蒙的關係，年代久遠，已不得而詳。蜀本草簡單描述王孫的形態「葉似及己而大，根長尺餘，皮肉亦紫色」，李時珍又補充説「王孫葉生顛頂，似紫河車葉」，後人根據本草綱目所繪不準確的圖例，推測王孫是百合科巴山重樓 *Paris bashanensis* 之類。

**216 爵牀　味鹹，寒，**無毒。**主治腰脊痛，不得著牀，俯仰艱難，除熱，可作浴湯。生漢中川谷**及田野。

【箋疏】

本條無陶弘景注，恐是遺落。新修本草云：「此草似香菜，葉長而大，或如荏且細。生平澤熟田近道傍，甚療血脹下氣。又主杖瘡，汁塗立差。俗名赤眼老母草。」本草綱目集解項說：「原野甚多。方莖對節，與大葉香薷一樣。但香薷搓之氣香，而爵牀搓之不香微臭，以此爲別。」其原植物爲爵牀科爵牀 *Rostellularia procumbens*。

217 白前　味甘，微溫，無毒。主治胸脅逆氣，欬嗽上氣。此藥出近道。似細辛而大，色白，易折。主氣嗽方多用之。

【箋疏】

白前主流品種一直是蘿藦科植物柳葉白前 *Cynanchum stauntonii*，也使用同屬芫花葉白前 *Cynanchum glaucescens*。

218 百部根　微溫。主治欬嗽上氣。山野處處有，根數十相連，似天門冬而苦強，亦有小毒。火炙酒漬飲之，療欬嗽。亦主去蝨，煮作湯，洗牛、犬蝨即去。博物志云：九真有一種草似百部，但長大爾，懸火上令乾，夜取四五寸短切，含嚥汁，勿令人知，主暴嗽甚良，名爲嗽藥。疑此是百部，恐其土肥潤處，是以長大爾。

**【箋疏】**

陶弘景説：「山野處處有，根數十相連，似天門冬而苦強。」抱朴子内篇仙藥云：「楚人呼天門冬爲百部，然自有百部草，其根俱有百許，相似如一也，而其苗小異也。真百部苗似拔揳，唯中以治欬及殺虱耳。」按照葛洪的説法，這種與天門冬相混淆的真百部應該就是百部科百部屬（Stemona）植物。百部所含生物鹼滅虱作用確切，酊劑效果尤其顯著。

不僅百部混天門冬，天門冬也混百部，通志云：「百部曰婆婦草，能去諸蟲，可以殺蠅蠓。其葉似薯蕷，根似天門冬，故天門冬亦有百部之名，二物足以相紊。」如本草圖經所繪的峽州百部，顯然就是百合科羊齒天門冬 *Asparagus filicinus*，而滇南本草所載百部似乎也爲羊齒天門冬。看來羊齒天門冬自宋代以來，一直誤作百部使用，爲西南地區百部的主要品種之一。

**219** 薺苨　味甘，寒。主解百藥毒。根、莖都似人參，而葉小異，根味甜。絶能殺毒，以其與毒藥共處，而毒皆自然歇，不正入方家用也。

**【箋疏】**

薺苨爲桔梗科薺苨 *Adenophora trachelioides* 及同屬近緣植物，是人參的著名僞品之一，藥名譜乃稱其爲「賊參」。陶弘景説「根、莖都似人參，而葉小異」，按，薺苨的地上部分（莖）顯然有別於人參，所以新修本草在人參條批評説：「陶説人參苗乃是薺苨、桔梗，不悟高麗贊也。」

**220** 高良薑　大溫。主暴冷，胃中冷逆，霍亂腹痛。出高良郡，人腹痛不止，但嚼食亦效。形氣與杜若相似，而葉如山薑。

【箋疏】

高良薑因産地得名，原植物爲薑科高良姜 *Alpinia officinarum* 或和山姜 *Alpinia japonica*，也包括大高良姜 *Aipinia galanga* 在内，後者的果實即是紅豆蔻。

**221** 惡實　味辛，平。主明目，補中，除風傷。根、莖治傷寒，寒熱汗出，中風面腫，消渴熱中，逐水。久服輕身耐老。生魯山平澤。方藥不復用。

【箋疏】

惡實乃因其果實得名，故本草綱目釋名項説：「其實狀惡而多刺鉤，故名。」原植物爲菊科牛蒡 *Arctium lappa*，古今没有變化。牛蒡之名見於名醫别錄，李時珍説：「其根葉皆可食，人呼爲牛菜，術人隱之，呼爲大力也。俚人謂之便牽牛。河南人呼爲夜叉頭。」因爲名稱中涉及「牛」，於是用「大力」影射之，故其果實入藥也稱爲「大力子」。

牛蒡，唐代以來即作菜蔬食用，本草拾遺説「根可作茹食之」，宋人高翥山行即事有句云：「屋角盡懸牛蒡菜，籬根多發馬蘭花。」食療本草謂「作脯食之良」，山家清供有牛蒡脯的做法：「孟冬後採根去皮淨洗，煮毋失之過，槌匾，壓以鹽、醬，茴、蘿、薑、椒、熟油諸料研細一兩，火焙乾。食之如肉脯之味。」

**222** 莎草根[一]　味甘，微寒，無毒。主除胸中熱，充皮毛。久服利人，益氣，長鬚眉。一名薃，一名侯莎。其實名緹。生田野，二月、八月採。方藥亦不復用。離騷云「青莎雜樹，繁草靃靡」，古人爲詩多用之，而無識者，乃有鼠蓑，療體異此。

【箋疏】

爾雅釋草「薃，侯莎。其實媞」，郭璞注：「夏小正曰：薃也者，莎蓆。媞者，其實。」郝懿行爾雅義疏引説文「莎，鎬侯也」，證明爾雅此句應斷句爲「薃侯，莎」；段玉裁説文解字注莎字下，也注意到「許讀爾雅鎬侯爲句」。其説或許有理，但從名醫别録所記莎草别名來看，魏晉人讀爾雅確實作「薃，侯莎」。

莎草根乃是莎草科植物莎草 *Cyperus rotundus* 根狀莖膨大呈紡錘狀的部分，唐代開始稱爲「香附子」，後來簡稱作「香附」。本草綱目釋名説：「其根相附連續而生，可以合香，故謂之香附子。上古謂之雀頭香。按江表傳云，魏文帝遣使於吴求雀頭香即此。」以香附子作香，見清異録，云：「香附子，湖湘人謂之回頭青，言就地劃去，轉首已青。用之之法，砂盆中熟擦去毛，作細末，水攪，浸澄一日夜去水，膏熬稠捏餅，微火焙乾，復浸。如此五七遍入藥，宛然有沉水香味，單服尤清。」但客觀言之，香附並没有很濃郁的香氣。三國志吴志吴主傳裴松之注引江表傳云：「魏文帝遣使求雀頭香。」資治通鑒卷六九亦記此事，胡三省注：「本草以香附子爲雀頭香，此物處處有之，非珍也，恐别是一物。」結合陶弘景説「無識者」，名醫别録之莎草根恐未必是今天南方地區非常常見的「香附子」。

[一] 莎草根：醫心方諸藥和名作「莎草」。

## 223 大小薊根

大薊　主治女子赤白沃，安胎，止吐血，衄鼻，令人肥健。五月採。大薊是虎薊，小薊是貓薊，葉並多刺相似。田野甚多，方藥不復用，是賤之故。大薊根甚療血，亦有毒。

【箋疏】

説文云：「薊，芺也。」又：「芺，草也。味苦，江南食以下氣。」看不出與後世大薊、小薊有何聯繫。爾雅釋草：「朮，山薊。楊，枹薊。」根據郭璞注，前者爲蒼朮、白朮一類，「似薊而肥大，今呼之馬薊」。本草拾遺謂「薊門以薊爲名，北方者勝也」，薊門即是薊丘，在今北京地面，史記樂毅列傳云：「樂毅報遺燕惠王書曰：薊丘之植，植於汶篁。」張守節正義：「幽州薊地西北隅，有薊丘。」檢夢溪筆談云：「余使虜，至古契丹界，大薊茇如車蓋，中國無此大者，其地名薊，恐其因此也，如楊州宜楊、荆州宜荆之類。」其説正與陳藏器合。

本草綱目釋名項解釋説：「薊猶髻也，其花如髻也。曰虎、曰貓，因其苗狀猙獰也。曰馬者，大也。」由此瞭解，薊很可能是菊科薊屬、刺兒菜屬、飛廉屬多種植物的泛稱。最初可能根據植株大小，針刺多少，生於山地或者平原，簡單分作大小兩類。早期本草雖然有大薊、小薊之名，並不分條，本草綱目也是在「大薊、小薊」標題下分别記載大薊根、小薊根的功用。

**224** 薰草[一]　味甘，平，無毒。主明目，止淚，治泄精，去臭惡氣，傷寒頭痛，上氣，腰痛。一名蕙草。生下濕地，三月採，陰乾，脱節者良。俗人呼鷰草，狀如茅而香者爲薰草，人家頗種之。藥錄云：葉如麻，兩兩相對。山海經云：薰草，麻[二]葉而方莖，赤[三]花而黑實，氣如靡蕪，可以止厲。今市人皆用鷰草，此則非。今詩書家多用蕙語，而竟不知是何草。尚其名而迷其實，皆此類也。

【箋疏】

本草綱目將薰草與開寶本草之零陵香合併，釋名項説：「古者燒香草以降神，故曰薰、曰蕙。薰者熏也，蕙者和也。漢書云『薰以香自燒』是矣。或云，古人祓除，以此草熏之，故謂之薰。亦通。范成大虞衡志言，零陵即今永州，不出此香，惟融、宜等州甚多，土人以編席薦，性煖宜人。謹按，零陵舊治在今全州。全乃湘水之源，多生此香，今人呼爲廣零陵香者，乃真薰草也。若永州、道州、武岡州，皆零陵屬地也。今鎮江、丹陽皆蒔而刈之，以酒灑制貨之，芬香更烈，謂之香草，與蘭草同稱。楚辭云『既滋蘭之九畹，又樹蕙之百畝』，則古人皆栽之矣。張揖廣雅云：『鹵，薰也，其葉謂之蕙。』而黄山谷言『一幹數花者爲蕙』，蓋因不識蘭草、薰草，強以蘭花爲分別也。鄭樵修本草，言蘭即蕙，蕙即零陵香，亦是臆見，殊欠分明。但蘭草、蕙草，乃一類二種耳。」則薰草即是唇形科植物羅勒 *Ocimum basilicum* 之類，其説可參。

[一] 薰草：此條以新修本草寫本卷二十爲底本。
[二] 麻：底本作「麻草」，據政和本草改。
[三] 赤：底本作「亦」，據政和本草改。

**225** 蘘草[一] 味甘[二]、苦，寒，無毒。主溫瘧[三]寒熱，酸嘶邪氣，辟不祥。生淮南山谷。

**【箋疏】**

此條陶弘景無注釋，新修本草亦不識，本草綱目則將本品合併入蘘荷條，李時珍說：「別錄菜部蘘荷，謂根也；草部蘘草，謂葉也。其主治亦頗相近，今併爲一云。」按，蘘荷通常認爲是薑科植物蘘荷 *Zingiber mioga*，李時珍的意見聊備一說耳。

**226** 船虹 味酸，無毒。主治下氣，止煩滿。可作浴湯藥，色黃。生蜀郡，立秋取。方[四]藥不用，俗人無識者。

**227** **王瓜 味苦，寒，**無毒。**主治消渴，內痹，瘀血，月閉寒熱，酸疼，益氣，愈聾，**治諸邪氣，熱結，鼠瘻，散癰腫留血，婦人帶下不通，下乳汁，止小便數不禁，逐四支骨節中水，療馬骨刺人瘡。**一名土瓜。生魯地平澤田野及人家垣牆間。**三月採根，陰乾。今土瓜生籬院間亦有，子熟時赤，如彈丸大。根今多不預乾，臨用時乃掘取。不堪入大方，正單行小小爾。禮記月令云「王瓜生」，此之謂也。鄭玄云菝葜，殊爲繆矣。

---

〔一〕蘘草：此條以新修本草寫本卷二十爲底本。
〔二〕甘：底本無此字，據政和本草補。
〔三〕瘧：底本作「生」，據政和本草改。
〔四〕方：底本作「古」，據政和本草改。

【箋疏】

急就篇「遠志續斷參土瓜」，顔師古注：「土瓜一名菲，一名芴。」按，顔注取廣雅「土瓜，芴也」，而未用本草經王瓜「一名土瓜」爲注。復檢爾雅釋草，至少三條與王瓜、土瓜有關，「鉤，藈瓜」，郭注：「鉤藈也，一名王瓜。實如瓝瓜，正赤，味苦。」又「菲，芴」，郭注：「即土瓜也。」又「黄，菟瓜」，郭注：「菟瓜似土瓜。」儘管如此，仍不能明王瓜、土瓜的物種。

新修本草描述王瓜：「此物蔓生，葉似栝樓，圓無叉缺，子如梔子，生青熟赤，但無稜爾。根似葛，細而多糝。北間者累累相連，大如棗，皮黄肉白，苗子相似，根狀不同。」本草圖經意見大致相同，由葉圓無叉缺，並結合本草圖經所繪均州王瓜圖例來看，這種王瓜更可能是葫蘆科赤瓟 *Trichosanthes dubia*。至於土瓜則可能是葉有裂缺的同屬植物王瓜 *Trichosanthes cucumeroides*。

**228 馬先蒿　味苦，平，**無毒。**主治寒熱鬼注，中風濕痹，女子帶下病，無子。一名馬屎蒿。生南陽川澤。**方云一名爛石草，主惡瘡，方藥亦不復用。

【箋疏】

馬先蒿名實爭論極大，新修本草釋爲茺蔚一類，有云：「此葉大如茺蔚，花紅白色，實八月、九月熟，俗謂之虎麻是也。一名馬新蒿。所在有之。茺蔚苗短小，子夏中熟，而初生二種極相似也。」原植物大約是唇形科益母草 *Leonurus japonicus*，或近緣物種。嘉祐本草則引詩經蓼莪「匪莪伊蔚」句，陸璣疏：「牡蒿也。三月始生，七月華，華似胡麻華而紫赤，八月爲角，角似小豆角，鋭而長。一名馬新蒿是也。」

結合爾雅釋草「蔚，牡菣」，釋曰：「蔚，即蒿之雄無子者。」推定爲牡蒿一類，即菊科之牡蒿 *Artemisia japonica*。因爲本草經一名「馬屎蒿」，本草綱目釋名項李時珍認爲：「蒿氣如馬矢，故名。馬先，乃馬矢字訛也。」循此特徵，馬先蒿的原植物又被確定爲玄參科返顧馬先蒿 *Pedicularis resupinata*，因爲全株有特殊氣味，所以别名馬尿蒿、馬尿泡、馬尿燒、馬屎蒿等。植物名實圖考則將陸璣的描述解讀爲角蒿，有謂：「馬新蒿即角蒿。唐本草角蒿係重出，李時珍但以陸釋牡蒿爲非，而不知所述形狀即是角蒿，則亦未細審。今以馬先蒿爲正，而附角蒿諸説於後。」根據吴其濬所繪圖例，這種馬先蒿爲紫葳科植物角蒿 *Incarvillea sinensis*。而廣雅釋草又説：「因塵，馬先也。」似乎是指菊科茵陳 *Artemisia capillaries* 之類植物。

這種爭論很難取得一致意見，「馬先蒿」或許與「車前草」一樣，最初只是路邊常見的某些蒿類植物不特定稱呼，漢代以來注釋家根據各自采風所得，對物種加以界定；因時代、地域、認知水準不同，詮解也千差萬别。

**229** 牡蒿[一] 味苦，溫，無毒。主充肌膚，益氣，令人暴肥，不可久服，血脉滿盛。生田野。五月、八月採。方藥不復用。

---

[一] 牡蒿：此條以新修本草寫本卷二十爲底本。

【箋疏】

新修本草云：「齊頭蒿也，所在有之。葉似防風，細薄無光澤。」牡蒿一名齊頭蒿，本草綱目釋名項解釋説：「爾雅：蔚，牡菣。蒿之無子者。則牡之名以此也。諸蒿葉皆尖，此蒿葉獨蒼而禿，故有齊頭之名。」集解項李時珍説：「齊頭蒿三四月生苗，其葉扁而本狹，末蒼有禿歧。嫩時可茹。鹿食九草，此其一也。秋開細黃花，結實大如車前實，而内子微細不可見，故人以爲無子也。」此即菊科植物牡蒿 *Artemisia japonica*。

**230 莨蓎子**[一]　**味苦、**甘，**寒，**有毒。**主治齒痛出蟲，肉痹拘急，使人健行，見鬼，**治癲狂風癇，顛倒拘攣。**多食令人狂走。久服輕身**[二]**，走及奔馬，強志益力，通神。**一名橫唐，**一名行唐。生海濱川谷**及雍州。五月採子。今處處亦有。子形頗似五味核而極小。惟入療癲狂方用。尋此乃不可多食過劑爾，久服自無嫌。通神健行，足爲大益，而仙經不見用。狼唐，今方家多作「莨蓎」也。

【箋疏】

莨菪兩字異寫甚多，如莨薚、藺薚、莨蓎、浪蕩、狼唐，甚至包括别名横唐、行唐在内，這些異寫和别名應該都是記音，今則以「莨菪」爲規範寫法。本草綱目釋名項解釋説「其子服之，令人狂浪放宕，故

---

〔一〕莨蓎子：此條以新修本草敦煌本卷十爲底本。

〔二〕身：底本無此字，據政和本草補。

名」，應該是正確的；莨菪的中樞神經系統活性，可能也是表示行爲放浪詞彙「浪蕩」的語源。

本草圖經云：「苗莖高二三尺，葉似地黄、王不留行、紅藍等，而三指闊，四月開花，紫色，苗、莢、莖有白毛。五月結實，有殼作罌子狀，如小石榴，房中子至細，青白色，如米粒。一名天仙子。五月採子，陰乾。」此即茄科植物莨菪 *Hyoscyamus niger*，所含莨菪鹼類生物鹼具明顯中樞活性，本草經以來談論莨菪「見鬼」「令人狂走」等，即是藥物引起的致幻作用。

**231** 艾葉　味苦，微溫，無毒。主灸百病。可作煎，止下利，吐血，下部䘌瘡，婦人漏血，利陰氣，生肌肉，辟風寒，使人有子。一名冰臺，一名醫草。生田野。三月三日採，暴乾。作煎勿令見風。擣葉以灸百病，亦止傷血。汁又殺蚘蟲，苦酒煎葉，療癬甚良。

**【箋疏】**

爾雅釋草「艾，冰臺」，郭璞注：「今艾草。」詩經采葛「彼采艾兮」，毛傳：「艾所以療疾。」太平御覽卷九九七引師曠占云：「歲疫，病草先生。病草者，艾也。」其「病草」乃是已病之草的意思，與名醫別錄記別名「醫草」相同。

關於艾，以孟子離婁上「七年之病求三年之艾也」最爲有名，這是一句比喻，所以蘇東坡詩説：「願儲醫國三年艾，不作沉湘九辯文。」孟子下一句説「苟爲不畜，終身不得」，乃知「三年艾」非指三年生的艾，而是儲存三年的艾，本草圖經説「採葉暴乾，經陳久方可用」亦是此意。本草綱目説：「凡用艾葉，須用陳久者，治令細軟，謂之熟艾。若生艾灸火，則傷人肌脉。故孟子云：『七年之病，求三年之艾。』揀取淨葉，揚去塵屑，入石臼内木杵擣熟，羅去渣滓，取白者再擣，至柔爛如綿爲度。用時焙燥，則灸火得力。」陳久之艾乃是作灸用，故通常説的藥物「六陳」，枳殼、陳皮、半夏、麻黄、吴茱萸、狼毒，並没有包括陳艾在内。

232 井中苔及萍　大寒。主治漆瘡，熱瘡，水腫。井中藍　殺野葛、巴豆諸毒[一]。廢井中多生苔、萍，及磚土間生雜草、菜藍，既解毒，在井中者彌佳，不應復別是一種名井中藍。井底泥至冷，亦療湯火灼瘡。井華水，又服煉法用之。

233 垣衣　味酸，無毒。主治黄疸心煩，欬逆血氣，暴熱在腸胃，金瘡内塞。久服補中益氣，長肌好顏色。一名昔邪，一名烏韭，一名垣嬴，一名天韭，一名鼠韭。生古垣牆陰或屋上。三月三日採，陰乾。方藥不甚用，俗中少見有者，離騷亦有昔邪，或云即是天蒜[二]爾。

【箋疏】

新修本草云：「此即古牆北陰青苔衣也。其生石上者名昔邪，一名烏韭。江南少牆，陶故云少見。」據本經載之，屋上者名屋遊，在下品，形並相似，爲療略同。別錄云：「主暴風口噤，金瘡，酒漬服之效。」據

[一] 井中藍殺野葛巴豆諸毒：據本草經集注序錄畏惡七情表，「殺巴豆、冶葛諸毒」爲井中藍之畏惡。

[二] 天蒜：據名醫別錄垣衣一名天韭，此言天蒜，疑是「天韭」之訛。

本草綱目集解項李時珍說：「此乃磚牆城垣上苔衣也。生屋瓦上者，即爲屋遊。」此即真蘚科植物銀葉真蘚 *Bryum argenteum* 之類。

**234 海藻** **味苦**、鹹，**寒**，無毒。**主治癭瘤氣，頸下核，破散結氣，癰腫，癥瘕堅氣，腹中上下鳴，下十二水腫**，治皮間積聚，暴潰，留氣熱結，利小便。**一名落首**，一名藫。**生東海池澤**。七月七日採，暴乾。反甘草。

生海島上，黑色如亂髮而大少許，葉大都似藻葉。又有石帆，狀如柏，療石淋。又有水松，狀如松，療溪毒。

**【箋疏】**

說文云：「藻，水草也。」藻是水生藻類植物的通名。按照爾雅釋草，海洋中的藻類又被稱作「薚」，即：「薚，海藻。」郭璞注：「藥草也。一名海蘿，如亂髮，生海中。本草云。」廣雅釋草云：「海蘿，海藻也。」本草經集注謂「生海島上，黑色如亂髮而大少許，葉大都似藻葉」，即循此而來。其所指代的主要是馬尾藻科馬尾藻屬的藻類，如羊棲菜 *Sargassum fusiforme*、海蒿子 *Sargassum pallidum*、馬尾藻 *Sargassum enerve* 等。

海生藻類種類繁多，名醫別錄海藻一名藫，據爾雅釋草「藫，石衣」，郭璞注：「水苔也，一名石髮，江東食之。或曰藫葉似薤而大，生水底，亦可食。」廣雅釋草云：「石髮，石衣也。」按，如果以藫爲石髮、石衣，則如郭說是水苔，即陟釐之類，爲雙星藻科水綿屬（Spirogyra）的藻類；如果藫是海藻，則是馬尾藻之類。本草圖經乃云：「藫與蕁皆是海藻之名；石髮別是一類，無疑也。」即將爾雅釋草「藫，石衣」割裂，以藫爲海藻，以石衣、石髮爲陟釐，此亦不得已而爲之者。

**235 昆布　味鹹，寒，**無毒。**主治十二種水腫，癭瘤，聚結氣，瘻瘡。一名綸布**[一]**。生東海。**今惟出高麗，繩把索之如卷麻，作黄黑色，柔韌可食。爾雅云「綸似綸，組似組，東海有之」，今青苔、紫菜皆似綸，此昆布亦似組，恐即是也。凡海中菜皆療癭瘤結氣，青苔、紫菜輩亦然。乾苔性熱，柔苔甚冷也。

**【箋疏】**

本條證類本草著録爲名醫别録藥，新輯本據太平御覽卷九九二引本草經「綸布，一名昆布，味酸寒，無毒，主十二種水腫、癭瘤，聚結氣，瘻瘡，生東海」，將其取爲本草經藥，因本草經集注序録稱昆布，故仍以昆布爲正名，補充「一名綸布」。

爾雅釋草云：「綸似綸，組似組，東海有之。」青絲綬帶爲「綸」，較寬闊者爲「組」。因「綸布，一名昆布」，故陶弘景引爾雅爲注釋。陶所説即是昆布科昆布 *Laminaria japonica* 之類，本草拾遺言「葉如手大」者，則是翅藻科藻類鵝掌菜 *Ecklonia kurome*。

**236** 葒草　味鹹，微寒，無毒。主治消渴，去熱，明目，益氣。一名鴻藹。如馬蓼而大，生水傍，五月採實。此類甚多，今生下濕地，極似馬蓼，甚長大。詩稱「隰有游龍」，注云：葒草。郭景純云：即蘢古也。

**【箋疏】**

爾雅釋草「紅，蘢古，其大者蘬」，郭璞注：「俗呼紅草爲蘢鼓，語轉耳。」這是沼澤常見的蓼科植物紅

---

[一] 一名綸布：底本無此四字，據太平御覽引本草經補。

蓼 *Polygonum orientale* 一類，爲常見物種，詩經「隰有游龍」即此。

**237** 陟釐　味甘，大溫，無毒。主治心腹大寒，溫中消穀，強胃氣，止泄利。生江南池澤。此即南人用作紙者，方家惟合斷下藥用之。

**【箋疏】**

陟釐爲雙星藻科水綿屬（Spirogyra）多種藻類，可作造紙原料，故陶弘景言「此即南人用作紙者」。據太平御覽卷一千引拾遺記云：「晉武帝欲觀書，司空張華撰博物志進武帝。帝嫌煩，令削之，賜側理紙萬張。王子年云：側理，陟釐也。此紙以水苔爲之，溪人語訛，謂之側理，今名苔紙。取水中苔造，紙青黃色，體澀，其苔水中石上生，如毛，綠色。」陟釐紙隱隱有海苔紋，故元代顧瑛詩「方若陟釐紙，粉縹帶苔青」也。

**238** **乾薑**　**味辛，溫**、大熱，無毒。**主治胸滿，欬逆上氣，溫中，止血，出汗，逐風濕痹，腸澼下利，**寒冷腹痛，中惡霍亂，脹滿，風邪諸毒，皮膚間結氣，止唾血。**生者尤良。**乾薑，今惟出臨海、章安，兩三村解作之。蜀漢薑舊美，荊州有好薑，而並不能作乾者。凡作乾薑法，水淹三日畢，去皮，置流水中六日，更去皮，然後曬乾，置甕缸中，謂之釀也。

生薑　味辛，微溫。主治傷寒頭痛鼻塞，欬逆上氣，止嘔吐。**久服去臭氣，通神明。生犍爲川谷及**荊州、揚州，九月採。秦椒爲之使，惡黃芩、天鼠矢，殺半夏、莨菪毒。

【箋疏】

薑的原植物爲薑科 *Zingiber officinale*，品種古今皆無變化。薑藥用、食用其根莖，現代按採用部位、乾燥程度、加工方法的不同，大致分嫩薑、生薑、乾薑三類：嫩薑，爲薑的嫩芽，主要用作蔬茹，又稱仔薑、紫薑、茈薑、薑芽；生薑，爲薑的新鮮根莖，烹飪、入藥皆用之，又稱菜薑、母薑、老薑；乾薑，爲薑根莖的乾燥品，藥用爲主，可進一步加工爲薑炭、炮薑。薑的品種雖古今無變化，但具體藥材規格，尤其「乾薑」的定義，則頗有不同。

但早期文獻之「乾薑」，其實並不是生薑的直接乾燥品，而别有一套製作工藝。本草經集注説：「乾薑今惟出臨海、章安，兩三村解作之。蜀漢薑舊美，荆州有好薑，而並不能作乾者。凡作乾薑法，水淹三日畢，去皮，置流水中六日，更去皮，然後曬乾，置甕缸中，謂之釀也。」就工藝本身而言，的確不是簡單的乾燥，這種「乾薑」的作法，直到宋代依然存在，本草圖經載漢州乾薑法云：「以水淹薑三日，去皮，又置流水中六日，更刮去皮，然後曝之令乾，釀於甕中，三日乃成也。」李石續博物志卷六作乾薑法略同：「水淹三日畢，置流水中六日，更去皮，然後曝乾，入甕瓶，謂之釀也。」這種「乾薑」的作法甚至流傳外邦，日本稻田宣義炮炙全書卷二有造乾薑法，其略云：「以母薑水浸三日，去皮，又置流水中六日，更刮去皮，然後曬乾，置瓷缸中釀三日乃成也。」

畢竟「乾薑」的作法太過繁瑣，商家不免偷工省料，炮炙全書造乾薑法中專門告誡説：「藥肆中以母薑略煮過，然後暴之令乾，名之乾薑售，非是。」而事實上，將生薑稍加處理後曝乾充作「乾薑」的情況，宋代已然，本草圖經説：「秋採根，於長流水洗過，日曬爲乾薑。」在蘇頌看來，這種「乾薑」的作法與前引「漢州乾薑法」並行不悖。

但宋代醫家似乎也注意到這兩種作法的「乾薑」藥效有所不同，於是在處方中出現「乾生薑」這一特殊名詞，如婦人良方卷十二引博濟方醒脾飲子，原方用「乾薑」，其後有論云：「後人去橘皮，以乾生薑代乾薑，治老人氣虛大便秘，少津液，引飲，有奇效。」宋元之際用「乾生薑」的處方甚多，不煩例舉，湯液本草則對以乾生薑代替「乾薑」專有解釋：「薑屑比之乾薑不熱，比之生薑不潤，以乾生薑代乾薑者，以其不僭故也。」這裏所説的「乾生薑」，正是生薑的乾燥品，亦即今用之「乾薑」。

明代本草綱目在生薑條後雖然附載「乾生薑」，但語焉不詳，乾薑條説：「以母薑造之。今江西、襄、均皆造，以白淨結實者爲良，故人呼爲白薑，又曰均薑。凡入藥並宜炮用。」這樣的記載看不出「乾薑」的來歷。相反，年代稍晚的本草乘雅半偈論「乾生薑」與「乾薑」的製作，最不失二者本意：「社前後新芽頓長，如列指狀，一種可生百指，皆分岐而上，即宜取出種薑，否則子母俱敗。秋分採芽，柔嫩可口，霜後則老而多筋，乾之，即曰乾生薑。乾薑者，即所取薑種，水淹三日，去皮，放置流水中漂浸六日，更刮去皮，然後曬乾，入瓷缸中，覆釀三日乃成，以白淨結實者爲良，故人呼爲白薑，入藥則宜炮用。」

大約清代開始，醫家藥肆逐漸忘記「乾薑」的本意，原來繁瑣的「乾薑」製作工藝逐漸淘汰，宋元尚被稱爲「乾生薑」的藥材，成爲「乾薑」的主要來源，名字也變成了「乾薑」。本草崇原云：「乾薑用母薑曬乾，以肉厚而白淨、結實明亮如天麻者爲良，故又名白薑。」這與此前本草乘雅半偈以乾薑爲白薑的説法截然不同，同時期的本草求真、本草從新、本草思辯錄、得配本草等諸家本草皆用「母薑曬乾爲乾薑」之説，這也是今天藥用乾薑的標準製法。

239 嬰桃[一]　味辛，平，無毒。主止泄、腸[二]澼，除熱，調中，益脾氣，令人好色美志。一名牛桃，一名英豆。實大如麥，多毛。四月採，陰乾。此非今果實櫻桃，形乃相似，而實乖異，山間乃時有，方藥亦不復用爾。

**【箋疏】**

此當是與嬰桃同屬之薔薇科植物山櫻桃 *Prunus tomentosa*，救荒本草名野櫻桃，有云：「樹高五六尺，葉似李葉更尖，開白花，似李子花，結實比櫻桃又小，熟則色鮮紅。味甘，微酸。」



---

[一] 嬰桃：此條以新修本草寫本卷二十爲底本。

[二] 腸：底本作「腹」，據政和本草改。

# 本草經集注・第五草木部下品

華陽陶隱居撰

**大黃**　**蜀椒**　**蔓椒**　**巴豆**　**莽草**　**郁核**　**甘遂**　**亭歷**　**大戟**　**澤漆**　**芫華**　**蕘華**　**旋復華**　**鉤吻**
**狼毒**　**鬼臼**　**萹蓄**　**商陸**　**女青**　白附子　**天雄**　**烏頭**　**附子**　側子　**藥實根**　**皂莢**　**蜀漆**　**半夏**　**款**
**冬**　**牡丹**　**防己**　**黃環**　**巴戟天**　**石南草**　**女苑**　**地榆**　**五茄**　**澤蘭**　**紫參**　**蜀羊泉**　**積雪草**　**雚菌**
**羊躑躅**　**茵芋**　**射干**　**鳶尾**　由跋根　**雷丸**　**貫衆**　**青葙子**　**狼牙**　**梨蘆**　藷魁　及己　**連翹**　**白頭翁**
**蕳茹**　苦芙　**羊桃**　**羊蹄**　**白斂**　**白及**　**蛇全**　**草蒿**　**石下長卿**　赤赭　占斯　**飛廉**　**淫羊藿**　**虎掌**
**欒花**　杉材　楠材　蘆根　蕈草　鼠姑　**鹿藿**　**牛扁**　**陸英**　**藎草**　**恒山**　**夏枯草**　**烏韭**　**蚤休**　虎杖
根　**石長生**　鼠尾草　馬鞭草　馬勃　雞腸草　蛇莓汁　苧根　狼跋子　蒴藋　弓弩弦　敗蒲席　敗船
茹　敗鼓皮　敗天公　半天河　地漿　屋遊　牽牛子　麠舌　練石草　弋共　釣樟根皮　**溲疏**　**別羇**
**淮木**　舉樹皮　**楝實**　**柳華**　**桐葉**　**梓白皮**　釣藤　紫真檀木

（本草經七十九種，名醫別錄三十八種）

240 **大黃**[一] 將軍

**味苦，寒**、大寒，無毒。**主下瘀血，血閉，寒熱，破癥瘕積聚，留飲宿食，蕩滌腸胃，推陳**

[一] 大黃：此條以政和本草卷十爲底本。

**致新，通利水穀，調中化食，安和五藏，**平胃下氣，除痰實，腸間結熱，心腹脹滿，女子寒血閉脹，小腹痛，諸老血留結。一名黃良。**生河西山谷及隴西。**二月、八月採根，火乾。黃芩爲之使，所無畏。今採益州北部汶山及西山[一]者，雖非河西、隴西，好者猶爲紫地錦色，味甚苦澀，色至濃黑。西川陰乾者勝；北部日乾，亦有火乾者，皮小焦不如而耐蛀堪久。此藥至勁利，粗者便不中服。最爲俗方所重，道家時用以去痰疾，非養性所須也。將軍之號，當取其駿快矣。

**【箋疏】**

大黃以色得名，名醫別錄、吳普本草皆有別名「黃良」，廣雅釋草云：「黃良，大黃也。」本草經謂其有「蕩滌腸胃，推陳致新」之功，又名「將軍」，吳普本草名「中將軍」，陶弘景解釋說：「此藥至勁利，粗者便不中服。最爲俗方所重，道家時用以去痰疾，非養性所須也。將軍之號，當取其駿快也。」

吳普本草對大黃的植物形態描述甚詳，其略云：「二月花生，生黃赤葉，四四相當，黃莖，高三尺許；三月華黃；五月實黑。三月采根，根有黃汁。」本草圖經云：「正月內生青葉，似蓖麻，大者如扇。根如芋，大者如碗，長一二尺，傍生細根如牛蒡，小者亦如芋。四月開黃花，亦有青紅似蕎麥花者。莖青紫色，形如竹。二月、八月採根，去黑皮，火乾。」陶弘景談到大黃藥材「好者猶爲紫地錦色」，再結合本草經以來歷代醫方本草對大黃瀉下作用的強調，可以毫無疑問地肯定此種大黃是蓼科大黃屬(Rheum)掌葉組植物，所含結合型蒽醌口服後具有接觸性瀉下作用。至於早期藥用大黃的具體來源，難於確指，但根據產地分析，今用三個主要品種，即掌葉大黃 *Rheum palmatum*、唐古特大黃 *Rheum tanguticum*、藥

[一] 西山：疑爲「西川」之訛，與後文「西川陰乾者勝」合。

用大黃 *Rheum officinale* 應該都包括在內。

**241 蜀椒** **味辛，溫**、大熱，有毒。**主治邪氣欬逆，溫中，逐骨節皮膚死肌，寒濕痹痛，下氣，**除五藏六腑寒冷，傷寒，溫瘧，大風，汗不出，心腹留飲宿食，止腸澼下利，泄精，字乳餘疾，散風邪瘕結，水腫，黃疸，鬼注蠱毒，殺蟲魚毒。**久服之頭不白，輕身增年。**開腠理，通血脉，堅齒髮，調關節，耐寒暑，可作膏藥。多食令人乏氣，口閉者殺人。一名巴椒，一名蘆[一]藙。**生武都川谷及**巴郡。八月採實，陰[二]乾。杏人爲之使，畏橐吾。出蜀都北部西川[三]，人家種之，皮肉厚，腹裏白，氣味濃。江陽、晉原及建平間亦有而細赤，辛而不香，力勢不如巴郡。巴椒有毒不可服，而此爲一名，恐不爾。又有秦椒，黑色，在上[四]品中。凡用椒，皆火微熬之令汗出，謂爲汗椒，令有力勢。椒目[五]冷利去水，則入藥不得相雜耳。

**【箋疏】**

孝經援神契言「椒薑禦濕」，本意可能是調味之用。此爲芸香科花椒屬植物的果實，因爲物種和産地不同，名目甚多，漢代以秦椒、蜀椒爲大宗，大抵以花椒 *Zanthoxylum bungeanum* 爲主流。

---

[一] 蘆：政和本草作「蓎」。

[二] 陰：底本無此字，據政和本草補。

[三] 西川：政和本草無此二字。底本此後尚有一字，漫漶不可識，政和本草亦無，因删去。

[四] 上：政和本草作「中」，據本草經集注序録畏惡七情表秦椒在上品，新修本草雖將秦椒調整爲中品，新修本草寫本此處仍保持「上品」，宋人乃校訂爲「中」字。

[五] 目：底本作「自」，文義甚通，然新修本草按語乃據椒目立言，因據政和本草改。

**242 蔓椒　味苦，溫，**無毒。**主治風寒濕痹，歷節疼痛，除四支厥氣，膝痛。一名豕椒，**一名豬椒[一]，一名彘椒，一名狗椒。**生雲中山川谷**及丘冢間。採莖、根，煮釀酒[二]。山野處處有，俗呼爲樛，似榝薰，小不香耳。一名豨殺[三]。可以蒸病出汗。

**【箋疏】**

「蔓椒」即是蔓生的椒類，本草綱目集解項李時珍說：「蔓椒野生林箐間，枝軟如蔓，子葉皆似椒，山人亦食之。爾雅云『椒、榝醜莍』，謂其子叢生也。陶氏所謂樛子，當作莍子，諸椒之通稱，非獨蔓椒也。」按其所言，蔓椒應是與花椒等同科屬的木質藤本，比如枝葉披散狀若藤蔓的竹葉椒 *Zanthoxylum armatum*，今天通常稱作「藤椒」之類。但植物學家多根據植物名實圖考說蔓椒「枝軟如蔓，葉上有刺」，並結合其所繪蔓椒圖例，確定其爲芸香科植物兩面針 *Zanthoxylum nitidum*。但兩面針不僅莖枝有刺，其小葉中脉上下兩面均有鉤狀皮刺，特徵非常顯著，按理說不會被古人忽略，瞭解原植物的圖繪者也不會無視這一特徵，而關於蔓椒的文獻和圖例，除了植物名實圖考以外，都沒有提到葉兩面具鉤刺。

**243 巴豆　味辛，溫，**生溫熟寒，有大毒。**主治傷寒，溫瘧，寒熱，破癥瘕結堅積聚，留飲淡澼，大腹水**

---

[一] 一名豬椒：底本無此四字，據政和本草補。

[二] 酒：底本無此字，據政和本草補。

[三] 殺：政和本草作「椒」。

**脹，蕩練五藏六府，開通閉塞，利水穀道，去惡肉，除鬼蠱毒注邪物，殺蟲魚，**女子月閉，爛胎，金創膿血，不利丈夫陰，殺斑苗毒。可練餌之，益血脉，令人色好，變化與鬼神通。**一名巴椒。生巴郡川谷。**八月採，陰乾之。用去心、皮。芫花爲之使，惡蘘草，畏大黄、黄連、梨蘆。出巴郡。似大豆，最能利人，新者佳。用之皆[一]去心皮乃秤。又熬令黄黑，别擣如膏，乃合和丸散耳。道方亦有練餌法，服之乃言神仙。人吞一枚便欲死，而鼠食之，三年重卅斤，物性乃有相耐如此耳。

**【箋疏】**

巴豆因産地得名，范子計然云：「巴菽出巴郡。」蜀地亦有産出，故五十二病方寫作「蜀菽」。至於本草經别名「巴椒」，次條蜀椒亦名「巴椒」，陶弘景覺得費解，有云：「巴椒有毒不可服，而此爲一名，恐不爾。」按，巴豆條的「巴椒」應是「巴菽」或「巴叔」之訛。馬王堆醫書雜療方寫作「巴叔」，淮南子作「巴菽」，廣雅云：「巴尗，巴豆也。」

本草經極強調巴豆的瀉下作用，謂「蕩練五藏六府，開通閉塞，利水穀道」，這與芒硝、大黄條所言之「推陳致新」，顯然更上一層樓，如果借助現代藥理學概念，意味著巴豆瀉下的效能（efficacy）遠在芒硝、大黄之上。陶弘景也説：「似大豆，最能利人。」本草圖經對植株形態描述亦非常具體：「巴豆出巴郡川谷，今嘉、眉、戎州皆有之。木高一二丈，葉如櫻桃而厚大，初生青，後漸黄赤，至十二月葉漸凋，二月復漸生，至四月舊葉落盡，新葉齊生，即花發成穗，微黄色。五六月結實作房，生青，至八月熟而黄，類白豆

[一] 之皆：底本作「皆之」，據政和本草倒乙。

蔻，漸漸自落，即收之。一房共有三瓣，一瓣有實一粒，一房共實三粒也。戎州出者，殼上有縱文，隱起如綫，一道至兩三道，彼土人呼爲金綫巴豆，最爲上等，它處亦稀有。」巴豆作爲強效能的瀉劑，原植物爲大戟科巴豆 *Croton tiglium*，古今品種應該沒有多大的變化。

**244 莽草**　**味辛**，苦，**溫**，有毒。**主治頭風癰腫，乳癰，疝瘕，除結氣疥瘙，蟲疽瘡，殺蟲魚。**治喉痹不通，乳難。頭風癢，可用沐，勿近目。一名葞，一名春草。**生上谷山谷**及宛朐。五月採葉，陰乾。上谷遠在幽州，今東間諸山處處皆有，葉青新烈者良。人用擣以和米內水中，魚吞即死浮出，人取食之無妨。莽草字亦作「菵」字，今俗呼爲菵草也[一]。

**【箋疏】**

爾雅釋草「葞，春草」，郭璞注：「一名芒草，本草云。」莽草是一種有毒植物，和芫花一樣，也可以毒殺蟲魚，山海經謂其「可以毒魚」，周禮用之熏殺蠹物。但莽草名實爭論甚大，如果按照本草衍義說「如石南，枝梗乾則縐，揉之，其嗅如椒」，似爲木蘭科植物窄葉茴香 *Illicium lanceolatum*。全株尤其是果實、根皮等含有中樞毒性物質，引起驚厥、震顫、幻覺等，常死於呼吸衰竭。本草圖經所繪福州莽草，所表現的或許是窄葉茴香的葉片。但令人費解者，「葞」字從艸，莽草、芒草、春草，皆以「草」爲名，山海經也專門說「有草焉」，本草卻在木部。通常認定的莽草原植物木蘭科窄葉茴香也是灌木至小喬木，與

---

[一] 菵草也：底本作「网青」，據政和本草改。

「草」相去甚遠，或許早期文獻所言莽草另有其物。

本草綱目乃將莽草從木部移到草部，集解項引范子計然云：「莽草出三輔，青色者善。」其他則無所發明。植物名實圖考云：「江西、湖南極多，通呼爲水莽子。根尤毒，長至尺餘。俗曰水莽兜，亦曰黄藤。浸水如雄黄色，氣極臭。園圃中漬以殺蟲，用之頗亟。其葉亦毒，南贛呼爲大茶葉，與斷腸草無異。夢溪筆談所述甚詳，宋圖經云無花實，未之深考。」植物名實圖考繪有莽草圖例，或認爲其原植物爲衛矛科雷公藤 *Tripterygium wilfordii* 一類。

**245 郁核**[一] **味酸，平，**無毒。**主治大腹水腫，面目四支浮腫，利小便水道。**

**根　主齒齗腫，齲齒，堅齒，**去白蟲。**一名爵李，**一名車下李，一名棣。**生高山川谷**及丘陵上。五月、六月採根。山野處處有。子熟赤色，亦可噉之。

**鼠李　主治寒熱，瘰癧瘡。**

皮　味苦，微寒，無毒。主除身皮熱毒。一名牛李，一名鼠梓，一名椑[二]。生田野，採無時。此條又附見，今亦在副品限也[三]。

---

[一] 郁核：政和本草作「郁李人」。
[二] 椑：政和本草作「裨」。
[三] 此條又附見今亦在副品限也：政和本草無此句。

【箋疏】

郁李一名爵李，一名車下李，一名棣。廣雅釋木云：「山李、爵某、爵李，鬱也。」對比兩書所言，應該同是一物，但其名稱之正寫，究竟是郁李還是鬱李，實在無法確定。詩經何彼穠矣「唐棣之華」句，陸璣疏：「唐棣，奧李也，一名雀梅，亦曰車下李。所在山中皆有，其花或白或赤，六月中成實，大如李，子可食。」此與陶弘景説郁李「山野處處有，子熟赤色，亦可噉之」相合，結合本草家的描述，郁李當爲薔薇科櫻屬中矮生櫻亞屬的植物，如郁李 *Cerasus japonica*、歐李 *Cerasus humilis* 之類，晚近將榆葉梅 *Amygdalus triloba*、長梗扁桃 *Amygdalus pedunculata* 也作爲郁李，後兩種植株較高大，則有失車下李的本意。

據陶弘景注，鼠李爲郁核的副品。爾雅釋木「楰，鼠梓」，郭璞注：「楸屬也，今江東有虎梓。」又云「休，無實李」，郭璞注：「一名趙李。」與本草鼠李皆是一類。本草圖經云：「鼠李即烏巢子也。本經不載所出州土，但云生田野，今蜀川多有之。枝葉如李，子實若五味子，色瑿黑，其汁紫色，味甘苦，實熟時採，日乾。九蒸，酒漬服，能下血。其皮採無時。」本草衍義云：「鼠李即牛李子也。木高七八尺，葉如李，但狹而不澤。子於條上四邊生，熟則紫黑色，生則青。葉至秋則落，子尚在枝。是處皆有，故經不言所出處。今關陝及湖南、江南北甚多。」此即鼠李科植物鼠李 *Rhamnus utilis* 及同屬近緣物種。

**246 甘遂**　**味苦、**甘[一]，**寒、**大寒，有毒。**主治大腹，疝瘕，腹滿，面目浮腫，留**[二]**飲宿食，破癥堅積聚，利**

[一] 甘：底本無此字，據政和本草補。
[二] 留：底本無此字，據政和本草補。

**水穀道，**下五水，散膀胱留熱，皮中痞，熱氣腫滿。**一名主田，**一名甘藁，一名陵藁，一名陵澤，一名重澤。**生中山川谷。**二月採根，陰乾。苽蒂爲之使，惡遠志，反甘草。中山在代郡，先第一本出太山，江東比來用京口者，大不相似。赤皮者勝，白皮者都下亦有，名草甘遂，殊惡。蓋謂贋僞之草耳，非言草石之草。

**【箋疏】**

廣雅釋草云：「陵澤，甘遂也。」本草圖經說：「苗似澤漆，莖短小而葉有汁，根皮赤肉白，作連珠，又似和皮甘草。二月採根，節切之，陰乾。以實重者爲勝。」特徵明確，此即大戟科植物甘遂 *Euphorbia kansui*。

另據本草經集注說：「江東比來用京口者，大不相似。赤皮者勝，白皮者都下亦有，名草甘遂，殊惡。蓋謂贋僞草耳，非言草石之草。」這種「草」甘遂，新修本草補充說：「所謂草甘遂者，乃蚤休也，療體全別。真甘遂苗似澤漆；草甘遂苗一莖，莖六七葉，如蓖麻、鬼臼葉，生食一升亦不能利，大療癰疽蛇毒。且真甘遂皆以皮赤肉白，作連珠，實重者良。亦無皮白者，皮白乃是蚤休，俗名重臺也。」此則爲百合科蚤休 *Paris polyphylla* 一類。

**247 亭歷**[一] **味辛、**苦，**寒、**大寒，無毒。**主治癥瘕積聚結氣，飲食寒熱，破堅逐邪，通利水道，**下膀胱

[一] 亭歷：政和本草作「葶藶」。

水，腹[一]留熱氣，皮間邪水上出，面目腫，身暴中風熱疿癢，利小腹。久服令人虛。**一名大室，一名大適**，一名丁歷，一名蕇蒿[二]。**生藁城平澤**及田野。立夏後採實，陰乾。得酒良。榆皮爲之使，得酒良，惡殭蠶、石龍芮。出彭城者最勝，今近道亦有。母即公薺，子細黄至苦，用之當熬也。

**【箋疏】**

葶藶是常見植物，故月令用來作爲物候標誌，即所謂「孟夏之月靡草死」者，鄭玄注：「舊説云靡草，薺、葶藶之屬。」孔穎達疏：「以其枝葉靡細，故云靡草。」急就篇「亭歷桔梗龜骨枯」，顏師古注：「亭歷，一名丁歷，一名蕇，一名狗薺。」爾雅釋草「蕇，亭歷」，郭璞注：「實、葉皆似芥，一名狗薺。」本草經集注謂「母即公薺」，不詳其意，據經典釋文云：「今江東人呼爲公薺。」郝懿行爾雅義疏認爲，公薺「即狗薺，聲之轉也」。

本草經謂葶藶「主癥瘕積聚結氣，飲食寒熱，破堅逐邪，通利水道」，此即淮南子繆稱訓説「亭歷愈脹」之意。本經疏證引申説：「於此可見腫而不脹，非上氣喘逆者，非葶藶所宜矣。」宋代開始，葶藶子分作苦甜兩種，其中苦葶藶子主要是十字花科植物獨行菜 *Lepidium apetalum*，甜葶藶子則爲同科印度蔊菜 *Rorippa indica* 之類。韓非子難勢篇云：「味非飴蜜也，必苦菜亭歷也。」張祜雜曲歌辭云：「自君之出矣，萬物看成古。千尋葶藶枝，爭奈長長苦。」也以苦葶藶作比興，由此知葶藶子古以苦味者爲正品。

[一] 腹：政和本草作「伏」。
[二] 蒿：底本無此字，據政和本草補。

**248 大戟** **味苦**、甘，**寒**、大寒，有小毒。**主治蠱毒，十二水，腹滿急痛積聚，中風皮膚疼痛，吐逆，**頸腋癰腫，頭痛，發汗，利大小腸。**一名邛鉅。生常山。**十二月採根，陰乾。反甘草。近道處處有，至猥賤也。

**【箋疏】**

爾雅釋草「蕎，邛鉅」，郭璞注：「今藥草大戟也，本草云。」與本草經大戟一名邛鉅合。按照李時珍的說法，大戟之得名，乃是因爲「其根辛苦，戟人咽喉」的緣故。次條澤漆據名醫别錄說爲大戟苗，「生時摘葉有白汁」，且「能齧人肉」，這與所含二萜醇酯類刺激性有關。結合蜀本草圖經云：「苗似甘遂高大，葉有白汁，花黃。根似細苦參，皮黃黑，肉黃白。」本草綱目集解項說：「大戟生平澤甚多。直莖高二三尺，中空，折之有白漿。葉長狹如柳葉而不團，其梢葉密攢而上。」確定大戟科植物大戟 *Euphorbia pekinensis* 應該是大戟的正品來源。

**249 澤漆**[一] **味苦**、辛，**微寒**，無毒。**主治皮膚熱，大腹水氣，四支面目浮腫，丈夫陰氣不足，**利大小腸，明目，身輕。一名漆莖。大戟苗也。**生太山川澤。**三月三日、七月七日採莖葉[二]，陰乾。小豆爲之使，惡署預。此是大戟苗，生時摘葉有白汁，故名澤漆，亦能嚙人肉。

[一] 漆：底本作「柒」，俗字，據政和本草改。

[二] 莖葉：底本無此二字，據政和本草補。

【箋疏】

廣雅釋草「桼莖，澤漆也」，桼爲漆之本字，與名醫別錄澤漆一名漆莖同。按照名醫別錄的意見，大戟、澤漆是一種植物的兩個部分，大戟用根，澤漆是苗（即地上部分）。這種情況在本草經中並非孤例，常山與蜀漆也是類似關係，而且與大戟、澤漆的情況一樣，可以各有産地，常山「生益州川谷及漢中」，蜀漆「生江林山川谷及蜀漢中」。因此，澤漆的原植物應該與大戟一樣，都是大戟科大戟 *Euphorbia pekinensis*。

但李時珍不同意此意見，本草綱目集解項説：「別錄、陶氏皆言澤漆是大戟苗，日華子又言是大戟花，其苗可食。然大戟苗泄人，不可爲菜。今考土宿本草及寶藏論諸書，並云澤漆是貓兒眼睛草，一名緑葉緑花草，一名五鳳草。江湖原澤平陸多有之。春生苗，一科分枝成叢，柔莖如馬齒莧，緑葉如苜蓿葉，葉圓而黄緑，頗似貓睛，故名貓兒眼。莖頭凡五葉中分，中抽小莖五枝，每枝開細花青緑色，復有小葉承之，齊整如一，故又名五鳳草、緑葉緑花。掐莖有白汁粘人，其根白色有硬骨。或以此爲大戟苗者，誤也。五月采汁，煮雄黄，伏鍾乳，結草砂。據此，則澤漆是貓兒眼睛草，非大戟苗也。今方家用治水蠱、脚氣有效。尤與神農本文相合。自漢人集別錄，誤以爲大戟苗，故諸家襲之爾，用者宜審。」後世皆用本草綱目之説，以本草經澤漆爲大戟科植物澤漆 *Euphorbia helioscopia*，與大戟 *Euphorbia pekinensis* 不同種。

**250 芫華** **味辛**、苦，**溫**、微溫，有小毒。**主治欬逆上氣，喉鳴喘**[一]**，咽腫，短氣，蠱毒，鬼瘧，疝瘕，癰腫，殺蟲魚**，消胸中淡水，喜唾，水腫，五水在五藏皮膚，及腰痛，下寒毒肉毒。久服令人虛。**一名去水**，一名毒魚，一名牡[二]芫。

其根 名蜀桑根，療疥瘡。可用毒魚。**生淮源川谷**。三月三日採華，陰乾。決明爲之使，反甘草。近道處處有，用之微熬，不可近眼[三]。

**【箋疏】**

爾雅釋木「杬，魚毒」，與名醫別錄芫花一名毒魚相合，應該同是一物。本草圖經描述説：「今在處處有之。宿根舊枝，莖紫，長一二尺。根入土深三五寸，白色，似榆根。春生苗葉，小而尖，似楊柳枝葉。二月開紫花，頗似紫荆而作穗，又似藤花而細。三月三日採，陰乾。其花須未成蕊，蒂細小，未生葉時收之。葉生花落，即不堪用。」結合所繪滁州芫花、綿州芫花圖例，其原植物爲瑞香科芫花 *Daphne genkwa*，古今没有變化。芫花所含二萜原酸酯類毒性強烈，芫花酯甲據報導有毒魚作用，此亦本草經所言「殺魚蟲」。

**251 蕘華** **味苦**、辛，**寒**、微寒，有毒。**主治傷寒，溫瘧，下十二水，破積聚，大堅，癥瘕，蕩滌腸胃中留癖**

---

[一] 喘：底本無此字，據政和本草補。

[二] 牡：政和本草作「杜」。

[三] 眼：底本作「明也」，據政和本草改。

**飲食，寒熱邪氣，利水道**，治淡飲欬嗽。**生咸陽川谷**及河南中牟。六月採花，陰乾。中牟者，平[一]時惟從河上來，形似芫花而極細，白色。比來隔絶，殆不可得。

**【箋疏】**

本草經集注謂蕘花「形似芫花而極細，白色」，新修本草不同意此説，有云：「此藥苗似胡荽，莖無刺，花細，黄色，四月、五月收，與芫花全不相似也。」蜀本草圖經云：「苗高二尺許，生崗原上，今所在有之，見用雍州者好。」本草圖經付闕，則蘇頌應不識此物。

本草綱目集解項李時珍説：「按蘇頌圖經言：絳州所出芫花黄色，謂之黄芫花。其圖小株，花成簇生，恐即此蕘花也。生時色黄，乾則如白，故陶氏言細白也。」從本草圖經所繪絳州芫花圖例來看，原植物當是瑞香科河朔蕘花 *Wikstroemia chamaedaphne*，或蕘花 *Wikstroemia canescens* 一類，後世遂以此爲蕘花。

**252 旋復[二]花**　**味鹹**、甘，**溫**、微溫，冷利，有小毒。**主治結氣，脅下滿，驚[三]悸，除水，去五藏間寒熱，補中下氣**，消胸上痰結，唾如膠漆，心脅痰水，膀胱留飲，風氣濕痹，皮間死肉，目中眵䁾，利大腸，通血脉，益色澤。**一名金沸草，一名盛椹**，一名戴椹。

[一] 牟者平：底本無此三字，據政和本草補。
[二] 復：政和本草作「覆」。
[三] 驚：底本無此字，據政和本草補。

根　主風溫[一]。**生平澤[二]川谷。**五月採花，日乾，二十日成。出近道下濕地，似菊花而大。又別有旋復[三]根，出河南，來北國亦有，形似穹窮，唯合旋復膏[四]用之，餘無正所入也，非此旋伏根也。

**【箋疏】**

旋復花今寫作「旋覆花」。說文：「蕧，盜庚也。」爾雅釋草「蕧，盜庚」，郭璞注：「旋蕧似菊。」本草綱目釋名說：「蓋庚者金也，謂其夏開黃花，盜竊金氣也。」蜀本草圖經云：「旋覆花葉似水蘇，花黃如菊，今所在皆有，六月至九月采花。」本草圖經描述更詳：「旋覆花生平澤川谷，今所在有之。二月已後生苗，多近水傍，大似紅藍而無刺，長一二尺已來，葉如柳，莖細。六月開花如菊花，小銅錢大，深黃色。上黨田野人呼爲金錢花，七月、八月採花，暴乾，二十日成。今近都人家園圃所蒔金錢花，花葉並如上說，極易繁盛，恐即經旋覆也。」此即菊科植物旋覆花 *Inula japonica*。

253 **鉤吻**[五]　**味辛，溫，**有大毒。**主治金創，乳痓，中惡風，欬逆上氣，水腫，殺鬼注蠱毒**[六]，破癥積，除

[一] 溫：政和本草作「濕」。
[二] 平澤：地名無「平澤」，或誤。
[三] 復：政和本草作「葍」。
[四] 膏：底本作「藁」，據政和本草改。
[五] 鉤吻：底本此條後附錄秦鉤吻，政和本草無，今將秦鉤吻移入卷七有名無實中。
[六] 逆上氣水腫殺鬼注蠱毒：底本無此句，據政和本草補。

脚膝痹痛[一]，四支拘攣，惡瘡疥蟲，殺鳥獸。**一名野葛**，折之青烟出者名固活。其熱一宿[二]，不入湯。**生傅高山谷及會稽東野**。半夏爲之使，惡黄芩。　五符中亦云，鉤吻是野葛，言其入口則鉤人喉吻。或言「吻」作「挽」字，牽挽人腹而絶之。覈[三]事言，乃是兩物。野[四]葛是根，狀如牡丹，所生處亦有毒，飛鳥不得集之，今人用合膏服之無嫌。鉤吻别是一草，葉似黄精而莖紫，當心抽花，黄色，初生既極類黄精，故以爲殺生之對也。或云鉤吻是毛茛，此本經及後説皆參錯不同，未詳定云何。又有一物名陰命，赤色，著木懸其子，生山海中，最有大毒，入口即殺人。

**【箋疏】**

鉤吻的得名，如陶弘景所推測：「言其入口則鉤人喉吻。」由此，下咽即能斃命，或者服用後令咽喉部産生强烈不適感的物質，都有可能被稱爲「鉤吻」。而「鉤吻」急呼爲「茛」，广雅释草「茛，鉤吻也」，即由此而來。

漢代以來，鉤吻便是典型的毒藥，本草經謂其有大毒，論衡言毒也説：「草木之中有巴豆、野葛，食之湊滿，頗多殺人。」但漢代文獻有關鉤吻的記載甚爲簡略，僅金匱要略果實菜穀禁忌篇云：「鉤吻與芹菜相似，誤食之殺人。」又證類本草引葛洪方云：「鉤吻與食芹相似，而生處無他草，其莖有毛，誤食之殺人。」從形態特徵推測，這種鉤吻當是毛茛科毛茛 *Ranunculus japonicus* 一類植物。陶弘景言「或云鉤

---

[一] 痛：底本無此字，據政和本草補。
[二] 其熱一宿：政和本草作「甚熱」。
[三] 覈：底本作「竅」，據政和本草改。
[四] 野：底本無此字，據政和本草補。

吻是毛茛」，亦印證此說。

漢代鉤吻以兩爲計量單位，如魏伯陽周易參同契云：「冶葛、巴豆一兩入喉，雖周文兆著，孔丘占相，扁鵲操針，巫咸叩鼓，安能蘇之？」魏晉則以尺寸計量，如博物志云：「魏武習啖野葛，至一尺。」南州異物志說：「取冶葛一名鉤吻數寸。」在古方書中，全草、果實的劑量多以重量計算，而較長的根及根莖、木質藤本、樹皮類藥材則以長度計量。計量單位的不同，提示魏晉時期藥用鉤吻除毛茛科鉤吻外，還包括其他科屬植物，而藥用部位則以藤莖或根爲主。

魏晉文獻對鉤吻植物的記載相當含混，且多牴牾之處，即以各家對其葉形的描述爲例。博物志載魏文帝所記諸物相似亂真者，據新修本草引文作「鉤吻葉似鳧葵」，太平御覽引文卻作「鉤吻草與堇菜相似」，四庫全書本又作「與荇華相似」，三說難辨是非。吴普本草則謂鉤吻葉似葛，肘後方又云似食芹，雷公炮炙方卻說：「鉤吻葉似黄精而尖頭處有兩毛若鉤。」異說紛呈，陶弘景亦不能辨，故本草經集注云：「本經及後說皆參錯不同，未詳定云何。」

其中葉似葛的鉤吻，吴普本草稱作秦鉤吻，有云：「秦鉤吻，一名毒根，一名野葛，生南越山或益州，葉如葛，赤莖，大如箭，方根黄色。」其原植物似爲漆樹科毒漆藤 *Toxicodendron radicans*，這種植物的乳液可以引起漆瘡。本草經鉤吻一名野葛，或許也包括此類植物在內。

另有一種與黄精相似而「善惡」相反的鉤吻，文獻記載較多，如博物志引神農經說：「藥物有大毒，不可入口鼻耳目者，即殺人，凡六物焉，一曰鉤吻，似黄精不相連，根苗獨生者是也。」又引黄帝問天老：「太陽之草名曰黄精，餌而食之，可以長生；太陰之草名曰鉤吻，不可食，入口立死。」陶弘景亦云：「鉤吻葉似黄精而莖紫，當心抽花，黄色，初生既極類黄精，故以爲殺生之對也。」本草圖經說：「江南人說黄精苗葉稍類鉤吻，但鉤吻葉頭極尖而根細。」這種葉似黃精的鉤吻，據中國高等植物圖鑑記載，當爲百部科金剛大 *Croomia japonica*，亦稱黃精葉鉤吻。

最有名的鉤吻品種爲胡蔓草，南方草木狀云：「冶葛，毒草也。蔓生，葉如羅勒，光而厚，一名胡蔓草，置毒者多雜以生蔬進之，悟者速以藥解，不爾半日輒死。」胡蔓草的原植物爲馬錢科胡蔓藤 *Gelsemiumelegans*。太平御覽俚條引南州異物志云：「廣州南有賊曰俚，此賊在廣州之南蒼梧、郁林、合浦、寧浦、高涼五郡中央，地方數千里，其處多野葛爲鉤吻。」這與胡蔓藤主要分佈兩廣、福建相符。兩廣地區至今仍有胡蔓藤誤食或投毒的報告，這是各種鉤吻中毒性最強烈的一種，但從分佈來看，應該不是本草經的鉤吻物種。

**254 狼毒**　**味辛，平，**有大毒。**主治欬逆上氣，破積聚飲食，寒熱水氣，**脅下積癖，**惡瘡鼠瘻疽蝕，鬼精蠱毒，殺飛鳥走獸。一名續毒。生秦亭山谷**及奉高。二月、八月採根，陰乾。陳而沉水者良。大豆爲之使，惡麥句薑[一]。　秦亭在隴西，亦出宕昌，乃言止有數畝地生，蝮蛇食其根，故爲難得。亦用太山者，今用出漢中及建平。云與防葵同根類，但置水中沉者便是狼毒，浮者則是防葵。俗用稀，亦難得，是療腹內要藥爾。

**【箋疏】**

狼毒品種複雜，主流品種有瑞香狼毒和狼毒大戟兩類，前者原植物是瑞香科狼毒 *Stellera*

[一] 惡麥句薑：此後本草經集注序錄畏惡七情表還有「是天名精」四字，無關畏惡，故刪去。

*chamaejasme*，後者主要來源於大戟科狼毒大戟 *Euphorbia fischeriana* 和月腺大戟 *Euphorbia ehracteolata*。

狼毒生秦亭山谷，陶弘景説「亦出宕昌」，經謝宗萬先生調查，甘肅武威、宕昌所產狼毒爲瑞香科 *Stellera chamaejasme*，今稱「瑞香狼毒」，或「紅狼毒」。陶弘景在描述狼毒的時候，專門提到「蝮蛇食其根，故爲難得」，後世本草皆不以爲然。新修本草嘲笑説：「秦隴寒地，原無蝮蛇。復云數畝地生，蝮蛇食其根，謬矣。」而現代動物學證實，棕色田鼠 *Microtus maudarinus* 喜食瑞香狼毒的塊根，而田鼠又是蝮蛇的食物，於是有「蝮蛇食其根」的傳説。此更證明瑞香狼毒確係古用狼毒品種。

**255 鬼臼** **味辛，溫**、微溫，有毒。**主殺蠱毒，鬼注精物，辟惡氣不祥，逐邪，解百毒，**治欬嗽喉結，風邪煩惑，失魄妄見，去目中膚翳，殺大毒。不入湯。**一名爵犀，一名馬目毒公，一名九臼，**一名天臼，一名解毒。**生九真山谷**及冤句。二月、八月採根。畏垣衣。 鬼臼如射干，白而味甘溫，有毒。主風邪、鬼注、蠱毒，九臼相連，有毛者良。一名九臼，生山谷，八月採，陰乾。又似鉤吻。今馬目毒公如黃精，根臼處似馬眼而柔潤。鬼臼似射干、朮輩，有兩種：出錢塘、近道者味甘，上有叢毛，最勝；出會稽、吳興者，乃大，味苦，無叢毛，不如。略乃相似而乖異。毒公今方家多用鬼臼，少用毒公，不知此那復頓爾乖越也。

**【箋疏】**

鬼臼乃是植物根狀莖，每年生一節，凹陷呈臼狀，數枚相連，因此得名，臼甚多，乃有別名「九臼」。能形成如此凹臼的植物甚多，遂有同名異物現象。如本草圖經所繪舒州鬼臼，當是小檗科植物八角蓮

*Dysosma versipellis* 或六角蓮 *Dysosma pleiantha* 之類；而齊州鬼臼則似爲鳶尾科射干屬(Belamcanda)或鳶尾屬(Iris)植物。

因爲鬼臼名字中有「鬼」字，道書用來殺鬼。如六朝道經洞神八帝元變經「餌藥通神」篇用到六種藥名帶「鬼」字的藥物，其中有鬼臼，注云：「鬼扇根是此藥，世間常用易識，故不復委細注之。」鬼扇項下又說：「又名方扇，是苗處山澤中，偏饒此藥，故不復言。」雖未明言，也可以推想，其地上部分一定如本草圖經所繪舒州鬼臼一樣，莖生葉盾狀著生，才會有「鬼扇」這樣的名字。由此也可確定其原植物爲八角蓮 *Dysosma versipellis* 之類。

**256 萹蓄**[一] **味苦，平，**無毒。**主治浸淫疥瘙疽痔，殺三蟲，**治女子陰蝕。**生東萊山谷。**五月採，陰乾。

處處有，布地生，花節間白，葉細綠，人亦呼爲萹竹。煮汁與小兒飲，療蚘蟲有驗。

**【箋疏】**

說文「萹，萹茿也」，段玉裁注：「茿、蓄疊韻，通用。本草經亦作萹蓄。」按，爾雅釋草「竹，萹蓄」，郭璞注：「似小藜，赤莖節，好生道傍，可食，又殺蟲。」齊民要術引爾雅則作「茿，萹蓄」。此即蓼科植物萹蓄 *Polygonum aviculare*，因其「葉細綠如竹」，因此有竹之名。

太平御覽卷九九八茿條引本草經云：「萹蓄，一名萹竹。」此名不見於證類本草白字、黑字，陶弘景

[一] 萹蓄：本草經集注序錄作「篇蓄」，據說文「萹」爲正字，故不改。

注則提到「人亦呼爲萹竹」，并不言「萹竹」出自本草經。此或太平御覽將本草經集注内容視爲本草經者。

**257 商陸** **味辛**、酸，**平**，有毒。**主治水脹疝瘕痹，熨除癰腫，殺鬼精物，**治胸中邪氣，水腫痿痹，腹滿洪直，疏五藏，散水氣。如人形者有神。**一名葛根，一名夜呼。生咸陽川谷。**近道處處有。方家不甚乾用，療水腫，切生根雜生鯉魚煮作湯。道家乃散用及煎釀，皆能去尸蟲，見鬼神。其實亦入神藥。花名葛花，尤良。

**【箋疏】**

爾雅釋草「蓫薚，馬尾」，郭璞注：「廣雅曰『馬尾，商陸』。本草云『别名薚』。今關西亦呼爲薚，江東呼爲當陸。」關於藥名文字演變，爾雅義疏結合字書與本草詮解云：「薚，説文作葛，云『艸。枝枝相值，葉葉相當』。釋文『蓫，他六反』；『薚，吕、郭他羊反』。然則蓫薚合聲爲當，以其枝葉相當，因謂之當陸矣。易之『莧陸夬夬』，陸即當陸。廣雅作蔏陸，云『常蓼、馬尾，蔏陸也』。説文『蔁，艸也』。玉篇『蔁柳，當陸别名』。又云：『藰，蔁陸也。』蔁、蔏、當、藰、柳、陸，音俱相近。商與常，蓼與陸，古音又同也。」

本草圖經云：「商陸俗名章柳根。生咸陽山谷，今處處有之，多生於人家園圃中。春生苗，高三四尺，葉青如牛舌而長，莖青赤，至柔脆。夏秋開紅紫花，作朵，根如蘆菔而長，八月、九月内採根，暴乾。」此即商陸科植物商陸 *Phytolacca acinosa*，爲常見物種。商陸可能有一定的致幻作用，本草經謂如人形者有神「殺鬼精物」，名醫别錄説「如人形者有神」，陶弘景亦説「見鬼神」。本草圖經乃説：「取花陰乾百日，擣末，日暮水服方寸匕，卧思念所欲事，即於眼中自覺。」

**258 女青** **味辛，平，**有毒。**主治蠱毒，逐邪惡氣，殺鬼，溫瘧，辟不祥。一名雀瓢，**蛇銜根也。**生朱崖。**八月採，陰乾。若是蛇銜根，不應獨生朱崖。俗用是草葉，別是一物，未詳孰是。術云，帶此屑一兩，則疫癘不犯，彌宜識真者。

**【箋疏】**

「女青」一詞主要見於道教，正一派經典女青鬼律稱「大道垂律，女青所傳，三五七九，長生之本」。女青作爲掌管地下諸鬼的神祇也出現在魏晉以來鎮墓文中。道教女青與本草經藥物女青有無聯繫，不得而詳，但觀察本草經女青「主蠱毒，逐邪惡氣，殺鬼，溫瘧，辟不祥」，似乎也有關聯。女青「辟不祥」的具體使用實例，如證類本草引紫靈南君南岳夫人内傳治卒死方云：「擣女青屑一錢，安喉中。以水或酒送下，立活也。」又引肘後方也用女青辟瘟疫：「正月上寅日，擣女青末，三角絳囊盛，繫前帳中，大吉。」陶弘景也説：「術云，帶此屑一兩，則疫癘不犯。」

至於女青的具體物種，名醫別錄説是蛇銜根，陶弘景不以爲然，但也提不出更多的物種信息，本草經集注云：「若是蛇銜根，不應獨生朱崖。俗用是草葉，別是一物，未詳孰是。」新修本草則説：「此草即雀瓢也。葉似蘿藦，兩葉相對，子似瓢形，大如棗許，故名雀瓢。根似白薇。生平澤。莖葉並臭。其蛇銜根，都非其類。又別錄云『葉嫩時似蘿藦，圓端大莖，實黑，莖葉汁黃白』，亦與前説相似。若是蛇銜根，何得苗生益州，根在朱崖，相去萬里餘也？別錄云『雀瓢白汁，主蟲蛇毒』，即女青苗汁也。」從此記載來看，新修本草提到的女青應該是蘿藦科植物地梢瓜 *Cynanchum thesioides* 之類。至於蘿藦，爲新修本草新增，并引陸璣「幽州謂之雀瓢」。但蘇敬明確説：「雀瓢是女青別名。葉蓋相似，以葉似女青，故兼名雀瓢。」其原植物爲蘿藦科蘿藦 *Metaplexis japonica*，與女青小別，不應視爲重出。

**259** 白附子　主治心痛血痹，面上百病，行藥勢。生蜀郡。三月採。此物乃言出芮芮，久絶，俗無復真者，今人乃作之獻用。

**【箋疏】**

「芮芮」亦稱「蠕蠕」，亦稱「柔然」，南齊書則稱「塞外雜胡」，南北朝時期佔有西北廣大地區。新修本草謂其「形似天雄」，海藥本草説「苗與附子相似」，本草綱目描述其形態特徵説：「根正如草烏頭之小者，長寸許，乾者皺文有節。」由此看來，這種白附子似乎是毛茛科的黃花烏頭 *Aconitum coreanum*，習稱關白附者，與今用之天南星科植物獨角蓮 *Typhonium giganteum* 完全不同。

**260** **天雄**　**味辛**、甘，**溫**、大溫，有大毒。**主治大風，寒濕痹，歷**[一]**節痛，拘攣緩急，破積聚，邪氣，金創，強筋骨，輕身健行**，治頭面風去來疼痛，心腹結積，關節重，不能行步，除骨間痛，長陰氣[二]，強志，令人[三]武勇，力作不倦。又墮胎。**一名白幕。生少室山谷。**二月採根，陰乾。遠志爲使，惡腐婢。　今採用八月中旬。天雄似附子，細而長者便是。長者乃至三四寸許。此與烏頭、附子謂爲三建，本並出建平，故謂爲三建。今宜都佷山最好，謂爲西建，錢塘間者謂爲東建，氣力劣弱[四]不相似，故曰西水猶勝東白也。其用灰殺之，時有冰強者，并不佳。

---

[一] 歷：底本無此字，據政和本草補。

[二] 除骨間痛長陰氣：底本作「長氣」，據政和本草改。

[三] 令人：底本無此二字，據政和本草補。

[四] 劣弱：底本無此二字，據政和本草補。

【箋疏】

本草經集注云：「天雄似附子，細而長便是，長者乃至三四寸許。」此説被多數文獻接受，不僅彰明縣附子記附和説「又附而長者爲天雄」，直到中藥大辭典天雄條也只是含混地説：「爲附子或草烏頭之形長而細者。」而事實上，烏頭屬植物的子根幾乎没有呈條形者，陶弘景云云，其實是源於對名醫别録「（烏喙）長三寸已上爲天雄」一語的誤解。按，烏頭、烏喙一物二名，或説烏喙是烏頭之兩歧者亦無不妥。天雄的本意疑是指烏頭（喙）之長大者，重廣補注神農本草并圖經的論述最爲得體：「但天雄者，始種烏頭，而不生諸附子、側子之類，經年獨生，長大者是也。蜀人種之忌生此，以爲不利。」此即説未結附子之獨條烏頭爲天雄。李時珍的看法亦同，本草綱目集解項云：「天雄乃種附子而生出或變出，其形長而不生子，故曰天雄。其長而尖者，謂之天錐，象形也。」此外，賓退録對天雄的來歷别有看法，有云：「（古涪志）云：天雄與附子類同而種殊，附子種近漏籃，天雄種如香附子。凡種必取土爲槽，作傾邪之勢，下廣而上狹，寘種其間，其生也與附子絶不類，雖物性使然，亦人力有以使之。此又楊説所未及也，審如志言，則附子與天雄非一本矣，楊説失之。」按趙與時所説的這種天雄頗可能是毛茛科同屬植物鐵棒錘 *Aconitum szechenyianum* 之類，其根爲紡錘形，少有子根，應該是「天雄」的另一個來源。

**261 烏頭**　**味辛**、甘，**溫**、大熱，有毒[一]。**主治中風**[二]**，惡風洗洗，出汗，除寒濕痹**[三]**，欬逆上氣，破積聚寒**

[一] 有毒：政和本草作「有大毒」。
[二] 風：底本無此字，據政和本草補。
[三] 濕痹：底本作「溫」，據政和本草改。

熱，消胸上淡冷食不下，心腹冷疾臍間痛，肩胛痛不可俯仰，目中痛不可力視。又墮胎。**其汁煎之名射罔，殺禽獸。**

射罔　味苦，有大毒。治尸注癥堅，及頭風痹痛。**一名奚毒，一名即子，一名烏喙**[一]。

烏喙　味辛，微溫，有大毒。主治風濕，丈夫腎濕，陰囊癢，寒熱歷節，制引腰痛，不能行步，癰腫膿結。又墮胎。**生朗陵川谷。**正月、二月採，陰乾。長三寸以上爲天雄。莽草爲之使，反半夏、栝樓、貝母、白斂、白及。惡梨蘆。

今採用四月，烏頭與附子同根，春時莖初生，有腦形似烏鳥之頭，故謂之烏頭。有兩歧共蒂狀如牛角，名烏喙，喙即烏之口也。亦以八月採，擣笮莖取汁，日煎爲射罔。獵人以傳箭，射禽獸，中人亦死，宜速解之[二]。

【箋疏】

先秦文獻中「堇」可能是某類有毒植物的總名，多數注家釋爲烏頭類植物，國語晉語「驪姬受福，乃寘鴆於酒，寘堇于肉」，賈逵注：「堇，烏頭也。」爾雅「芨，堇草」，郭璞注：「即烏頭也，江東呼爲堇。」莊子徐無鬼「藥也其實堇也」，成玄英疏：「堇，烏頭也，治風痹。」但據五十二病方堇、毒堇、烏喙並見，故後世注經者懷疑堇非烏頭，看來是正確的。儘管如此，五十二病方、西漢萬物以及急就篇中提到的「烏喙」，則毫無疑問爲毛茛科烏頭屬（Aconitum）的植物。

儘管歷代本草家對烏頭與附子、天雄等的關係糾結不清，但所言烏頭基本都是毛茛科烏頭屬

---

[一] 烏喙：底本無此二字，據政和本草補。

[二] 今採用四月……宜速解之：此段底本文字錯亂，不能卒讀，據政和本草錄文。

(Aconitum)植物。本草圖經繪有多幅烏頭圖例，暗示品種來源多樣，宋代以來川烏頭 *Aconitum carmichaeli* 的子根成爲附子的主要來源，其主根也就是烏頭的主流品種，後來稱爲「川烏頭」，其他烏頭品種則被歸爲「草烏頭」。

至於烏喙，直到漢代，烏喙基本與後世所言烏頭等義，指烏頭植物的主根，醫方多用此名，故本草經烏頭一名烏喙。名醫别錄開始，烏頭、烏喙分化爲兩條，陶弘景解釋説：「烏頭與附子同根，春時莖初生，有腦形似烏鳥之頭，故謂之烏頭。有兩歧共蒂狀如牛角，名烏喙，喙即烏之口也。」新修本草則有不同意見：「烏喙，即烏頭異名也。此物同苗，或有三歧者，然兩歧者少。縱天雄、附子有兩歧者，仍依本名。如烏頭兩歧，即名烏喙，天雄、附子若有兩歧者，復云何名之？」後世遂漸漸統一稱爲「烏頭」。

**262 附子　味辛**、甘，**溫**、大熱，有大毒。**主治風寒欬逆，邪氣，溫中，金創，破癥堅積聚，血瘕，寒濕踒躄，拘攣膝痛，不能行步，**腳疼冷弱，腰脊風寒，心腹冷痛，霍亂轉筋，下利赤白，堅肌骨，強陰。又墮胎，爲百藥長。**生犍爲山谷**及廣漢。八[一]月采爲附子，春采爲烏頭。地膽爲之使，惡吳公，畏防風、甘草、黄耆、人參、烏韭、大豆。附子以八月上旬採，八角者良。凡用三建，皆熱灰炮令拆，勿過焦。唯薑附湯生用之。俗方每[二]用附子，皆須甘草，或人參、乾薑相配者，正以制其毒故也。

---

[一] 八：政和本草作「冬」。

[二] 每：底本作「動」，據政和本草改。

【箋疏】

烏頭類藥物開始分化，大約開始於西漢，淮南子繆稱訓云：「天雄、烏喙，藥之凶毒也，良醫以活人。」至東漢初，武威醫簡同時出現附子、烏喙、天雄之名，本草經亦以附子、烏頭、天雄爲三物，其中提到「烏頭一名烏喙」。其後名醫別錄在烏頭條附錄射罔、烏喙，又新增側子條。這些烏頭類藥物之間的關係，歷代説法不一。

本草經三物分生三處，經云「附子生犍爲山谷」，「烏頭生朗陵川谷」，「天雄生少室山谷」，對此陶弘景頗不理解，注釋説：「凡此三建，俗中乃是同根，而本經分生三處，當各有所宜故也。」「今則無別矣。」其實，産地的不同正暗示了品種的差別。魏晉以後，漸漸將三者視爲同一植物，代表性説法即謝靈運山居賦所云「三建異形而同出」。但各類藥物之間的關係，各家看法又有不同。廣雅云：「奚毒，附子也。一歲爲萴子，二歲爲烏喙，三歲爲附子，四歲爲烏頭，五歲爲天雄。」此主張用生長年限來區別。博物志云：「物有同類而異用者，烏頭、天雄、附子一物，春夏秋冬採之各異。」此則認爲是採收時間的不同所造成，與名醫別錄説「冬採爲附子，春採爲烏頭」相合。吴普本草説烏頭：「正月始生，葉厚，莖方中空，葉四面相當，與蒿相似。」而説烏喙「形如烏頭，有兩歧相合，如烏頭之喙，名曰烏喙也」；側子「是附子角之大者」；附子「皮黑肌白」。

附子採收後須經特殊加工處理，本草圖經云：「本只種附子一物，至成熟後有此四物，收時仍一處造釀方成。釀之法：先於六月内，踏造大、小麥麴，至收採前半月，預先用大麥煮成粥，後將上件麴造醋，候熱淋去糟。其醋不用太酸，酸則以水解之。便將所收附子等去根鬚，於新潔甕内淹浸七日，每日攪一遍，日足撈出，以彌疏篩攤之，令生白衣。後向慢風日中曬之百十日，以透乾爲度。若猛日曬，則皺而皮不附肉。其長三二寸者，爲天雄，割削附子傍尖芽角爲側子，附子之絶小者亦名爲側子。元種者，母爲烏頭，其餘大、小者皆爲附子，以八角者爲上。如方藥要用，須炮令裂，去皮臍使之。」

本草圖經特别提到，「綿州彰明縣多種之，惟赤水一鄉者最佳」，故趙與時賓退録卷三中所載楊天惠彰明縣附子記是研究烏頭、附子名實的重要文獻，其説較上述諸家爲詳：「其莖類野艾而澤，其葉類地麻而厚，其花紫，葉黄，蕤長包而圓蓋。」又云：「蓋附子之品有七，實本同而末異，其種之化者爲烏頭，附烏頭而旁生者爲附子，又左右附而偶生者爲鬲子，又附而長者爲天雄，又附而尖者爲天隹，又附而上出者爲側子，又附而散者爲漏藍。皆脉絡連貫，如子附母，而附子以貴，故獨專附名，自餘不得與焉。凡種一而子六七以上，則其實皆小，種一而子二三，則其實稍大，種一而子特生，則其實特大。附子之形，以蹲坐正節角少爲上，有節多鼠乳者次之，形不正而傷缺風皺者爲下。附子之色，以花白爲上，鐵色次之，青緑爲下。天雄、烏頭、天隹，以豐實過握爲勝，而漏藍、側子，園人以乞役夫，不足數也。」此所描述的植物形態，以及主産地四川歷代相沿的栽種優勢，並結合本草圖經龍州烏頭圖例，可以確定，宋代以來附子的正宗來源就是毛茛科川烏頭 *Aconitum carmichaeli* 子根的加工品。

**263** 側子　味辛，大熱，有大毒。主癰腫，風痹歷節，腰脚疼冷，寒熱，鼠瘻。又墮胎。此即附子邊角之大者脱取之，昔時不用，比來醫家〔一〕以療脚氣多驗。凡此三建，俗中乃是同根，而本經分生三處，當各有所宜故也。方云「少室天雄，朗陵

〔一〕家：底本無此字，據政和本草補。

烏頭」，皆稱本土，今則無別矣。少室山連嵩高〔一〕，朗陵縣屬豫州汝南郡，今在北國。

**【箋疏】**

側子雖然不見於本草經，但也淵源久遠。説文「葥，烏喙也」，鹽鐵論誅秦云：「雖以進壤廣地，如食葥之充腸也，欲其安存，何可得也？」這與太平御览卷九九零引春秋後語云，「臣聞飢人之所以不食烏喙者，以爲雖偷充腹，而與死人同患也」，都是「飲鴆止渴」的意思，此「葥」與烏喙、烏頭自然是一類。

側子來源於烏頭，但究竟是烏頭根的哪一部分，則有兩種説法。本草經集注謂「此即附子邊角之大者脱取之」，按其説則爲附子上的側根或加工附子時切削的邊角。新修本草説法不同：「側子，只是烏頭下共附子、天雄同生。小者側子，與附子皆非正生，謂從烏頭傍出也。以小者爲側子，大者爲附子。」彰明附子記亦認同此説，謂側子是附子之小者或子根位置形狀特殊者。按川烏頭 *Aconitum carmichaeli* 植物子根爲附子，而附子雖有若干瘤狀突起，俗稱丁包，但其上只有鬚根而基本不生側根。因此古代商品中的側子，應該是附子加工過程中削下的丁包，或個頭較小的附子，故本草圖經的看法十分正確：「割削附子傍尖芽角爲側子，附子之絶小者亦名爲側子。」側子主要是附子削下的邊角，隨著附子加工工藝的改變，其來源成了問題，甚至以個頭小的附子充側子，因本品不出於本草經，後世使用本來就少，且又與晚起的漏籃子相混，遂被淘汰。

---

〔一〕高：底本無此字，據政和本草補。

**264 藥實根　味辛，溫，**無毒。**主治邪氣，諸痹疼酸，續絶傷，補骨髓。一名連木。生蜀郡山谷。**採無時。

**【箋疏】**

本條陶弘景無注釋，應是不識。新修本草云：「此藥子也，當今盛用，胡名那綻，出通州、渝州。本經用根，恐誤載根字。子，味辛平，無毒。主破血，止利，消腫，除蠱注蛇毒。樹生，葉似杏，花紅白色，子肉味酸甘，用其核人。」本草圖經疑此即黄藥之實。本草綱目殊不以此爲然，黄藥子條集解項説：「唐蘇恭言藥實根即藥子，宋蘇頌遂以爲黄藥之實。然今黄藥冬枯春生，開碎花無實。蘇恭所謂藥子，亦不專指黄藥，則蘇頌所言亦未可憑信也。」諸家異説紛紜，不能確指，總以闕疑爲妥。

**265 皂莢　味辛、鹹，溫，**有小毒。**主治風痹，死肌，邪氣，風頭淚出，下水**[一]**，利九竅，殺鬼精物，**治腹脹滿，消穀，破欬嗽，囊結，婦人胞不落，明目，益精。可爲沐藥，不入湯。**生雍州川谷及**魯鄒縣。如豬牙者良。九月、十月採莢，陰[二]乾。青葙子爲之使，惡麥門冬，畏空青、人參、苦參。今處處有，長尺二者良。俗人見其皆有蟲孔而未嘗見蟲形，皆言不可近，令人惡病，殊不耳。其蟲狀如草菜[三]上青蟲，莢微欲黑便出，所以難見耳。但取生者看[四]，自知之也。

---

[一] 下水：政和本草無此二字。
[二] 陰：底本無此字，據政和本草補。
[三] 菜：底本作「采」，據政和本草改。
[四] 看：底本無此字，據政和本草補。

**【箋疏】**

皂莢是皂樹的果實，含皂莢皂苷，具表面活性作用，能夠浣洗去污，其原植物是豆科皂莢樹 *Gleditsia sinensis*。有意思的是，名醫別錄在皂莢條補充説「如豬牙者良」；陶弘景則有不同意見，説「長尺二者良」；新修本草折中之，既言「豬牙皂莢最下」，又説尺二寸者「粗大長虛而無潤」，而取「長六七寸圓厚節促直者」爲優。本草綱目乃説皂莢有三：「皂樹高大，葉如槐葉，瘦長而尖，枝間多刺，夏開細黃花。結實有三種：一種小如豬牙；一種長而肥厚，多脂而粘；一種長而瘦薄，枯燥不粘。以多脂者爲佳。」受此影響，早期植物學家在豆科皂莢 *Gleditsia sinensis* 物種之外，另立一個新物種，即豬牙皂 *Gleditsia officinalis*。晚近經過實地調查，才發現同一株皂莢樹上，可以結出大中小三種類型的莢果。其中豬牙皂是普通皂莢樹因衰老、受傷等原因，結出發育不正常的果實，原植物都是皂莢 *Gleditsia sinensis*。

**266 蜀漆** **味辛，平、**微溫，有毒。**主治瘧及欬逆寒熱，腹中癥堅，痞結，積聚，邪氣，蠱毒，鬼注，**治胸中邪結氣，吐出之。**生江林山川谷，**生蜀漢中。恒山苗也。五月採葉，陰乾。栝樓爲之使，惡貫衆。

猶是恒山苗，而所出又異者，江林山即益州江陽山名，故是同處爾。彼人採仍縈結作丸，得時燥者，佳矣。

**【箋疏】**

蜀漆與恒山的關係，就跟芎藭與蘼蕪關係一樣，名醫別錄謂芎藭「其葉名蘼蕪」，蘼蕪爲「芎藭苗也」；謂蜀漆「常（恒）山苗也」，本草衍義補充常（恒）山乃「蜀漆根也」。但本草經芎藭、蘼蕪，蜀漆、恒山，各自立條，産地也不完全相同，是否同物，尚難定論。也與芎藭、蘼蕪的情況類似，魏晉以後，恒山與蜀漆被視爲同一植物的不同部位，恒山爲根，蜀漆是其葉。

**267 半夏　味辛，平，**生微寒、熟溫，有毒。**主治傷寒寒熱，心下堅，下**[一]**氣，喉咽腫痛，頭眩，胸脹，欬逆，腸鳴，止汗，**消心腹胸中膈淡熱滿結，欬嗽上氣，心下急痛堅痞，時氣嘔逆，消癰腫，胎墮，治痿黄，悦澤面目。生令人吐，熟令人下。用之湯洗令滑盡。**一名地文，一名水玉，**一名守田，一名示姑。**生槐里川谷。**五月、八月採根，暴乾。射干爲之使，惡皂莢，畏雄黄、生薑、乾薑、秦皮、龜甲，反烏頭。槐里屬扶風，今第一出青弋[二]，吴中亦有。以肉白者爲佳，不厭陳久，用之皆湯洗十許過，令滑盡，不爾戟人咽喉。方中有半夏，必須生薑者，亦以制其毒故也。

**【箋疏】**

半夏之名始見於禮記月令：「仲夏之月，鹿角解，蟬始鳴，半夏生，木堇榮。」呂氏春秋、淮南子皆同，急就篇「半夏皂莢艾橐吾」句，顔師古注：「半夏五月苗始生，居夏之半，故爲名也。」顯然，這種半夏是因爲生於夏曆五月而得名，這與後世所用天南星科植物半夏的生物學特性不符，或許别是一物。

魏晉文獻中的半夏應與今種接近，名醫别録提到「生令人吐，熟令人下，用之湯洗令滑淨」。陶弘景也説：「用之皆先湯洗十許過，令滑盡，不爾戟人咽喉。」現代研究提示，生半夏所含2,4-二羥基苯甲醛葡萄糖苷對黏膜有刺激作用，可以催吐，受熱後此成分破壞，其他耐熱成分則有止嘔作用。至於兩書提

[一] 下：底本無此字，據政和本草補。

[二] 弋：底本作「戈」，地名無「青戈」，疑是「弋」之訛，因改。政和本草作「州」。

到的洗令「滑」盡，這當是形容半夏塊莖中所含黏液細胞之黏液質。此外，吳普本草則在植物特徵上對半夏有所描述：「一名和姑，生微邱，或生野中。葉三三相偶，二月始生，白花圓上。」這基本符合今用天南星科半夏 *Pinellia ternata* 特徵。

**268 款冬**[一] **味辛、**甘，**溫，**無毒。**主治欬逆上氣，善喘，喉痹，諸驚癇，寒熱邪氣，**消渴，喘息呼吸。**一名橐吾，一名顆東，一名虎鬚，一名菟奚，**一名氏冬。**生常山山谷**及上黨水傍。十一月採花，陰乾。杏人爲之使，得紫苑良，惡皂莢、消石、玄參，畏貝母、辛夷、麻黃、黃芩、黃連、青葙。 第一出河北，其形如宿蓴未舒者佳，其腹裏有絲；次出高麗、百濟，其花乃似大菊花；次亦出蜀北部宕昌，而並不如。其冬月在冰下生，十二月、正月旦取之。

**【箋疏】**

款冬有悠久的藥用歷史，漢代兩本蒙學書凡將篇和急就篇皆提到其名。急就篇「款東貝母薑狼牙」，顏師古注：「款東即款冬也，亦曰款凍，以其凌寒叩冰而生，故爲此名也。生水中，華紫赤色，一名兔奚，亦曰顆東。」款冬花以菊科植物款冬花 *Tussilago farfara* 爲正品，通常早春開花，先花後葉，凌寒耐冬，遂有諸名。本草綱目釋名說：「按述征記云，洛水至歲末凝厲時，款冬生於草冰之中，則顆凍之名以此而得。後人訛爲款冬，乃款凍爾。款者至也，至冬而花也。」

爾雅釋草「菟奚，顆凍」，郭璞注：「款凍也，紫赤華，生水中。」款冬非水生植物，花生水中爲奇怪，本

[一] 款冬：底本作「款冬花」，據本草經集注序錄畏惡七情表改。

草圖經云：「冰、水字近，疑一有誤。」引傅咸款冬賦序云：「余曾逐禽，登於北山，於時仲冬之月也，冰凌盈谷，積雪被崖，顧見款冬煒然，始敷華豔。」於是斷言：「當是生於冰下爲正也。」按，藝文類聚卷八一引郭璞爾雅圖贊款冬云：「吹萬不同，陽煦陰蒸。款冬之生，擢穎堅冰。物體所安，焉知渙凝。」可見蘇頌的質疑爲正確。款冬雖耐寒，如抱朴子外篇廣譬説：「凝冰慘栗，而不能凋款冬之華。」但所謂「其冬月在冰下生」，也是誇張其詞。

**269 牡丹** **味辛**、苦，**寒**、微寒，無毒。**主治寒熱，中風瘈瘲，痓、驚癇邪氣，除癥堅，瘀血留舍腸胃，安五藏，療癰瘡**，除時氣，頭痛，客熱，五勞，勞氣，頭、腰痛，風噤。癲疾。**一名鹿韭，一名鼠姑。生巴郡山谷**及漢中。二月、八月採根，陰乾。畏菟絲子。今東間亦有。色赤者爲好，用之去心。按，鼠婦亦名鼠姑，而此又同，殆非其類，恐字誤。

**【箋疏】**

「牡丹」一詞最早見於醫方本草，而非經傳詞章。東漢初年的武威醫簡，處方中既有牡丹又有芍藥，寫作「勺藥」或「勺樂」，其應用基本與本草經記載吻合。本草經牡丹「除癥堅，瘀血留舍腸胃」，醫簡療瘀方，牡丹與乾當歸、芎藭、漏蘆、桂、蜀椒、虻合用；芍藥「主邪氣腹痛，除血痹」，醫簡治伏梁裹膿在胃腸之外，芍藥與大黃、黄芩、消石等合用。此不僅證明本草經的年代與武威醫簡接近，也可以確定，兩種文獻所涉及的牡丹與芍藥，名實基本一致。

醫書以外，廣雅首次同時出現牡丹與芍藥。「攣夷，芍藥也」；「白茮，牡丹也」。如芍藥條箋疏所説，「欒夷，芍藥也」，代表漢以前的芍藥，恐怕不是今天毛茛科芍藥 *Paeonia lactiflora* 或者牡丹 *Paeonia suffruticosa*，而是某種未知的香草。「白茉，牡丹也」，與名醫别録芍藥「一名白木」、吴普本草「一名白朮」對應，或許是今天毛茛科芍藥屬植物的混稱。

廣雅「白茉，牡丹也」，乃是以牡丹爲中心，將今天所稱之芍藥 *Paeonia lactiflora* 包括在内。古今注云：「芍藥有二種，有草芍藥、木芍藥。木者花大而色深，俗呼爲牡丹，非也。」則是以芍藥爲中心，將今天所稱之牡丹 *Paeonia suffruticosa* 包括在内。至於崔豹説木芍藥「俗呼爲牡丹非也」，所指的「牡丹」乃是人工培育出來的重瓣觀賞牡丹品種。關於本草經之牡丹與芍藥，藥用牡丹一直都是牡丹 *Paeonia suffruticosa* 的野生品種；而芍藥即是 *Paeonia lactiflora*，與漢以前文獻提到的「芍藥」無關。

**270 防己** **味辛**、苦，**平**、溫，無毒。**主治風寒，溫瘧，熱氣，諸癇，除邪，利大小便**，治水腫風腫，去膀胱熱，傷寒，寒熱邪氣，中風手腳攣急，止泄，散癰腫惡結，諸蝸疥癬，蟲瘡，通腠理，利九竅。**一名解離**。文如車輻理解者良。**生漢中川谷**。二月、八月採根，陰乾。殷孽爲之使，惡細辛，畏萆解，殺雄黄毒。今出宜都、建平，大而青白色、虚軟者好，黯黑冰強者不佳。服食亦須之。是療風水家要藥爾。

【箋疏】

不詳防己因何得名，本草正義説：「名曰防己者，以脾爲己土，喜燥惡濕，濕淫於内，則氣化不行，而水失故道，爲腫爲瘡，爲腳氣，皆己土受邪之病，而此能防堤之，是爲古人命名之真義。」此穿鑿附會之言，不必當真。或認爲「防己」其實是「防巳」的訛寫，説文「巳爲蛇，象形」，看似能通，但本草經、名醫别錄並未強調防己辟蛇的功效，只能備一家之説。本草經説防己「一名解離」，名醫別錄云「文如車輻理解者良」，吳普本草亦説：「木防己一名解離，一名解燕。如葛莖蔓延，如芄白根外黄，似桔梗内黑，文如車輻解。」按此描述，其根的横斷面外黄内黑如車輻，即剖面具放射狀的網紋，由此可以推斷此種防己應該是馬兜鈴科植物的漢防己，原植物爲異葉馬兜鈴 *Aristolochia hetrophylla* 之類，而非防己科的植物。

吳普本草最早提到「木防己」的名字，究竟是防己的别稱，還是指另一種「木本的」防己，從性狀描述看，似乎還是指異葉馬兜鈴 *Aristolochia hetrophylla*。至遲到唐代，又出現「漢防己」的名字，千金要方有「褚澄漢防己散，治水腫上氣」，藥性論同時列出漢防己與木防己的作用特點。漢防己可能是漢中所出防己的簡稱，如蜀椒、川續斷一樣，更可能是爲區别木防己而特别加以産地「漢（中）」前綴。如此一來，唐代的所謂「木防己」，就不再是異葉馬兜鈴 *Aristolochia hetrophylla*，而可能是防己科的某些植物，後世使用的青藤 *Sinomenium acutum*、木防己 *Cocculus orbiculatus* 可能都包括在内。至於千金要方卷十五之陟釐丸用到漢中木防己，此究竟是漢防己還是木防己，或者另是一物，毫無綫索可尋，只能存疑。明清以後，防己以粉性強爲優，稱爲「粉防己」，其原植物爲防己科石蟾蜍 *Stephania tetrandra*。

**271 黄環　味苦，平，**有毒。**主治蠱毒，鬼注鬼魅，邪氣在藏中，除欬逆寒熱**[一]**。一名凌泉，一名大就。生蜀郡山谷。**三月採根，陰乾。鳶尾爲之使，惡伏苓。　似防己，亦作車輻理解，蜀都賦所云「青珠黄環」者。或云是大戟花，定非也。俗用甚稀，市人尠有識者。

[一] 熱：底本作「勢」，據政和本草改。

【箋疏】

蜀都賦形容蜀中物産「異類衆夥，於何不育」，具體則有「青珠黄環，碧砮芒消」之類。陶弘景認爲「青珠」即是本草經之青琅玕，因爲青珠是礦物，而黄環屬草木，故陶弘景批評左思説：「黄環乃是草，苟取名類而種族爲乖。」但黄環究竟是何物，歷代説法不一。

陶弘景説黄環「似防己，亦作車輻理解」，新修本草補充説：「此物襄陽、巴西人謂之就葛，作藤生，根亦葛類。所云『似防己，作車輻解』者近之。人取葛根，誤得食之，吐利不止，用土漿解乃差，此真黄環也。」新修本草狼跋子條云：「此今京下呼黄環子爲之，亦謂度穀，一名就葛。陶云出交廣，今交廣送入太常正是黄環子，非餘物爾。」此則近於防己科千金藤 *Stephania japonica* 之類。至於二孫按語引夢溪筆談補筆談謂黄環是紫藤，其説已先見於新修本草，謂：「其子作角生，似皂莢。花實與葛同時矣。今園庭種之，大者莖徑六七寸，所在有之，謂其子名狼跋子。今太常科劍南來者，乃雞屎葛根，非也。」這種「雞屎葛根」即是豆科紫藤 *Wisteria sinensis*。但如吴其濬在植物名實圖考中所言：「據唐本草注及沈括補筆談，即今之朱藤也。南北園庭多種之，山中有紅紫者，色更嬌豔。其花作苞，有微毛。作蔬案酒極鮮香。救荒本草藤花菜即此。李時珍以爲唐宋本草不收，殆未深考。又，陶隱居云狼跋子能毒魚，今朱藤角經霜迸裂，聲厲甚，子往往墜入園池，未見魚有死者。」紫藤並非大毒之物，恐非是。

**272 巴戟天** **味辛**、甘，**微溫**，無毒。**主治大風，邪氣，陰痿不起，強筋骨，安五藏，補中，增志，益氣**，治頭面遊風，小腹及陰中相引痛，下氣，補五勞，益精，利男子。**生巴郡**及下邳山谷。二月、八月採根，陰乾。覆盆爲之使，惡朝生、雷丸、丹參。　今亦用建平、宜都者，狀如牡丹而細，外赤内黑，用之打去心。

【箋疏】

巴戟天因生巴地得名，乃是巴蜀著名藥材，文選左思蜀都賦鋪陳巴地物産，「其中則有巴菽巴戟，靈壽桃枝」，劉良注：「巴戟，巴戟天也。」華陽國志巴志謂：「其藥物之異者有巴戟天、椒；竹木之璝者有桃支、靈壽。」所説亦相吻合。今以茜草科植物巴戟天 *Morinda officinalis* 爲巴戟天的正品來源，但此種分佈在兩廣，應非古代巴戟天物種。結合物種分佈與四川藥用情況，巴戟天有可能是木蘭科鐵箍散 *Schisandra propinqua*，或茜草科四川虎刺 *Damnacanthus officinarum* 之類。

**273 石南草**〔一〕　**味辛、**苦，**平，**有毒。**主養腎氣，内傷陰衰，利筋骨皮毛，**治腳弱，五藏邪氣，除熱。女子不可久服，令思男。**實　殺蠱毒，破積聚，逐風痹。一名鬼目。生華陰山谷。**二月、四月採葉，八月採實，陰乾。五茄爲之使。今廬江及東間皆有之。葉狀如枇杷葉。方用亦稀。

【箋疏】

石南名實爭論甚大，本草經集注説「葉狀如枇杷葉」，新修本草則説「葉似菵草，凌冬不凋，以葉細者爲良」，還特别指出「其江山已南者，長大如枇杷葉，無氣味，殊不任用」。蜀本草則説：「今市人多以瓦韋爲石韋，以石韋爲石南，不可不審之。」石韋爲蕨類植物，可謂衆説紛紜。

〔一〕草：政和本草無此字。

宋代開始，關於石南的描述漸漸統一，本草衍義云：「石南葉狀如枇杷葉之小者，但背無毛，光而不皺。正二月間開花。冬有二葉爲花苞，苞既開，中有十五餘花，大小如椿花，甚細碎。每一苞約彈許大，成一球。一花六葉，一朵有七八毬，淡白綠色，葉末微淡赤色。花既開，蘂滿花，但見蘂，不見花。花纔罷，去年綠葉盡脱落，漸生新葉。」此即薔薇科石南 *Photinia serrulata*，應該没問題，這一物種甚至有可能就是本草經記載的原種。白居易詩：「可憐顔色好陰涼，葉翦紅箋花撲霜。傘蓋低垂金翡翠，熏籠亂搭繡衣裳。春芽細炷千燈焰，夏蕊濃焚百和香。見説上林無此樹，只教桃柳占年芳。」通常題作「石榴樹」，據全唐詩卷四三九「一作石楠樹」。薔薇科石南幼葉微紅，初夏開花，傘房花序頂生，小花白色，有特殊氣味，果實紅色，與詩歌描述者基本吻合；而石榴葉綠色，花紅豔，完全没有香味，顯然不是。

更有意思的是，石南花的氣味被描述爲「有一種精液的味道」，據解釋與石南花的揮發成分中可能含有的三甲胺（trimethylamine），與精液中所含精胺（spermine）等胺類物質結構類似所引起的。而這一現象又正好與名醫別錄説石南「女子不可久服，令思男」吻合。石南果實頂端有花脱落的痕迹，略似眼睛，本草經別名「鬼目」，或許由此而來。

**274 女苑**[一] **味辛，溫，**無毒。**主治風寒洗洗，霍亂，泄利，腸鳴上下無常處，驚癇，寒熱百疾，**治肺傷欬逆，出汗，久寒在膀胱，支滿，飲酒夜食發病。一名白菀，一名織女菀，一名茆。**生漢中川谷**或山陽。正月、二月採，陰乾。畏鹵鹹。比來醫方都無復用之。市人亦少有，便是欲絶。別復有白菀似紫菀，非此之別名也。

[一] 苑：底本作「菀」，據本草經集注序録畏惡七情表改。

**【箋疏】**

女菀載本草經，吴普本草與名醫别錄皆記其别名白菀，新輯本藥名據本草經集注序錄寫作「女菀」，其他各處仍用「菀」字。

按，紫菀條陶弘景注：「有白者名白菀，不復用。」紫菀花紫色，此白花爲白菀的意思。但女菀條陶弘景卻說：「比來醫方都無復用之。市人亦少有，便是欲絶。别復有白菀似紫菀，非此之别名也。」意思是説，似紫菀的白菀，與本條女菀一名白菀，屬於同名異物。新修本草不同意陶弘景的看法，紫菀條說：「白菀即女菀也。療體與紫菀同。無紫菀時亦用白菀。」女菀條說：「白菀即女菀，更無别者，有名未用中浪出一條。無紫菀時亦用之，功效相似也。」急就篇「牡蒙甘草菀藜蘆」句，顔師古注「菀謂紫菀、女菀之屬」，應該也是以紫菀、女菀爲一類的意思。後世一般都循此意見，將紫菀、女菀（白菀）視爲近似之物。本草綱目循本草經以「女菀」立條，圖例則用「女菀即白菀」爲標題。集解項李時珍說：「白菀，即紫菀之色白者也。雷斆言，紫菀白如練色者，名羊鬚草，恐即此物也。」這種女菀一般認爲是菊科女菀屬植物女菀 *Turczaninowia fastigiata*。

**275 地榆** **味苦**、甘、酸，**微寒**，無毒。**主治婦人乳痓痛，七傷，帶下病，止痛，除惡肉，止汗，療金瘡**，止膿血，諸瘻惡瘡，熱瘡，消酒，除消渴，補絶傷，産後内塞，可作金瘡膏。**生桐柏**及冤句山谷[一]。二月、八月採根，暴乾。得髮良，惡麥門冬。　今近道處處有，葉似榆而長，初生布地，而花、子紫黑色如豉，故名玉豉。一莖長直上，根亦入釀

[一] 生桐柏及冤句山谷：疑當作「生桐柏山谷及冤句」，「及」字以後爲名醫别錄文。此後各例同。

酒。道方燒作灰，能爛石也。乏茗時用葉作飲亦好。

**【箋疏】**

地榆是常見物種，本草圖經描述說：「今處處有之。宿根，三月內生苗，初生布地，莖直，高三四尺，對分出葉。葉似榆少狹，細長作鋸齒狀，青色。七月開花如椹子，紫黑色。根外黑裏紅，似柳根。二月、八月採，暴乾。葉不用，山人乏茗時，採此葉作飲亦好。」此即薔薇科地榆 *Sanguisorba officinalis* 一類植物，古今品種變化不大。

**276 五茄**[一] **味辛**、苦，**溫**、微寒，無毒。**主治心腹疝氣，腹痛，益氣，療躄，小兒不**[二]**能行，疽瘡，陰蝕，**男子陰痿，囊下濕，小便餘[三]瀝，女人陰癢及腰脊痛，兩腳疼痹風弱，五緩虛羸，補中益精，堅筋骨，強志意。久服輕身耐老。**一名豺漆，**一名豺節。五葉者良。**生漢中**及冤句。五月、七月採莖，十月採根，陰乾。遠志為之使，畏蛇皮、玄參。今近道處處有，東間彌多。四葉者亦好。煮根莖釀酒，至益人。道家用此作灰，亦以煮石，與地榆並有秘法。「茄」字或作「家」字者也。

---

[一] 五茄：政和本草作「五加皮」。

[二] 不：底本作「立」，據政和本草改。

[三] 餘：底本作「飲」，據政和本草改。

【箋疏】

「茄」見説文，本義爲芙蕖莖，從艸加聲。五茄何以用此字爲名不得而知，但讀音一定是「加」，故陶弘景説：「茄字或作家字者也。」後來茄字以「且」上聲爲主要讀音，「五茄」遂改寫爲「五加」。五加大致都是五加科五加屬植物，名醫别録強調「五葉者良」，蜀本草圖經所言「樹生小叢，赤蔓，莖間有刺，五葉生枝端，根若荆根，皮黄黑，肉白骨硬」，當即今用之細柱五加 *Acanthopanax gracilistylus* 之類。

**277 澤蘭**　**味苦**、甘，**微溫**，無毒。**主治乳婦内衄，中風餘疾，大腹水腫，身面四支浮腫，骨節中水，金瘡，癰腫瘡膿**，産後金瘡内塞。**一名虎蘭，一名龍棗**，一名虎蒲。**生汝南諸大澤傍。**三月三日採，陰乾。防己爲之使。

今處處有，多生下濕地。葉微香，可煎油。或生澤傍，故名澤蘭，亦名都梁香，可作浴湯。人家多種之而葉小異。今山中又有一種甚相似，莖方，葉小強，不甚香。既云澤蘭又生澤傍，故山中者爲非，而藥家乃採用之。

【箋疏】

本草經有蘭草，又有澤蘭，「澤蘭」當是澤生蘭草的意思，故言「生汝南諸大澤傍」。既然是蘭草（指菊科佩蘭 *Eupatorium fortunei*）之類，也應該有香味，本草經集注説「葉微香」，此即與蘭草同屬的菊科植物 *Eupatorium japonicum*，中文名圓梗澤蘭。陶弘景還提到一種，「今山中又有一種甚相似，莖方，葉小強，不甚香」，這種生於山中，與澤蘭略相似，但莖方形無香味的則是唇形科植物地瓜兒苗 *Lycopus lucidus*。新修本草不同意陶説，謂「澤蘭莖方，節紫色，葉似蘭草而不香，今京下用之者是」。所談論的卻是被陶弘景否定的唇形科地瓜兒苗 *Lycopus lucidus*。後來嘉祐本草新補地笋，謂其「即澤蘭根也」，這是指地瓜兒苗具環節的圓柱狀地下橫走根莖。因此本草綱目將地笋併入澤蘭條，釋名項李時珍說：「此草亦可爲香澤，不獨指其生澤旁也。齊安人呼爲風藥，吴普本草一名水香，陶氏云亦名都梁，今俗通呼爲孩兒菊，則其與蘭草爲一物二種，尤可證矣。其根可食，故曰地笋。」此後的研究者皆贊同李時珍的意見，以唇形科地瓜兒苗 *Lycopus lucidus* 或毛葉地瓜兒苗 *Lycopus lucidus* var. *hirtus* 作爲澤蘭的正品來源。

**278 紫參** **味苦**、辛，**寒**、微寒，無毒。**主治心腹積聚，寒熱邪氣，通九竅，利大小便**，治腸胃大熱，唾血、衄血，腸中聚血，癰腫，諸瘡，止渴，益精。**一名牡蒙**，一名衆戎，一名童腸，一名馬行。**生河西**及冤句山谷。三月採根，火炙使紫色。畏辛夷。今方家皆呼爲牡蒙，用之亦少。

**【箋疏】**

紫參爲本草經六參之一，金匱要略治療下利肺痛有紫參湯，用紫參、甘草二物。唐以前關於紫參原植物的信息極少，新修本草描述其形態說：「葉似羊蹄，紫花青穗，皮紫黑，肉紅白，肉淺皮深，所在有之。」本草圖經亦說：「苗長一二尺，根淡紫色如地黄狀，莖青而細，葉亦青似槐葉，亦有似羊蹄者。五月開花，白色似葱花，亦有紅紫而似水葒者。」結合所繪晉州紫參圖例，此當爲蓼科植物拳參 *Polygonum bistorta*，因其根皮紫褐色，故名紫參。

**279 蜀羊泉　味苦，微寒，**無毒。**主治頭禿惡瘡，熱氣，疥瘙痂癬蟲，**治齲齒，女子陰中內傷，皮間實積。一名羊泉，一名羊飴。**生蜀郡川谷。**方藥亦不復用，彼土人時有採識者。

**【箋疏】**

本草經集注說：「方藥亦不復用，彼土人時有採識者。」新修本草認爲即是漆姑草，有云：「此草俗名漆姑。葉似菊，花紫色，子類枸杞子，根如遠志，無心有糝。苗主小兒驚，兼療漆瘡，生毛髮，所在平澤皆有之。」

可注意的是，陶弘景在名醫別錄藥杉材條，因爲杉材可以洗漆瘡，乃順便提到「又有漆姑，葉細細，多生石邊，亦療漆瘡」云云。這與新修本草所言漆姑草應該是一物，但陶弘景並不認爲這種漆姑草就是本草經的蜀羊泉。本草拾遺也以蜀羊泉與漆姑草爲兩物，漆姑草條云：「杉木注陶云『葉細細，多生石間』。按，漆姑草如鼠迹大，生階墀間陰處，氣辛烈。主漆瘡，挼碎傅之，熱更易。亦主溪毒瘡。蘇云『此蜀羊泉』，羊泉是大草非細者，乃同名耳。」

但後世多接受新修本草的意見，將二者視爲一物。本草圖經外類老鴉眼睛草條云：「葉如茄子菜，故名天茄子。或云即漆姑草也。漆姑即蜀羊泉，已見本經，人亦不能決識之。」救荒本草青杞條云：「青杞，本草名蜀羊泉，一名羕泉，一名羊飴，俗名漆姑。生蜀郡山谷，及所在平澤皆有之，今祥符縣西田野中亦有。苗高二尺餘，葉似菊葉稍長，花開紫色，子類枸杞子，生青熟紅，根如遠志，無心有糝。味苦，性微寒，無毒。」根據所繪青杞圖例，此種蜀羊泉大致爲茄科植物裂葉龍葵 *Solanum septemlobum*，今天一般以此爲蜀羊泉的正品來源。至於老鴉眼睛草則可能是同屬植物龍葵 *Solanum nigrum*。

**280 積雪草**　**味苦，寒，**無毒。**主治大熱，惡瘡癰疽，浸淫赤熛，皮膚赤，身熱。生荊州川谷。**方藥亦不用，想此草當寒冷爾。

【箋疏】

積雪草載本草經，是名實糾紛較大的品種。陶弘景已不能識，只是顧名思義地加注釋說：「方藥亦不用，想此草當寒冷爾。」唐代則以一種圓形葉子的蔓生草本爲積雪草，新修本草說：「此草葉圓如錢大，莖細勁，蔓延生溪澗側，擣傅熱腫丹毒，不入藥用。荊楚人以葉如錢，謂爲地錢草，徐儀藥圖名連錢草，生處亦稀。」本草拾遺云：「東人呼爲連錢，生陰處，蔓延地，葉如錢。」酉陽雜俎云：「地錢葉圓，莖細有蔓，一曰積雪草，一曰連錢草。」三書所言積雪草，或連錢，或地錢，應該同是一物，原植物或許是後來植物名實圖考所繪之傘形科積雪草 *Centella asiatica*。至於本草圖經所繪積雪草，葉對生，披針形，不詳所指，顯然不是傘形科積雪草，也不是唇形科活血丹 *Glechoma longituba*，後者有較長的葉柄，葉形爲心形或腎形。

**281 雚菌**　**味鹹、**甘，**平、**微溫，有小毒。**主治心痛，溫中，去長蟲，白癬，蟯蟲，蛇螫毒，癥瘕諸蟲，**疽蝸，去蚘蟲、寸白，惡瘡。**一名雚蘆。生東海池澤**及渤海章武。八月採，陰乾。得酒良，畏雞子。出北來，此亦無有。形狀似菌，云鸛屎所化生，一名鸛菌。單末之，豬肉臛和食，可以遣蚘蟲。

【箋疏】

急就篇「雷矢雚菌蓋兔盧」，顔師古注：「雚菌，一名雚蘆，生東海池澤及渤海章武。此雚蘆之地所生菌也。舊云是鸛矢所化，故其爲藥毒烈，而去腹中痼病焉。」雚菌在漢代應該也是常見之物，不僅急就篇有此，茶經引凡將篇也有「蜚廉雚菌荈詫」之句，但除了簡單的畏惡資料，醫方幾乎没有留下使用的實例。新修本草云：「雚菌今出渤海，蘆葦澤中鹹鹵地自然有此菌爾，亦非是鸛屎所化生也。其菌色白輕虚，表裏相似，與衆菌不同。」按此説法，雚菌乃是生長在鹽鹼環境的某種菌類。

**282 羊躑躅**　**味辛，溫，**有大毒。**主治賊風在皮膚中淫淫痛**〔一〕**，溫瘧，惡毒諸痺，**邪氣鬼注蠱毒。一名玉支。**生太行山谷**及淮南山。三月採華，陰乾。近道諸山皆有之。花黃〔二〕似鹿葱，羊誤食其葉，躑躅而死，故以爲名。不可近眼。

**【箋疏】**

「躑躅」與「浪蕩」一樣，都表示一種特殊精神狀態下的軀體行爲，作爲藥名，則是對服藥以後産生效應的刻畫，此即古今注所言：「羊躑躅花黃，羊食之則死；羊見之則躑躅分散，故名羊躑躅。」本草經集注亦云：「羊誤食其葉，躑躅而死。」羊躑躅是杜鵑花科杜鵑屬(Rhododendron)的物種，所含杜鵑花素有較強的中樞活性，本草經集注描述的毒性反應皆指向本類物質。

本草綱目集解項李時珍綜述諸家意見後指出：「韓保升所説似桃葉者最的。其花五出，蕊瓣皆黃，

〔一〕皮膚中淫淫痛：底本作「皮中淫痛」，據政和本草改。

〔二〕黃：政和本草作「苗」。

氣味皆惡。蘇頌所謂深紅色者，即山石榴名紅躑躅者，無毒，與此別類。張揖廣雅謂躑躅一名決光者，誤矣。決光，決明也。按，唐李紳文集言：「駱谷多山枇杷，毒能殺人，其花明豔，與杜鵑花相似，樵者識之。其説似羊躑躅，未知是否，要亦其類耳。」現代植物學依據此説，將鬧羊花 *Rhododendron molle* 確定爲羊躑躅的對應物種。需説明者，杜鵑屬其他植物，如映山紅 *Rhododendron pulchrum* 之類，也含有杜鵑花素，並不如本草綱目所言「無毒」。

**283 茵芋** **味苦，溫**、微溫，有毒。**主治五藏邪氣，心腹寒熱，羸瘦，如瘧狀，發作有時，諸關節風濕**[一]**痹痛，**治久風濕走四支[二]，脚弱。一名芫草[三]，一名卑共。**生太山川谷。**三月三日採葉，陰乾。好者出彭城，今近道亦有。莖葉狀如莽草而細軟耳，用之皆連細莖。方用甚稀，唯以合療風酒散用之。

**【箋疏】**

本草經集注云：「莖葉狀如莽草而細軟，取用之皆連細莖。」本草圖經云：「春生苗，高三四尺，莖赤。葉似石榴而短厚，又似石南葉。四月開細白花，五月結實。三月、四月、七月採葉連細莖，陰乾用。」此即芸香科植物茵芋 *Skimmia reevesiana*，爲常見物種。唐代醫方中茵芋頗爲常用，有茵芋丸、茵芋酒等，明代以後則罕爲人知，故李時珍在本草綱目發明項感歎説：「茵芋、石南、莽草皆古人治風妙品，而

[一] 濕：底本作「溫」，據政和本草改。

[二] 久風濕走四支：底本作「久風」，據政和本草改。

[三] 芫草：政和本草作「莞草」。

近世罕知，亦醫家疏缺也。」

**284 射干** **味苦，平**、微溫，有毒。**主治欬逆上氣，喉痹咽痛，不得消息，散結氣，腹中邪逆，食飲大熱，**老血在心肝脾間，欬唾，言語氣臭，散胸中熱〔一〕氣。久服令人虛。**一名烏扇，一名烏蒲，**一名烏翣，一名烏吹，一名草薑。**生南陽川谷，**生田野。三月三日採根，陰乾。此即是烏翣根，庭壇多種之。黄色，亦療毒腫。方多作「夜〔二〕干」字，今「射」亦作「夜」音。乃言其葉是鳶尾，而復有鳶頭，此蓋相似耳，恐非。烏翣即其葉名矣。又別有射干，相似而花白莖長，似射人之執〔三〕竿者，故阮公詩云「射干臨增城」。此不入藥用，根亦無塊，惟有其質〔四〕。

**【箋疏】**

射干一名烏扇，一名烏翣，一名烏萐，翣、萐都有扇子的意思，其原植物爲鳶尾科射干 *Belamcanda chinensis*。鳶尾科植物葉片寬劍形，葉子基部鞘狀，互相嵌迭，通常排列成扇狀，因此有諸名。故陶弘景説「烏翣者即其葉名矣」，本草拾遺説「葉如烏翅」，本草圖經進一步解釋，「葉似蠻薑，而狹長横張，疏如翅羽狀，故一名烏翣，謂其葉耳」。鳶尾爲同科植物鳶尾 *Iris tectorum*，葉形與射干接近，略似鳶隼尾部羽毛的樣子，鳶尾之名可能就是因此而得。烏與鳶都是鳥，本草經考注説：「烏扇、烏蒲等之『烏』字，與

〔一〕熱：底本無此字，據政和本草補。
〔二〕夜：底本無此字，據政和本草補。
〔三〕執：底本作「熱」，據政和本草改。
〔四〕惟有其質：底本無此四字，據政和本草補。

鳶尾、鳶頭之『鳶』字同，其葉似烏羽、烏尾，故或云『鳶』，或云『烏』，蓋因地異名。」其説甚是。

**285 鳶尾　味苦，平**，有毒。**主治蠱毒，邪氣[一]，鬼注諸毒，破癥瘕積聚，大水，下三蟲**，治頭眩，殺鬼魅。一名烏園。**生九疑山谷**。五月採。方家云是夜干苗，無鳶尾之名，主療亦異，此當別一種物。方亦有用鳶頭者，即應是其根，療體相似，而本[二]草不顯之。

**【箋疏】**

本草經鳶尾與射干各是一條，而廣雅釋草「鳶尾、烏萐，射干也」，則是以鳶尾與射干爲一物。從本草記載來看，射干名烏扇、烏蒲、烏翣，鳶尾名烏園，名稱存在一定聯繫，本草經考注謂「射干之急呼爲鳶」，「烏園急呼亦爲鳶」，似有道理。

按，鳶尾科幾種常見植物如鳶尾、射干之類，形態接近，所以本草經集注説：「方家云是射干苗，無鳶尾之名，主療亦異，當别一種物。」射干條説：「人言其葉是鳶尾，而復又有鳶頭，此蓋相似爾，恐非。」言下之意，當時確有將二者混淆者。新修本草乃澄清之云：「此草葉似射干而闊短，不抽長莖，花紫碧色，根似高良薑，皮黄肉白。有小毒，嚼之戟人咽喉，與射干全别。人家亦種，所在有之。射干花紅，抽莖長，根黄有臼。」蘇敬説鳶尾「花紫碧色」，其原植物遂被考訂爲鳶尾屬鳶尾 *Iris tectorum*，本草圖經説

[一] 毒邪氣：底本作「邪」，據政和本草改。
[二] 本：底本作「木」，據政和本草改。

射干花「黄紅色」，乃是射干屬射干 *Belamcanda chinensis*。

**286** 由跋根[一]　主毒腫結熱。本出始興，今都下亦種之。狀如烏翣而布地，花紫色，根似附子。苦酒摩塗腫，亦效。不入餘藥。

【箋疏】

陶弘景謂由跋「狀如烏翣而布地，花紫色，根似附子」，烏翣是射干的别名，開紫花者即是鳶尾 *Iris tectorum*，陶弘景所描述的由跋即指向此種。新修本草對此非常不以爲然，多處指責。半夏條説：「半夏所在皆有，生平澤中者名羊眼半夏，圓白爲勝，然江南者大乃徑寸，南人特重之，頃來互用，功狀殊異。問南人，説苗乃是由跋，陶注云虎掌極似半夏，注由跋乃説鳶尾，於此注中似説由跋。三事混淆，陶終不識。」虎掌條説：「陶云虎掌似半夏，即由來以由跋爲半夏；釋由跋苗，全説鳶尾，南人至今猶用由跋爲半夏也。」由跋條更明確説：「由跋根，尋陶所注，乃是鳶尾根，即鳶頭也。由跋，今南人以爲半夏，頓爾乖越，非惟不識半夏，亦不知由跋與鳶尾也。」孔志約新修本草序説陶弘景「合由跋於鳶尾」，即緣於此。

無法判斷蘇敬的意見正確與否，但按照新修本草的意思，虎掌、由跋實爲一物，即所謂虎掌「是由跋宿者」，而「由跋是新根」。既然蘇敬所説的虎掌爲魔芋，則由跋當是魔芋一年生最多二年生的幼苗，這由陳藏器本草拾遺對由跋的描述可爲證明：「由跋苗高一二尺，似苣蒻，根如雞卵，生林下，所謂由跋

[一] 由跋根：政和本草作「由跋」。

也。」莨蒻正寫作「蒟蒻」，爲開寶本草新載，本草圖經天南星條云：「今由跋苗高一二尺，莖似蒟蒻而無班，根如雞卵。」乃知由跋確是魔芋 *Amorphophallus rivieri* 的幼苗，並以其較小的塊莖冒充半夏。

而陶弘景誤從何來呢？檢千金要方卷十四有治鬼魅之四物鳶頭散，用東海鳶頭、黄牙石、莨菪子、防葵四物，東海鳶頭下有注釋：「即由跋根。」據外臺秘要云，此方出自陳延之小品方，故陶弘景應該見過。比較可能的情況是，陶弘景根據此方云東海鳶頭即由跋，就自作主張地認爲鳶尾、鳶頭同是一物，所以斷定鳶尾就是由跋，而陶認定的鳶尾即是鳶尾科植物鳶尾 *Iris tectorum*，故描述由跋「狀如烏翣」。

**287 雷丸** **味苦**、鹹，**寒**、微寒，有小毒。**主殺三蟲，逐毒氣，胃中熱。利丈夫，不利女子。作膏摩，除小兒百病。**逐邪氣，惡風，汗出，除皮中熱結，積聚，蠱毒，白蟲、寸白自出不止。久服令陰痿。一名雷矢，一名雷實。赤者殺人。**生石城山谷**及漢中土中。八月採根，暴乾。荔實、厚朴爲之使，惡葛根。 今出建[一]平、宜都間。累累相連如丸。本經云「利丈夫」，別錄云「久服陰痿」，於事相反。

**【箋疏】**

雷丸與茯苓、豬苓類似，爲多孔菌科雷丸 *Polyporus mylittae* 的菌核，多生竹林下，寄生在病竹的根部，所以新修本草説「雷丸竹之苓也。無有苗蔓，皆零無相連者」。

[一] 建：底本作「達」，據政和本草改。

288 **貫衆**　**味苦，微寒**，有毒。**主治腹中邪熱氣，諸毒，殺三蟲**，去寸白，破癥瘕，除頭風，止金創。花　治惡瘡，令人泄。**一名貫節，一名貫渠，一名百頭，一名虎卷，一名扁苻**，一名伯萍，一名藥藻，此謂草鴟〔一〕頭。**生玄山山谷**及宛朐、少室山。二月、八月採根，陰乾。雚菌爲之使。近道亦有。葉如大蕨，其根形色毛芒全似老鴟頭，故呼爲草鴟頭。

**【箋疏】**

據本草經貫衆一名虎卷，本草經考注認爲：「『卷』即『拳』假借，初生葉似屈手形而毛茸聳然，故名曰虎卷也。」按，爾雅翼云：「蕨生如小兒拳，紫色而肥。」埤雅云：「蕨狀如大雀拳足，又如人足之蹶也。」與「虎卷」一樣，都是在描述蕨類植物幼葉捲曲的特殊形態，由此確定本草經貫衆爲蕨類植物應無問題。不僅如此，在本草經中，貫衆又有别名「百頭」，這與另一味可以肯定爲蕨類植物的狗脊在本草經中别名「百枝」一樣，也是形容其葉簇生的狀態，此即如李時珍所言：「其根一本而衆枝貫之，故草名鳳尾，根名貫衆、貫節、貫渠。」但品種無法確考。

但奇怪的是，魏晉文獻所稱的「貫衆」似爲一種種子植物，名醫别録特别提到：「(貫衆)花，療惡瘡，令人泄。」吴普本草也説：「貫衆，葉青黄，兩兩相對，莖黑毛聚生，冬夏不死，四月華白，七月實黑，聚相連卷旁行生。三月、八月采根，五月采葉。」以上兩書皆言貫衆有花，吴普本草並謂結實黑色，此顯然爲種子植物而非蕨類。至於郭璞注爾雅，雖未明言花實，但其描述的植物特徵如莖有黑毛，常緑小草本，

〔一〕　鴟：底本作「鵄」，據政和本草改，本條各處「鴟」字皆同。

布地生等，基本與吳普本草類似，應同指一物。不過據陶弘景描述，貫衆「葉如大蕨，其根形色毛芒，全似老鴟頭，故呼爲草鴟頭」，仍指向蕨類植物。從茲以後，儘管來源複雜，但蕨類植物一直是貫衆的藥用主流，所以本草圖經説「(貫衆)少有花者」，乃是針對名醫别錄、吳普本草立言。

**289 青葙子** **味苦，微寒，**無毒。**主邪氣，皮膚熱，風瘙身癢，殺三蟲，**惡瘡疥蝨，痔蝕，下部䘌瘡。**其子名草決明，治唇口青。一名草蒿，一名萋蒿。生平谷道傍。**三月採莖葉[一]，陰乾。五月、六月採子。處處有。

似麥柵花，其子甚細。後又有草蒿，别本亦作草藁[二]，今即主治殊相類，形名又相似，極足爲疑，而實兩種。

**【箋疏】**

從本草經青葙一名草蒿、一名萋蒿來看，本品似乎是「蒿」類植物，本草經集注説：「似麥柵花，其子甚細。後又有草蒿，别本亦作草藁，今即主治殊相類，形名又相似，極足爲疑，而實兩種。」大致也有類似的看法。新修本草描述説：「此草苗高尺許，葉細軟，花紫白色，實作角，子黑而扁光，似莧實而大，生下濕地，四月、五月採。荆襄人名爲崑崙草。」則另是一種植物，與後世所用莧科青葙 *Celosia argentea* 的特徵也不太一致。齊民要術卷十菜茹條引廣志曰：「葙，根以爲菹，香辛。」據玉篇「葙，青葙子」，莧科青葙子也没有香辛之味。三國志管寧傳裴松之注引魏略云：「(青牛先生)常食青葙、芫華，年似如五六十

[一] 葉：底本無此字，據政和本草補。

[二] 藁：底本無此字，據政和本草補。

者，人或親識之，謂其已有百餘歲矣。」這位青牛先生所服食的青葙，恐怕也不是今種。

莧科青葙 *Celosia argentea* 最早見於本草圖經的描述：「二月内生青苗，長三四尺，葉闊似柳細軟，莖似蒿，青紅色。六月、七月内生花，上紅下白。子黑光而扁，有似莨菪。根似蒿根而白，直下，獨莖生根。六月、八月採子。」所繪滁州青葙子即是本種。

290 **狼牙**[一] **味苦**、酸，**寒**，有毒。**主治邪氣熱氣，疥瘙惡瘍**[二]**，瘡痔，去白蟲。一名狼牙**，一名狼齒，一名狼子，一名犬牙。**生淮南**[三]**川谷**及宛朐。八月採根，暴乾。中濕腐爛[四]生衣者，殺人。無荑爲之使，惡地榆、棗肌。近道處處有之，其根牙亦似獸之牙齒也。

【箋疏】

狼牙亦稱牙子，以根芽象形得名。蜀本草圖經說：「苗似蛇莓而厚大，深綠色，根萌芽若獸之牙。今所在有之。」結合本草圖經所繪江寧府牙子圖例，確定其原植物爲薔薇科仙鶴草（龍牙草）*Agrimonia pilosa*，其根狀莖色白而尖，形狀如獸牙。仙鶴草含有鶴草酚（Agrimophol），具有祛縧蟲的作用，與本草經謂牙子「去白蟲」，日華子本草說「殺腹藏一切蟲」相合。

---

[一] 狼牙：底本作「牙子」，據本草經集注序錄畏惡七情表改。

[二] 瘍：底本無此字，據政和本草補。

[三] 南：底本作「方」，據政和本草改。

[四] 爛：底本無此字，據政和本草補。

**291 梨蘆**[一] **味辛**、苦，**寒**、微寒，有毒。**主治蠱毒，欬逆，泄利腸澼，頭瘍，疥瘙，惡瘡，殺諸蟲毒，去死肌，**治啘逆，喉痹不通，鼻中息肉，馬刀爛瘡。不入湯。**一名葱苒，**一名葱菼，一名山葱。**生太山山谷。**三月採根，陰乾。黄連爲之使，反細辛、芍藥、五參，惡大黄。近道處處有。根[二]下極似葱而多毛。用之止剔取根，微炙之。

【箋疏】

本草圖經云：「藜蘆生泰山山谷，今陝西、山南東西州郡皆有之。三月生苗，葉青，似初出棕心，又似車前。莖似葱白，青紫色，高五六寸，上有黑皮裹莖，似棕皮。其花肉紅色，根似馬腸根，長四五寸許，黄白色。二月、三月採根，陰乾。」此即百合科藜蘆 *Veratrum nigrum* 及同屬近緣植物。

急就篇「牡蒙甘草菀藜蘆」，顔師古依本草爲注：「藜蘆，一名葱菼，一名山葱。」廣雅「藜蘆，葱蒴也」，與本草經作「葱苒」稍異。按，藜蘆根莖似葱可層層剝離，故別名多與葱有關，除葱苒、葱菼、山葱以外，吴普本草還名葱葵，陶弘景也説「根下极似葱而多毛」。據玉篇「蒴，葱也」，故似當依廣雅以作「葱蒴」爲正。

**292 赭魁** 味甘，平，無毒。主治心腹積聚，除三蟲。生山谷。二月採。狀如小芋子，肉白皮黄，近道亦有。

---

[一] 梨蘆：底本作「蔾蘆」，據本草經集注序錄改。
[二] 根：底本作「本」，據政和本草改。

【箋疏】

夢溪筆談云：「本草所論赭魁，皆未詳審。今赭魁南中極多，膚黑肌赤，似何首烏。切破，其中赤白理如檳榔。有汁赤如赭，南人以染皮製靴，閩、嶺人謂之餘粮，本草禹餘粮注中所引，乃此物也。」李時珍同意此意見，本草綱目集解項補充說：「赭魁，閩人用入染青缸中，云易上色。」根據赭魁鞣製皮革，製作染料的描述，這種赭魁應該就是薯蕷科植物薯莨 *Dioscorea cirrhosa*。

新修本草認爲陶弘景所言「狀如小芋子，肉白皮黄」者乃是黄獨，此即同屬植物黄獨 *Dioscorea bulbifera*。杜甫乾元中寓居同谷縣作歌七首有句「長鑱長鑱白木柄，我生托子以爲命，黄獨無苗山雪盛，短衣數挽不掩脛」，其中「黄獨」也作「黄精」，後村詩話云：「往時儒者不解黄獨義，改爲黄精，學者承之。以余考之，蓋黄獨是也。本草赭魁注：黄獨，肉白皮黄，巴、漢人蒸食之，江東謂之土芋。余求之江西，謂之土卵，煮食之類芋魁云。」按，黄獨亦有毒，需處理後才能食用，故本草拾遺説「以灰汁煮食之」。

**293** 及己　味苦，平，有毒。主治諸惡瘡疥痂瘻蝕，及牛馬諸瘡。今人多用以合瘡疥膏，甚驗。

【箋疏】

新修本草云：「此草一莖，莖頭四葉，葉隙著白花。好生山谷陰虚軟地，根似細辛而黑，有毒，入口使人吐血。今以當杜蘅，非也。」杜衡條又云：「今俗以及己代之，謬矣。及己獨莖，莖端四葉，葉間白花，殊無芳氣。有毒，服之令人吐，惟療瘡疥，不可亂杜衡也。」李時珍亦認同此意見，本草綱目杜衡條發明項云：「古方吐藥往往用杜衡者，非杜衡也，乃及己也。及己似細辛而有毒，吐人。昔人多以及己當杜衡，杜衡當細辛，故爾錯誤也。」又記及己别名獐耳細辛，釋名項説：「及己名義未詳。二月生苗，先開白花，後方生葉三片，狀如獐耳，根如細辛，故名獐耳細辛。」從描述來看，此即金粟蘭科植物及己 *Chloranthus serratus*，没有疑問。

**294 連翹** **味苦，平，**無毒。**主治寒熱鼠瘻，瘰癧，癰腫，惡瘡，癭瘤，結熱，蠱毒，**去白蟲。**一名異翹，一名蘭華，一名折根，一名軹，一名三廉。生太山山谷。**八月採，陰乾。處處有，今用莖連花實也。

**【箋疏】**

連翹之得名，按照新修本草的説法，乃是其果實「似椿實之未開者，作房翹出衆草」，但如何算「翹出衆草」，則含混不明；本草衍義否認説，「連翹亦不至翹出衆草」，只是「其子折之，其間片片相比如翹」，是否符合連翹命名之本意，亦不能斷言。

從新修本草對連翹的描述來看，「大翹葉狹長如水蘇，花黄可愛，生下濕地，著子似椿實之未開者，作房翹出衆草」，頗接近金絲桃科植物長柱金絲桃 *Hypericum ascyron*，本草圖經所繪鼎州連翹也接近此種。救荒本草連翹條云：「今密縣梁家沖山谷中亦有。科苗高三四尺，莖稈赤色，葉如榆葉大，面光，色青黄，邊微細鋸齒，又似金銀花葉，微尖艄，開花黄色可愛，結房狀似梔子，蒴微區而無棱瓣，蒴中有子如雀舌樣，極小，其子折之，間片片相比如翹，以此得名。」由所繪圖例看，顯然就是長柱金絲桃。由此看來，唐宋直到明初，長柱金絲桃 *Hypericum ascyron* 一直是連翹藥用的主流品種。

本草圖經除了附和新修本草的議論以外，還提到：「今南中醫家説云，連翹蓋有兩種，一種似椿實之未開者，殼小堅而外完，無附萼，剖之則中解，氣甚芬馥，其實才乾，振之皆落，不著莖也。」所繪澤州連翹圖例，所表現的似乎就是木犀科連翹 *Forsythia suspensa*，這一品種從明代後期開始，成爲藥用連翹的主流。

**295 白頭翁　味苦，溫，無毒，**有毒。**主治溫瘧狂易寒熱，癥瘕積聚，癭氣，逐血止痛，療金瘡，**鼻衄。**一名野丈人，一名胡王使者，**一名奈何草。**生嵩[一]山山谷**及田野，四月採。處處有。近根處有白茸，狀似人白頭，故以爲名。方用亦療毒利。

**【箋疏】**

白頭翁是因象形而得的藥名，但究竟是植物的哪一部分狀似「白頭老翁」，本草經集注與新修本草有不同看法。陶弘景說白頭翁「近根處有白茸，狀似人白頭，故以爲名」，而蘇敬謂白頭翁的果實「大者如雞子，白毛寸餘，皆披下以纛頭，正似白頭老翁」，二者顯然不同。陶弘景所言，乃是以莖基部有白色毛茸而得名，這一描述特徵性不強，毛茛科白頭翁 *Pulsatilla chinensis*、薔薇科委陵菜 *Potentilla chinensis*、翻白草 *Potentilla discolor*、菊科毛大丁草 *Gerbera piloselloides*、祁州漏盧 *Rhaponticum uniflorum* 等，基本都能符合，由此爲後世白頭翁品種混亂埋下伏筆。蘇敬強調果實被白毛，結合「莖頭一花紫色，似木堇花」的特徵，基本可以確定爲毛茛科的白頭翁 *Pulsatilla chinensis*。白頭翁果實爲瘦

[一] 嵩：底本作「高」，本草圖經云「生嵩山山谷」，似當以作「嵩」爲正，太平御覽卷九九〇引本草經亦作「生嵩山」，因據改。

果，多數聚合成頭狀，密被長柔毛，瘦果頂端有宿存白色羽毛狀細長花柱，外形與白頭老翁相似，完全可以肯定爲此種。證類本草引外臺秘要説用白頭翁根擣爛治陰癩，「一宿當作瘡」。這應該是毛茛科白頭翁所含白頭翁素的致炎作用，由此也爲品種推定提供旁證。

本條證類本草白字「無毒」，黑字「有毒」，此可證明本草經有藥物毒性有無的記載，只是在傳寫過程中，當名醫別録毒性意見與本草經一致時，被混寫成了黑字，後世輯本皆作爲名醫別録文處理；此條因爲兩書意見不統一，遂留下朱墨分書的痕迹。

**296 藺茹** **味辛**、酸，**寒**、微寒，有小毒。**主治蝕惡肉敗瘡死肌，殺疥蟲，排膿惡血，除大風熱氣，善忘不樂**，去熱痹，破癥瘕，除息肉。一名屈据，一名離婁。**生代郡川谷。**五月採根，陰乾。黑頭者良。甘草爲之使，惡麥門冬。今第一出高麗，色黃，初斷時汁出凝黑如漆，故云漆頭；次出近道，名草藺茹，色白，皆燒鐵爍頭令黑以當漆頭，非真也。葉似大戟，花黃，二月便生，根亦療瘡。

**【箋疏】**

藺茹藥用歷史悠久，素問腹中論寫作「藘茹」，王冰注引本草「主散惡血」，當即此物。或説藘茹爲茜草，而茜草名「茹藘」，顯然不同。且本草經云藺茹「排膿惡血」，正與王冰注相合；此外，證類本草將素問此條注釋附録於藺茹條下，皆可作爲佐證。

狼毒與藺茹在記載中頗多糾結。陶弘景描述藺茹説：「色黃，初斷時汁出凝黑如漆，故云漆頭；次出近道，名草藺茹，色白，皆燒鐵爍頭令黑以當漆頭，非真也。葉似大戟，花黃，二月便生。」按其所説，當

是大戟科狼毒大戟 *Euphorbia fischeriana* 或同屬植物。藺茹後世罕用，本草綱目狼毒條説：「狼毒出秦晉地，今人往往以草藺茹爲之，誤矣。」以藺茹冒充狼毒，並不開始於明代，據正倉院藥物記載，日本正倉院所藏唐代狼毒藥材，經鑒定即爲大戟科大戟屬植物，由此見藺茹混狼毒，由來已久。這種狼毒後來稱爲「狼毒大戟」，或「白狼毒」。

**297** 苦芺　微寒。主治面目、通身漆瘡。處處有之。傖人取莖生食之。五月五日採，暴乾。燒作灰以療金瘡，甚驗。

**【箋疏】**

説文：「芺，草也，味苦，江南食以下氣。」爾雅釋草「鉤，芺」，郭璞注：「大如拇指，中空，莖頭有臺，似薊。初生可食。」又，「芺，薊，其實荂」，説文同，郭璞注：「芺與薊莖頭皆有蘙臺名荂，荂即其實。」苦芺顯然與薊一樣是菊科植物，具體品種説者不一，通常指爲菊科蒙山萵苣 *Lactucatatarica* 之類。

**298** **羊桃**　**味苦，寒，**有毒。**主治熛熱，身暴赤色，風水積聚，惡瘍，除小兒熱，**去五藏五水大腹，利小便，益氣。可作浴湯。**一名鬼桃，一名羊腸，**一名萇楚，一名御弋，一名銚弋。**生山林川谷**及生田野。二月採，陰乾。山野多有。甚似家桃，又非山桃子，小細，苦不堪噉，花甚赤，詩云「隰有萇楚」者即此也。方藥亦不復用。

**【箋疏】**

詩經「隰有萇楚，猗儺其實」，陸璣疏：「今羊桃是也。」爾雅釋草「長楚，銚芅」，郭璞注：「今羊桃也，或曰鬼桃。葉似桃，華白，子如小麥，亦似桃。」郝懿行爾雅義疏謂羊桃即是夾竹桃，按，夾竹桃是夾竹桃科植物夾竹桃 *Nerium indicum*，原產印度、伊朗，宋代或者稍早傳入中土，當然不會是詩經裏面提到的物種。今人將此羊桃釋爲獼猴桃科植物獼猴桃 *Actinidia chinensis*，乃是緣於本草綱目集解項李時珍的意見：「羊桃莖大如指，似樹而弱如蔓，春長嫩條柔軟。葉大如掌，上綠下白，有毛，狀似苧麻而團。其條浸水有涎滑。」但很少注意到，在李時珍以前，陸璣、郭璞，以及本草諸家都說羊桃葉長且狹小如桃葉，而獼猴桃的葉子倒闊卵形至倒卵形或闊卵形至近圓形，與桃葉全不相似。且按照陶弘景的意見，羊桃「苦不堪啖」，而獼猴桃富含維生素C，酸而不苦；又說果實「甚似家桃」，獼猴桃爲漿果，桃爲核果；又說「花甚赤」，獼猴桃花乳黃色。詩經萇楚的名實可置而不論，至少陶弘景所說的羊桃，肯定不是獼猴桃。另有楊桃，或寫作「羊桃」「陽桃」，一名五斂子，爲酢漿草科植物陽桃 *Averrhoa carambola*，爲小喬木，與本條羊桃爲柔弱藤本也完全不同。

**299 羊蹄** **味苦，寒，**無毒。**主治頭禿，疥瘙，除熱，女子陰蝕，**浸淫疽痔，殺蟲。**一名東方宿，一名連蟲陸，一名鬼目，**一名蓄。**生陳留川澤。**今人呼名禿菜，即是蓄音之訛，詩云「言採其蓄」。又一種極相似而味酸，呼爲酸摸根，亦療疥也。

**【箋疏】**

蓼科酸模屬(Rumex)的多種植物古代都作菜茹，羊蹄是其中主要者。羊蹄一名蓄，詩經小雅「我行其野，言采其蓫」，陸璣疏云：「今人謂之羊蹄。」齊民要術卷十引詩義疏說：「今羊蹄，似蘆菔，莖赤，煮爲茹，滑而不美，多噉令人下利。幽、揚謂之蓫，一名蓨，亦食之。」羊蹄類植物根及根莖中含有結合及游離蒽醌衍生物，有瀉下作用，故言「多噉令人下利」；這類成分可能也少量存在于苗葉中，因此救荒本草在救飢項下説「微破腹」。羊蹄與酸模皆是酸模屬植物，一般以其葉味稍酢者爲酸模，本草拾遺云：「酸模葉酸美，小兒折食其英。」近代植物學家依據本草綱目及植物名實圖考之圖文，分别將酸模訂爲*Rumex acetosa*，羊蹄爲*Rumex japonicus*。

**300 白斂**[一]　**味苦**、甘，**平**、微寒，無毒。**主治癰腫疽瘡，散結氣，止痛，除熱，目中赤**[二]**，小兒驚癇，溫瘧，女子陰**[三]**中腫痛**，下赤白，殺火毒。**一名菟核，一名白草**，一名白根，一名崑崙。**生衡山山谷。**二月、八月採根，暴乾。代赭爲之使，反烏頭。近道處處有之。作藤生，根如白芷，破片以竹穿之，日乾。生取根擣，傅癰腫亦效。

**【箋疏】**

説文「薟，白薟也」，或體作「蘞」。段玉裁注：「本草經作白蘞。唐風『蘞蔓于野』，陸璣云：『似栝樓，葉盛而細，其子正黑，如燕薁，不可食。』陸疏廣要曰：『本草蘞有赤白黑三種，疑此是黑蘞也。』」按，「蘞」爲葡萄科藤本植物的泛稱，詩經葛生「葛生蒙楚，蘞蔓于野」，陸璣疏云云，按其描述，這種「蘞」較接近烏蘞莓*Cayratia japonica*。而入藥的白蘞，據本草圖經説：「二月生苗，多在林中作蔓，赤莖，葉如小

[一] 白斂：政和本草作「白蘞」。
[二] 赤：底本作「亦」，據政和本草改。
[三] 陰：底本作「除」，據政和本草改。

桑。五月開花，七月結實。根如雞鴨卵，三五枚同窠，皮赤黑，肉白。」白蘞相對于烏蘞果實稍帶白色，塊根肥大，皮赤黑肉白，原植物當爲白蘞 *Ampelopsis japonica*。本草圖經又提到赤蘞：「濠州有一種赤蘞，功用與白蘞同，花實亦相類，但表裏俱赤耳。」則似同屬植物三裂葉蛇葡萄 *Ampelopsis delavayana*。

**301 白及　味苦**、辛，**平**、微寒，無毒。**主治癰腫，惡瘡，敗疽，傷陰，死肌，胃中邪氣，賊風鬼擊，痱緩不收**，除白癬，疥蟲。**一名甘根，一名連及草。生北山川谷**，又宛朐及越山。紫石爲之使，惡理石、李核人、杏人。近道處處有之。葉似杜若，根形似菱米，節間有毛。方用亦稀，可以作糊。

**【箋疏】**

本草經集注云：「葉似杜若，根形似菱米，節間有毛。方用亦稀，可以作糊。」蜀本草圖經說：「葉似初生栟櫚及藜蘆。莖端生一臺，四月開生紫花，七月實熟，黄黑色，冬凋。根似菱，三角，白色，角頭生芽。今出申州。二月、八月採根用。」此即蘭科植物白及 *Bletilla striata*，其假鱗莖三角狀，肥厚，富黏性，數個相連，因爲富含黏液質和澱粉，可以調成糊，作粘合劑使用，故陶弘景說「可以作糊」。

**302 蛇全　味苦，微寒**，無毒。**主治驚癇，寒熱邪氣，除熱，金瘡疽痔，鼠瘻，惡瘡，頭瘍**，治心腹邪氣，腹痛，濕痹，養胎，利小兒。**一名蛇銜。生益州山谷。**八月採，陰乾。即是蛇銜。蛇銜有兩種，並生石上，當用細葉黄花者，處處有之。亦生黄土地，不必皆生石上也。

【箋疏】

本條絶大多數證類本草目錄及正文都作「蛇全」，其後有小字注釋：「合是含字。」新修本草卷十敦煌寫本恰好止於此條以前，故無法判斷「合是含字」爲蘇敬所加，還是宋人添注。但據新修本草注説：「『全』字乃是『含』字，陶見誤本，宜改爲『含』。含、銜義同，見古本草也。」至少表明，新修本草也是以「蛇全」爲標題。所以，本草經輯本或可採納新修本草「陶見誤本」的意見，將藥名恢復爲「蛇含」，而本草經集注則用「蛇全」作標題。

至於本草經蛇含的名實，本草圖經繪有興州蛇含圖例，蘇頌説：「蛇含生益州山谷，今近處亦有之。生土石上，或下濕地，蜀中人家亦種之。一莖五葉或七葉。此有兩種，當用細葉黄色花者爲佳。八月採根，陰乾。」本草綱目又將本草圖經之紫背龍牙併入蛇含條，釋名項李時珍先引異苑云云，然後説：「其葉似龍牙而小，背紫色，故俗名小龍牙，又名紫背龍牙。蘇頌圖經重出紫背龍牙，今並爲一。」其説有理，結合興州蛇含圖例，可確定其爲薔薇科植物蛇含委陵菜 *Potentilla kleiniana*。

**303 草蒿　味苦，寒，**無毒。**主疥瘙，痂癢，惡瘡，殺蝨，留熱在骨節間，明目。一名青蒿，一名方潰。生華陰川澤。**處處有之。即今青蒿，人亦取雜香菜食之。

【箋疏】

「蒿」在古代是一大類草本植物的泛稱，詩經鹿鳴「呦呦鹿鳴，食野之蒿」，注家引晏子云：「蒿，草之高者也。」區别言之則有白蒿（詩經稱「蘩」）、蔞蒿（詩經名「蔞」）、牛尾蒿（詩經名「蕭」）、牡蒿（詩經稱

「蔚」)，入藥則有艾蒿、茵陳蒿、馬先蒿等，這些大都是菊科蒿屬(Artemisia)植物，本條草蒿亦其中之一。

本草經草蒿一名青蒿，陶弘景説：「即今青蒿，人亦取雜香菜食之。」其與今天青蒿物種之間是何關係，難於定論。客觀而言，從神農本草經直至宋代本草中的青蒿品種都不很固定，且各種證據間頗有抵牾之處，未必能輕易與植物學家眼中的黄花蒿 *Artemisia annua* 或者青蒿 *Artemisia apiacea* 相對應。我們只能籠統地説，此階段文獻指稱的「青蒿」，主要是菊科蒿屬的某些植物種，大約包括 *Artemisia apiacea* 和 *Artemisia annua* 在内。

**304 石下長卿**[一] **味鹹，平，**有毒。**主治鬼注，精物，邪惡氣，殺百精，蠱毒，老魅注易，亡走，啼哭，悲傷，恍惚。一名徐長卿。生隴西池澤**山谷。此又名徐長卿，恐是誤爾。方家無用，此處俗中皆不復識别也。

**【箋疏】**

石下長卿又名徐長卿，陶弘景表示疑惑，并不識此，新修本草亦不識，乃退入有名無用中。因二者功效相近，故本草綱目合併爲一條，釋名項李時珍説：「徐長卿，人名也，常以此藥治邪病，人遂以名之。名醫别錄于有名未用復出石下長卿條，云一名徐長卿。陶弘景注云『此是誤爾，方家無用，亦不復識』。今考二條功療相似，按吴普本草云『徐長卿一名石下長卿』，其爲一物甚明，但石間生者爲良。前人欠審，故爾差舛。」此聊備一説者。

---

[一] 石下長卿：此條以新修本草寫本卷二十爲底本。

305 赤赭[一]　味苦，寒，有毒。主治痂瘍，惡敗瘡，除三蟲，邪氣。生益州川谷。二月、八月採。

【箋疏】

此條無陶弘景注，應是不識，新修本草亦不識，因退入有名未用中。

306 占斯[二]　味苦，溫、微溫[三]，無毒。主治邪氣濕痹，寒熱，疽瘡，除水堅積血癥，月閉無子，小兒躄不能行，諸惡瘡癰腫，止[四]腹痛，令女人有子。一名炭皮。生太山山谷。採無時。解狼毒毒。李云是梓[五]樹上寄生，樹大銜枝在肌肉，今人皆以胡桃皮當之，非是真也。按，桐君錄云：生上洛[六]，是木皮，狀如厚朴，色似桂白，其理一縱一橫。今市人皆削，乃似厚朴，而無正縱橫理，不知此復是何物，莫測真假，何者爲是也。

【箋疏】

新修本草不識，退入有名未用中。按，此即博物志引神農經謂「狼毒（之毒）占斯解之」者，故陶弘景注：「解狼毒毒。」

〔一〕赤赭：政和本草作「石赭」。此條以新修本草寫本卷二十爲底本。

〔二〕占斯：此條以新修本草寫本卷二十爲底本。

〔三〕微溫：政和本草無此二字。

〔四〕止：底本作「上」，據政和本草改。

〔五〕梓：政和本草作「樟」。

〔六〕洛：底本作「俗」，據政和本草改。

**307 飛廉**　**味苦，平，**無毒。**主治骨節熱，脛重酸疼，**頭眩頂重，皮間邪風如蜂螫針刺，魚子細起，熱瘡，癰疽痔，濕痹，止風邪欬嗽，下乳汁。**久服令人身輕，**益氣，明目，不老。可煮可乾。一名漏蘆，一名天薺，一名伏豬，**一名飛輕，**一名伏兔，一名飛雉，一名木禾。**生河内川澤。**正月採根，七月、八月採花，陰乾。得烏頭良，惡麻黄。　處處有，極似苦芺，惟葉下附莖，輕有皮起似箭羽，葉又多刻缺，花紫色。俗方殆無用，而道家服其枝莖，可得長生，又入神枕方。今既别有漏蘆，則非此别名爾。

**【箋疏】**

離騷「前望舒使先驅兮，後飛廉使奔屬」，王逸注：「飛廉，風伯也。」三輔黄圖云：「飛廉，神禽，能致風氣者，身似鹿，頭如雀，有角而蛇尾，文如豹。」飛廉作爲傳説中的神物，雖然文獻對其形象描繪不盡相同，總以有翼能飛爲特點。結合植物飛廉的植株形態，或許可以對神獸飛廉的形象構造提供思路。「廉」有邊側的意思，儀禮鄉飲酒禮「設席於堂廉」，鄭注「側邊曰廉」。又據廣雅釋言云：「廉、柧，稜也。」則「廉」又有柧稜之義。陶弘景描述飛廉的形狀：「葉下附莖，輕有皮起似箭羽。」基本可以判斷爲菊科飛廉屬植物，如飛廉 *Carduus nutans* 之類，莖圓柱形，具縱稜，並附有綠色的翅，翅有針刺。植物名實圖考飛廉條云：「莖旁生羽，宛如古方鼎稜角所鑄翅羽形。飛廉獸有羽善走，鑄鼎多肖其形。此草有軟羽，刻缺齟齬，似飛廉，故名。」

**308 淫羊藿**　**味辛，寒，**無毒。**主治陰痿，絶傷，莖中痛，利小便，益氣力，強志，**堅筋骨，消瘰癧，赤癰，下部有瘡洗出蟲。丈夫久服令人無子。**一名剛前。生上郡陽山山谷。**署預爲之使。　服此使人好爲陰陽。西川北部有淫羊，一日百遍合，蓋食藿所致，故名淫羊藿。

**【箋疏】**

淫羊藿爲小檗科淫羊藿屬（Epimedium）植物，枝葉含有淫羊藿苷，具有促進性腺功能作用，如本草經集注説：「服此使人好爲陰陽。西川北部有淫羊，一日百遍合，蓋食藿所致，故名淫羊藿。」此屬植物多爲一回三出複葉，本草圖經説「關中俗呼三枝九葉草」，因爲與豆葉近似，故得名淫羊藿。

淫羊藿屬植物種類甚多，不同時期或不同地域所用並不相同。名醫别録謂：「淫羊藿生上郡陽山山谷。」上郡即今陝西榆林地區，從地理分佈考慮，該書所述之淫羊藿，很可能是淫羊藿 *Epimedium brevicornum*。新修本草云：「葉形似小豆而圓薄，莖細亦堅，俗名仙靈脾是也。」在唐代道書純陽真人藥石制中亦提到淫羊藿爲圓葉：「團團細葉長青山，夏間恰用可窨乾。」這極有可能是指葉形鈍圓的川西淫羊藿 Epimedium elongatum，此種在唐代或是淫羊藿正品，今則少入藥用。

**309 虎掌**　**味苦，溫**、微寒，有大毒。**主治心痛，寒熱結氣，積聚伏梁，傷筋痿拘緩，利水道，**除[一]陰下濕，風眩。**生漢中山谷**及宛朐。二月、八月採，陰乾。蜀漆爲之使，畏莽草。近道亦有。極似半夏，但皆大，四邊有子如虎掌。今用多破之或三四片爾，方藥亦不正用也。

---

[一] 結氣積聚……除：底本無此句，據政和本草補。

【箋疏】

虎掌與半夏皆載於本草經，陶弘景與蘇敬意見分歧。本草經集注謂虎掌「形似半夏，但皆大，四邊有子如虎掌」，此當是天南星科掌葉半夏 *Pinellia pedatisecta*。新修本草則説：「此藥是由跋宿者。其苗一莖，莖頭一葉，枝丫胦莖。根大者如拳，小者如雞卵，都似扁柿，四畔有圓牙，看如虎掌，故有此名。」蘇敬提到虎掌的塊莖「大者如拳，小者如雞卵」，則遠遠超過半夏屬塊莖的標準，或許是同科魔芋 *Amorphophallus rivieri* 一類。

宋代一度撥亂反正，蜀本草、本草圖經對虎掌植物的描述，以及本草圖經所繪冀州虎掌藥圖，皆與陶弘景一樣，直接指向掌葉半夏，其中尤以蘇頌的敘述最爲確切：「初生根如豆大，漸長大似半夏而扁，累年者其根圓及寸，大者如雞卵，周匝生圓牙二三枚，或五六枚。三四月生苗，高尺餘，獨莖，上有葉如爪，五六出分佈，尖而圓。一窠生七八莖，時出一莖作穗，直上如鼠尾，中生一葉如匙，裹莖作房，傍開一口，上下尖，中有花，微青褐色，結實如麻子大，熟即白色，自落布地。一子生一窠。九月苗殘取根，以湯入器中漬五七日，湯冷乃易，日換三四遍，洗去涎，暴乾用之，或再火炮。今冀州人菜園中種之，亦呼爲天南星。」看來宋代開始已有將掌葉半夏用作天南星的趨勢，正因爲此，本草綱目誤將本品與天南星並爲一條，更導致後世稱此植物爲「虎掌南星」，作天南星藥材的混淆品。

**310 欒華** **味苦，寒，**無毒。**主目痛泣出，傷眥，消目腫。生漢中川谷。**五月採。決明爲之使。

【箋疏】

新修本草云：「此樹葉似木槿而薄細，花黃似槐而小長大，子殼似酸漿，其中有實如熟豌豆，圓黑堅硬，堪爲數珠者，是也。花以染黃色，甚鮮好。」救荒本草描述甚詳：「木欒樹，生密縣山谷中。樹高丈餘，葉似楝葉而寬大，稍薄，開淡黃花，結薄殼，中有子，大如豌豆，烏黑色，人多摘取串作數珠。葉味淡甜。」所指向的都是無患子科植物欒樹 *Koelreuteria paniculata*。

**311** 杉材　微溫，無毒。主治漆瘡[一]。削作柹[二]，煮以洗漆瘡，無[三]不即差。又有鼠查，生去地高尺餘許，煮以洗漆多差。又有漆姑，葉細細，多生石邊，亦療漆瘡。其雞子及蟹，并是舊方。

【箋疏】

此即杉科植物杉木 *Cunninghamia lanceolata*，爲常見樹種。爾雅釋木「柀，煔」，郭璞注：「煔似松，生江南。可以爲船及棺材，作柱埋之不腐。」按，說文「檆，木也，从木煔聲」，說文繫傳云：「即今書杉字。」而「煔」說文訓作「火行也」，後世作「閃爍」字。「檆」筆畫繁，遂省形符作「煔」，或簡化聲符，用「彡」代替。說文「彡，毛飾畫文也」。中華本草說：「杉葉纖細而平行，若羽狀，以『彡』名之，取義於象形。」可

[一] 無毒主治漆瘡：底本作「療漆」，據政和本草改。

[二] 柹：底本作「柿」，據大觀本草改。按，「柹」也是「柿」的俗字，但此處指斫木削下的零碎木片，正寫當作「柹」，音「廢」。楠材條政和本草即作「柹」。

[三] 瘡無：底本作「漆亦」，據政和本草改。

以備一説。

312 楠材 微溫。主治霍乱吐下不止。削作柹[一]煮服之，窮無他藥，用此。

【箋疏】

本草拾遺云：「木高大，葉如桑。出南方山中。郭注爾雅云：楠，大木，葉如桑也。」本草綱目集解項李時珍説：「楠木生南方，而黔、蜀諸山尤多。其樹直上，童童若幢蓋之狀，枝葉不相礙。葉似豫章，而大如牛耳，一頭尖，經歲不凋，新陳相換。其花赤黄色。實似丁香，色青，不可食。幹甚端偉，高者十餘丈，巨者數十圍，氣甚芬芳，爲梁棟器物皆佳，蓋良材也。色赤者堅，白者脆。其近根年深向陽者，結成草木山水之狀，俗呼爲骰柏楠，宜作器。」此即樟科植物楠木 *Phoebe zhennan*。

313 蘆根 味甘，寒。主治消渴，客熱，止小便利。當掘取甘辛者，其露出及浮水中者，並不堪用也。

【箋疏】

蘆與葦是一物，爾雅釋草「葭，蘆」，郭注「葦也」。本草綱目釋名項説：「葦之初生曰葭，未秀曰蘆，長成曰葦。葦者，偉大也；蘆者，色盧黑也；葭者，嘉美也。」蘆與荻則是兩種植物，藝文類聚卷八十二

[一] 柹：底本作「柿」，據政和本草改。

引晉中興書有蘆化爲荻的傳説：「童謠云：官家養蘆化成荻，蘆生不止自成積。是時盧循竊據廣州，國未能討，因而用之，是官養之蘆也。荻猶敵也。」據本草圖經綜述郭璞的意見説：「亂似葦而小，中實，江東呼爲烏蓲者，或謂之荻。」植物名實圖考總結爲「強脆而心實者爲荻，柔纖而中虛者爲葦」，葦爲禾本科植物蘆葦 *Phragmites communis*，荻爲同科荻 *Triarrhena sacchariflora*。

**314** 蕈草[一]　味鹹，平，無毒。主養心氣，除心溫溫辛痛，浸淫身熱。可作鹽。生淮南平澤，七月採。樊石爲之使。

**【箋疏】**

此條陶弘景無注釋，應是不識，新修本草退入有名未用中。

**315** 鼠姑[二]　味苦，平、寒，無毒。主欬逆上氣，寒熱，鼠瘻，惡瘡，邪氣。一名䶉。生丹水。今人不識此鼠姑，乃牡丹又[三]名鼠姑，罔[四]知孰正。

---

[一] 蕈草：此條以新修本草寫本卷二十爲底本。

[二] 鼠姑：此條以新修本草寫本卷二十爲底本。

[三] 又：底本作「人」，據政和本草改。

[四] 罔：底本作「因」，據政和本草改。

【箋疏】

新修本草退入有名未用中。

316 **鹿藿　味苦，平**，無毒。**主治蠱毒，女子腰腹痛，不樂，腸癰，瘰癧，瘍氣。生汶山山谷。**方藥不復用，人亦罕識。葛根之苗又一名鹿藿。

【箋疏】

爾雅釋草「蔨，鹿蘿。其實莥」。郭璞注：「鹿豆也。葉似大豆，根黃而香，蔓延生。」按，廣雅釋草云「豆角謂之莢，其葉謂之藿。」陶弘景已不識，表示：「方藥不復用，人亦罕識。」新修本草則說：「此草所在有之，苗似豌豆，有蔓而長大，人取以爲菜，亦微有豆氣，名爲鹿豆也。」此應爲豆科植物，具體物種不詳。

本草綱目認爲是野綠豆，集解項說：「鹿豆即野綠豆，又名𧿶豆，多生麥地田野中。苗葉似綠豆而小，引蔓生，生熟皆可食。三月開淡粉紫花，結小莢。其子大如椒子，黑色。可煮食，或磨面作餅蒸食。」按此說即是救荒本草之𧿶豆，原植物爲豆科野大豆 *Glycine soja*。現代植物學家則根據植物名實圖考所繪圖例，以豆科 *Rhynchosia volubilis* 爲鹿藿。

317 **牛扁　味苦，微寒**，無毒。**主身皮瘡熱氣，可作浴湯，殺牛虱小蟲，又療牛病。生桂陽川谷。**今人不復識此，牛疫代代不無用之。既要牛醫家應用，而亦無知者。

【箋疏】

陶弘景不識此物，新修本草云：「此藥葉似三堇、石龍芮等，根如秦艽而細。生平澤下濕地，田野人名爲牛扁。療牛虱甚效，太常貯名扁特，或名扁毒。」三堇即是三建，爲毛茛科烏頭屬植物川烏之類，結合本草圖經所繪潞州牛扁圖例，其原植物爲毛茛科牛扁 *Aconitum barbatum* var. *puberulum*，所含二萜類生物鹼有殺蟲作用。

318 **陸英　味苦，寒，**無毒。**主治骨間諸痹，四支拘攣疼酸，膝寒痛，陰痿，短氣不足，腳腫。生熊耳川谷**及冤句。立秋採。

【箋疏】

本草經陸英的名實不可解，陶弘景無注，應是不識。新修本草堅持陸英與蒴藋爲一物，有云：「此即蒴藋是也，後人不識，浪出蒴藋條。此葉似芹及接骨花，亦一類，故芹名水英，此名陸英，接骨樹名木英，此三英也，花葉並相似。」此聊備一家之言者。本草圖經循此意見，將陸英坐實爲蒴藋的花。本草綱目亦認同此說，集解項云：「陶、蘇本草、甄權藥性論，皆言陸英即蒴藋，必有所據；馬志、寇宗奭雖破其說，而無的據。仍當是一物，分根莖花葉用，如蘇頌所云也。」後世乃根據本草圖經所繪蜀州陸英圖例，將此植物指認爲忍冬科陸英 *Sambucus chinensis*。

319 **藎草　味苦，平，**無毒。**主治久欬，上氣喘逆，久寒驚悸，痂疥，白禿，瘍氣，殺皮膚小蟲。**可以染黃作金色。**生青衣川谷。**九月、十月採。畏鼠婦。青衣在益州西。

**【箋疏】**

新修本草云：「此草葉似竹而細薄，莖亦圓小。生平澤溪澗之側，荆襄人煮以染黄，色極鮮好。洗瘡有效。俗名菉蓐草，爾雅所謂王芻者也。」此即禾本科植物藎草 *Arthraxon hispidus*，名實没有争議。藎草有黄草、緑竹、緑蓐、莀草、盭草諸别名，本草綱目解釋甚詳：「此草緑色，可染黄，故曰黄、曰緑也。莀、盭乃北人呼緑字音轉也。古者貢草入染人，故謂之王芻，而進忠者謂之藎臣也。詩云『終朝采緑，不盈一掬』。許慎説文云『莀草可以染黄』。漢書云『諸侯盭綬』，晉灼注云：『盭草出琅琊，似艾可染，因以名綬。』皆謂此草也。」名醫别録謂藎草「染黄作金色」，此草含木樨草素，可以媒染出帶緑光的亮黄色。

**320 恒山**[一] **味苦**、辛，**寒**、微寒，有毒。**主治傷寒寒熱，熱**[二]**發，溫瘧鬼毒，胸中淡結，吐逆**，鬼蠱往來，水脹，洒洒惡寒，鼠瘻。**一名互草。生益州川谷**及漢中。八月採根，陰乾。畏玉札。出宜都、建平。細實黄者，呼爲雞骨恒山，用最勝。

**【箋疏】**

從陶弘景開始，有關恒山原植物的描述就混亂不已，今天通常以虎耳草科植物常山 *Dichroa*

[一] 恒山：政和本草避諱作「常山」，其他各處「恒山」同。
[二] 熱：底本無此字，據政和本草補。

*febrifuga* 爲正品，主要是因爲此植物含有喹唑酮型生物鹼黄常山鹼甲、乙、丙具有抗瘧活性，與本草經說恒山主治「溫瘧鬼毒」相符合的緣故。常山鹼有很強的催吐活性，藥名譜將常山稱爲「翻胃木」，藥性論說常山「不可進多，令人大吐」，亦能吻合，則說明 *Dichroa febrifuga* 應該是藥用主流。黄常山鹼抗瘧效價高於奎寧，但毒性極大，現代臨牀價值較差。

**321 夏枯草　味苦**、辛，**寒**，無毒。**主治寒熱，瘰癧，鼠瘻，頭瘡，破癥，散癭結氣，腳腫濕痹，輕身。一名夕句，一名乃東**，一名燕面。**生蜀郡川谷。**四月採。土苽爲之使。

**【箋疏】**

本條無陶弘景注釋。新修本草云：「此草生平澤，葉似旋復，首春即生，四月穗出，其花紫白似丹參花，五月便枯。處處有之。」結合本草圖經所繪滁州夏枯草圖例，此即唇形科夏枯草 *Prunella vulgaris* 及同屬近緣物種，古今品種變化不大。

**322 烏韭　味甘，寒**，無毒。**主治皮膚往來寒熱，利小腸膀胱氣**，治黄疸，金瘡内塞，補中益氣，好顏色。**生山谷**石上。垣衣亦名烏韭，而爲療異，非是此種類也。

**【箋疏】**

本條產地僅言「生山谷石上」，無具體郡縣地名，或是脫漏，姑取「生山谷」爲本草經文，「石上」爲名醫别錄文，前後一例也。

烏韭見於山海經西山經，謂小華之山「其草有萆荔，狀如烏韭，而生於石上，亦緣木而生，食之已心痛」，郭璞即用廣雅「在屋者曰昔邪，在牆者曰垣衣」注烏韭。但本草經集注則以烏韭與垣衣爲兩物，陶弘景説：「垣衣亦名烏韭，而爲療異，非是此種類也。」新修本草云：「此物即石衣也，亦曰石苔，又名石髮。生巖石陰不見日處，與卷柏相類也。」所言垣衣當是真蘚科植物銀葉真蘚 *Bryum argenteum* 之類，而烏韭則可根據日華子本草的説法，「此即是陰濕處山石上苔，長者可四五寸，又名烏韭」，爲鳳尾蘚科卷葉鳳尾蘚 *Fissidens cristatus*。

**323 蚤休　味苦，微寒，**有毒。**主治驚癇，摇頭弄舌，熱氣在腹中，癲疾，癰瘡陰蝕，下三蟲，去蛇毒。一名蚩休。生山陽川谷**及宛句。

**【箋疏】**

本條無陶弘景注釋。新修本草云：「今謂重樓者是也。一名重臺，南人名草甘遂。苗似王孫、鬼臼等。有二三層。根如肥大菖蒲，細肌脆白。」結合本草圖經所繪滁州蚤休圖例，此即百合科植物七葉一枝花 *Paris polyphylla*，此植物形態特徵較爲突出，古今品種變化不大。

**324** 虎杖根　微温。主通利月水，破留血癥結。田野甚多，此狀如大馬蓼，莖斑而葉圓。極主暴瘕，酒漬根服之也。

【箋疏】

爾雅釋草「荼，虎杖」，郭璞注：「似葒草而麁大，有細刺，可以染赤。」陶弘景云：「田野甚多，此狀如大馬蓼，莖斑而葉圓。」按，葒草亦見名醫別錄，謂其「如馬蓼而大，生水傍」，其原植物爲蓼科紅蓼 *Polygonum orientale*，大馬蓼則爲同屬植物酸模葉蓼 *Polygonum lapathifolium* 一類，從郭、陶對虎杖的描述來看，應該就是蓼科虎杖 *Polygonum cuspidatum*。救荒本草有酸桶筍，云：「生密縣韶華山山澗邊。初發筍葉，其後分生莖叉，科苗高四五尺，莖稈似水葒莖，而紅赤色，其葉似白槿葉而澀，又似山格刺菜葉亦澀，紋脈亦粗。味甘微酸。」參考圖例亦是本種。

325 **石長生**　**味鹹**、苦，**微寒**，有毒。**主治寒熱，惡瘡，大熱，辟鬼氣不祥**，下三蟲。**一名丹草。生咸陽山谷。**俗中雖時有採者，方藥亦不復用。近道亦有，是細細草葉，花紫色爾。南中多生石巖下，葉似蕨，而細如龍鬚草，大黑如光漆，高尺餘，不與餘草雜也。

【箋疏】

本草綱目釋名說：「四時不凋，故曰長生。」陶弘景說葉似蕨，又言「花紫色」，或許是指蕨類捲曲未展時的嫩芽。此爲鐵綫蕨科單蓋鐵綫蕨 *Adiantum monochlamys*，葉背有紅褐色孢子囊，故有別名「丹草」。

326 鼠尾草　味苦，微寒，無毒。主治鼠瘻寒熱，下利膿血不止。白花者主白下，赤花者主赤下。一名菿，一名陵翹。生平澤中。四月採葉，七月採花，陰乾。田野甚多，人採作滋染皂。又用療下瘻，當濃煮取汁，令可丸服之，今人亦用作飲。

【箋疏】

爾雅釋草「菿，鼠尾」，郭璞注：「可以染皂。」從各家描述來看，並不像晚近植物學家所指認的唇形科鼠尾草 *Salvia japonica*。按，鼠尾草 *Salvia japonica* 是一種芳香植物，本草記載完全没有提到其香味，亦可見不是一物。本草圖經描繪的黔州鼠尾草尚不够精細，救荒本草鼠菊條説：「鼠菊，本草名鼠尾草，一名菿，一名陵翹。出黔州及所在平澤有之，今鈞州新鄭崗野間亦有之。苗高一二尺，葉似菊花葉，微小而肥厚，又似野艾蒿葉而脆，色淡綠，莖端作四五穗，穗似車前子穗而極疏細，開五瓣淡粉紫花，又有赤白二色花者。黔中者苗如蒿，爾雅謂菿，鼠尾，可以染皂。」從圖例看，當爲馬鞭草科植物馬鞭草 *Verbena officinalis*。本草拾遺、本草圖經所説的「鼠尾草」可能都是此種。此外，馬鞭草所含多酚類化合物確實可以作天然染料，也與郭璞注釋「可以染皂」一致。

**327** 馬鞭草　主治下部䘌瘡。村墟陌甚多。莖似細辛，花紫色，葉微似蓬蒿也。

【箋疏】

按照新修本草謂馬鞭草「穗類鞭鞘，故名馬鞭」，本草拾遺則言「若云似馬鞭鞘，亦未近之，其節生紫花，如馬鞭節」。一説似鞭鞘，乃指鞭子末端的軟性細長物，常以皮條或絲爲之；一説爲鞭節，即有節的馬鞭。李賀夜來樂詩「劍崖鞭節青石珠，白騧吹湍凝霜須」，王琦李長吉詩歌匯解云：「鞭節，謂馬鞭之起節者，其上皆以青石珠飾之。」兩種本草所言馬鞭草指向的具體植物都是馬鞭草科馬鞭草 *Verbena officinalis* 或同屬近緣物種，此無可疑問，就取譬而言，本草拾遺的説法較爲準確。

**328** 馬勃　味辛，平，無毒。主治惡瘡，馬疥。一名馬庀。生園中久腐處。俗人呼爲馬⿱穴气勃。紫色虛軟，狀如狗肺，彈之粉出。傅諸瘡，用之甚良也。

**【箋疏】**

韓愈進學解説：「玉札丹砂，赤箭青芝，牛溲馬勃，敗鼓之皮，俱收並蓄，待用無遺者，醫師之良也。」這裏「牛溲馬勃」用來比喻看似無用的東西，也有派上用場的時候。陶弘景所説「紫色虛軟，狀如狗肺」的馬勃，當是灰包科紫色馬勃 *Calvatia lilacina* 之類；本草衍義説「有大如斗者，小亦如升杓」，則是同科脱皮馬勃 *Lasiosphaera fenzlii*、大馬勃 *Calvatia gigantea* 之類。

**329** 雞腸草　主治毒腫，止小便利。人家園庭亦有此草，小兒取挼汁，以捋蜘蛛網至黏，可掇蟬，療蠼螋溺也。

**【箋疏】**

本草經集注蘩蔞與雞腸草爲兩條，陶弘景各自爲注，新修本草不以爲然，認爲蘩蔞「即是雞腸也」，孔志約序批評陶弘景「異繁蔞於雞腸」，即指此。宋代諸家基本贊同蘇敬的意見。本草綱目則別有看法，雞腸草條集解項説：「雞腸生下濕地。二月生苗，葉似鵝腸而色微深。莖帶紫，中不空，無縷。四月有小莖開五出小紫花。結小實，中有細子。其苗作蔬，不如鵝腸。故别録列繁縷於菜部，而列此於草部，以此故也。蘇恭不識，疑爲一物，誤矣。生嚼涎滑，故可掇蟬。鵝腸生嚼無涎，亦自可辨。鄭樵通志謂雞腸似蓼而小，其味小辛，非繁縷者，得之。又石胡荽亦名雞腸草，與此不同。」根據李時珍的描述，這種雞腸草當是紫草科附地菜 *Trigonotis peduncularis*，與石竹科蘩蔞 *Stellaria media* 爲兩物。

**330** 蛇莓汁　大寒。主胸腹大熱不止。園野亦多。子赤色，極似莓，而不堪噉，人亦無服此爲藥者。療溪毒，射工，傷寒大熱，甚良。

**【箋疏】**

蛇莓即薔薇科植物蛇莓 *Duchesnea indica*，爲常見物種，救荒本草雞冠果條云：「雞冠果，一名野楊梅。生密縣山谷中。苗高五七寸，葉似潑盤葉而小，又似雞兒頭葉微團，開五瓣黃花，結實似紅小楊梅狀。味甜酸。」亦是本種。食療本草提到「有蛇殘不得食」，據本草綱目引日用本草云：「蠶老時熟紅於地，其中空者爲蠶莓；中實極紅者爲蛇殘莓，人不啖之，恐有蛇殘也。」

**331** 苧根　寒。主小兒赤丹。其漬苧汁，療渴。即今績苧爾。又有山苧亦相似，可入用也。

【箋疏】

說文云：「紵，檾屬。細者爲絟，粗者爲紵。」詩經東門之池「東門之池，可以漚紵」，陸璣疏云：「紵亦麻也，科生，數十莖，宿根在地中，至春自生，不歲種也。荆、揚之間，一歲三收。今官園種之，歲再刈，刈便生。剝之以鐵若竹刮其表，厚皮自脱，但得其裏韌如筋者煮之，用緝，謂之徽紵。今南越紵布，皆用此麻。」按，「紵」乃強調其紡織功用，故從「糸」；後從「艸」作「苧」，則突出其植物學特性。詩經「可以漚紵」，陸德明釋文即說：「字又作苧。」

徐光啓認爲「紵」與「苧」不是一物，農政全書卷三十六有論云：「詩言『漚紵』，傳稱『紵衣』，中土之有紵舊矣。而賈思勰不言種苧之法，崔實始言苧麻，繇是推之，五代以前所謂紵，所謂枲者，殆皆苴麻之屬，而今所謂苧者，特南方有之。陸璣始著其名，唐甄權乃以入藥方。至宋掌禹錫云『南方績以爲布』，顯是北方所無。而釋詩者尚未知陸所謂苧，非詩所謂紵也。」按，此説甚偏，植物名實圖考即不以爲然，卷十四云：「農政全書謂紵從絲，非苧，北地寒不宜。考救荒本草，苧根味甘，煮食甜美。許州田園亦有種者。蓋自淮而北，近時皆致力於棉花，禦寒時久，而禦暑時暫。絺綌之用，唯城市爲殷，故種蒔者少耳。」紵即苧，爲蕁麻科植物苧麻 *Boehmeria nivea*，其莖皮可以採製爲麻，麻之精者績成夏布，麻之粗者裹爲繩索，故苧麻有中國絲草(chinese silk plant)之稱。

**332** 狼跋子　有小毒。主治惡瘡，蝸疥，殺蟲魚。出交、廣，形扁扁爾。擣以雜米投水中，魚無大小，皆浮出而死。人用苦酒摩療疥亦效。

【箋疏】

左思蜀都賦「其中則有青珠黄環」，青珠或釋爲青琅玕，陶弘景疑黄環爲大戟花，新修本草非之，有云：「此物襄陽、巴西人謂之就葛。作藤生，根亦葛類，所云似防己，作車輻解者近之。人取葛根，誤得食之，吐利不止，用土漿解乃差，此真黄環也。」並説：「其子作角生，似皂莢。花、實與葛同時矣。今園庭種之，大者莖徑六七寸，所在有之。謂其子名狼跋子。」據新修本草所説的黄環爲防己科植物千金藤 *Stephania japonica* 之類，其子即是狼跋子。

**333** 蒴藋 味酸，溫，有毒。主治風瘙癮疹，身癢濕痹，可作浴湯。一名菫草，一名芨。生田野，春夏採葉，秋冬採莖、根。田野墟村中甚多。絶療風痹癢痛，多用薄洗，不堪入服，亦有酒漬根稍飲之者。

【箋疏】

名醫別錄言蒴藋一名菫草，一名芨。此即爾雅釋草之「芨，菫草」，據郭璞注：「即烏頭也，江東呼爲菫。」如郝懿行所注意，烏頭不名芨，而芨一名藋。據説文「芨，菫草也」，廣雅「菫，藋也」。故爾雅義疏説：「藋一名菫，菫一名芨，芨、菫聲轉，與烏頭別。」郝懿行因此認爲，爾雅「芨，菫草」，即是本草之蒴藋，其説可信。根據名醫別錄，這種蒴藋「主風瘙癮疹，身癢濕痹，可作浴湯」，陶弘景也強調「多用薄洗，不堪入服」。又根據郭璞所説與烏頭的瓜葛，推測其原植物爲毛茛科石龍芮 *Ranunculus sceleratus* 之類，形態與烏頭相似，全株含原白頭翁素，有明顯刺激性，難於入口。

新修本草開始發生混亂，藥性論「陸英，一名蒴藋」，蘇敬遂認爲名醫別錄之蒴藋就是本草經的陸英，乃説：「此陸英也，剩出此條。」陸英條也説：「此即蒴藋是也，後人不識，浪出蒴藋條。」其實名醫别録中一名堇草的蒴藋，與一名蒴藋的陸英屬於同名異物，但蒴藋有毒，且「不堪入服」，而陸英無毒，主療「骨間諸痹，四支拘攣疼酸，膝寒痛，陰痿，短氣不足，腳腫」等，二者顯非一物。

**334** 弓弩弦　主難産，胞衣不出。産難。取弓弩弦以縛腰，及燒弩牙令赤，内酒中飲之。皆取發放快速之義也。

**【箋疏】**

弓弩弦的巫術象徵，本草綱目解説甚詳，發明項説：「弓弩弦催生，取其速離也。折弓弦止血，取其斷絶也。禮云：男子生，以桑弧、蓬矢射天地四方。示男子之事也。巢元方論胎教云：妊娠三月，欲生男，宜操弓矢，乘牡馬。孫思邈千金方云：婦人始覺有孕，取弓弩弦一枚，縫袋盛，帶左臂上，則轉女爲男。房室經云：凡覺有娠，取弓弩弦縛婦人腰下，滿百日解卻。此乃紫宫玉女秘傳方也。」

**335** 敗蒲席　平。主治筋溢，惡瘡。燒之。蒲席惟舡家用，狀如蒲帆爾。人家所用席，皆是莞草，而薦多是蒲，方家有用也。

**【箋疏】**

廣雅釋器「薦，席也」，薦席用來坐卧，細分起來，薦與席在概念上又有所不同。説文「荐」與「薦」爲兩字，「荐，薦席也」，「薦，獸之所食草」；兩字相通假，後世以「薦」爲正字，今天簡化則通用「荐」字。或許因爲這樣的淵源，「薦」相對於「席」要麁劣得多。如世説新語德行王恭將自坐之「六尺簟」贈與王大，「既無餘席，便坐薦上」。這裏「席」即贈人的「六尺簟」，大約是竹席，而「薦」則是草墊。陶弘景此注又提供一種關於席與薦的解釋，以莞草（陶弘景所説的莞草可能是燈心草科植物石龍芻 *Juncus effuses* var. *decipiens*）編成者爲席，以蒲草編成者爲薦。

**336** 敗船茹　平。主婦人崩中，吐利血不止。此是大艑艙刮竹茹以捏漏處者。取乾煮之，亦燒作屑服之。

**【箋疏】**

「茹」有填塞之意，亦寫作「絮」，廣雅釋詁「絮，塞也」。王念孫疏證：「絮，字或作茹。」唐律疏議雜律「諸船人行船、茹船、寫漏、安標宿止不如法」云云，疏議云：「『茹船』，謂茹塞船縫。」而按照陶弘景本條的解釋，「茹船」其實是指刮竹茹填塞船縫的行爲。本草綱目集解項李時珍也説：「古人以竹茹。今人只以麻筋和油石灰爲之。」此處以填堵漏洞的廢舊竹茹入藥，取其阻隔的巫術象征，故用於「婦人崩中，吐利血不止」諸症。

**337** 敗鼓皮　平。主治中蠱毒。此用穿敗者，燒作屑，水和服之。病人即喚蠱主姓名，仍往令其呼取蠱，便差。白蘘荷亦然。

【箋疏】敗鼓皮爲對付蠱毒的要藥，其治療原理，藥性粗評卷四一語道破：「竊意敗鼓有敗蠱之義，亦寓禳法云耳。」

338 敗天公　平。主治鬼注精魅。此人所戴竹笠之敗者也。取上竹燒，酒服之。

【箋疏】此爲舊竹笠，本草綱目集解項李時珍説：「笠乃賤者禦雨之具。以竹爲胎，以箬葉夾之。穹天論云：天形如笠，而冒地之表，則天公之名，蓋取於此。近代又以牛馬尾、棕毛、皂羅漆製以蔽日者，亦名笠子，乃古所謂酻䰬子者也。」

339 半天河　微寒。主治鬼注，狂，邪氣，惡毒。此竹籬頭水也，及空樹中水，皆可飲，並洗諸瘡用之。

【箋疏】按照陶弘景注釋，半天河乃是竹籬、樹穴中的積水。史記扁鵲列傳中長桑君以懷中藥給扁鵲，説：「飲是以上池之水，三十日當知物矣。」司馬貞索引引舊説云：「上池水謂水未至地，蓋承取露及竹木上水，取之以和藥，服之三十日，當見鬼物也。」本草綱目據此以上池水爲半天河之别名。

**340** 地漿 寒。主解中毒煩悶。此掘地作坎，以水沃其中，攪令濁，俄頃取之，以解中諸毒。山中有毒菌，人不識，煮食之，無不死。又楓樹菌食之，令人笑不止，惟飲土漿皆差，餘藥不能救矣。

**【箋疏】**

地漿解毒，利用的是類似活性炭吸附作用，減少胃腸道中毒物的進一步吸收。地漿古代應用甚多，如茅亭客話說：「淳化中有民支氏，於昭覺寺設齋，寺僧市野葚有黑而斑者，或黄白而赤者爲齋食，衆僧食訖悉皆吐瀉，亦有死者。至時有醫人急告之曰：但掘地作坑，以新汲水投坑中攪之澄清，名曰地漿，每服一小盞，不過再三，其毒即解。當時甚救得人。」

**341** 屋遊 味甘，寒。主浮熱在皮膚，往來寒熱，利小腸膀胱氣。生屋上陰處。八月、九月採。此瓦屋上青苔衣，剝取煮服之。

**【箋疏】**

屋遊性味功效與本草經烏韭全同，只是烏韭「生山谷石上」，而屋遊「生屋上陰處」。據陶弘景注，屋遊爲「瓦屋上青苔衣，剝取煮服之」。蜀本草圖經亦說：「古瓦屋北陰青苔衣也。」本草綱目集解項李時珍說：「此乃磚牆城垣上苔衣也。生屋瓦上者，即爲屋遊。」屋遊與垣衣應該都是真蘚科植物銀葉真蘚 *Bryum argenteum* 之類。

**342** 牽牛子　味苦，寒，有毒。主下氣，療腳滿水腫，除風毒，利小便。作藤生，花狀如藊豆，黃色，子作小房，實黑色，形如球子核。比來服之，以療腳滿氣急，得小便利，無不差。此藥始出田野，人牽牛易藥，故以名之。又有一種草，葉上有三白點，俗因以名三白草。其根以療腳下氣，亦甚有驗。

**【箋疏】**本草經集注序錄云：「牽牛逐水，近出野老。」可見其藥用歷史不久。陶弘景說：「花狀如藊豆，黃色，子作小房，實黑色，形如球子核。」花與今旋花科植物牽牛 *Pharbitis nil* 顯然不符，果實則近之，或許早期牽牛物種與今用者不同。本草綱目說牽牛子有黑白兩種，釋名項云：「近人隱其名爲黑丑，白者爲白丑，蓋以丑屬牛也。」按，牽牛花白色者，子白色；花深紫藍色者，子近黑色。

**343** 䕡舌[一]　味辛，微溫，無毒。主治霍亂，腹痛，吐逆，止[二]煩。生水中。五月採，曝乾。生小小水中，今人五月五日採，陰乾，以療霍亂良也。

**【箋疏】**新修本草退入有名未用中者。

---

[一] 䕡舌：此條以新修本草寫本卷二十爲底本。
[二] 止：政和本草作「心」。

**344** 綀石草[一] 味苦，寒，無毒。主治五癃，破石淋，膀胱中結氣，利水道小便。生南陽川澤。一名爛石草。又云即馬矢蒿。

**【箋疏】**

新修本草退入有名未用中者。本草綱目將綀石草併入馬先蒿條，並説：「蒿氣如馬矢，故名。馬先，乃馬矢字訛也。」如其所説，原植物爲玄參科返顧馬先蒿 *Pedicularis resupinata*。

**345** 弋共[二] 味苦，寒，無毒。主驚氣，傷寒，腹痛羸瘦，皮中有邪氣，手足寒無色。生益州山谷。惡玉札、蜚蠊。

**【箋疏】**

新修本草退入有名未用中者。

**346** 釣樟根皮 主治金創，止血。出桂陽、邵陵諸處，亦呼作烏樟，方家乃不用，而俗人多識此。刮根皮屑以療金創，斷血易合，甚驗。又有一草似狼牙，氣辛臭，名地菘，人呼爲劉憒草。五月五日採，乾作屑，亦主療金瘡。言劉憒昔採用之爾。

---

[一] 綀石草：此條以新修本草寫本卷二十爲底本。

[二] 弋共：此條以新修本草寫本卷二十爲底本。本草經集注序録畏惡七情表作「戈共」，底本及政和本草、大觀本草皆作「弋共」。

【箋疏】

爾雅釋木「棆，無疵」，郭璞注：「棆，梗屬，似豫章。」郝懿行爾雅義疏云：「郭云『梗屬，似豫章』者，子虛賦云『楩柟豫章』，集注：『楩即今黃楩木也。』西山經云『痃陽之山，其木多㮨、柟、豫章』，郭注：『豫章，大木似楸，葉冬夏青。』服虔子虛賦注：『豫章生七年乃可知也。』」本草綱目樟條集解項李時珍說：「豫、章乃二木名，一類二種也，豫即釣樟。」按如其說，樟爲樟科植物香樟 *Cinnamomum camphora*，釣樟爲同科山胡椒屬植物釣樟 *Lindera umbellata*。

**347 溲疏　味辛、**苦，**寒、**微寒，無毒。**主治身皮膚中熱，除邪氣，止遺溺，**通利水道，除胃中熱，下氣。**可作浴湯。**一名巨骨。**生掘耳川谷**及田野故丘墟地。四月採。漏蘆爲之使。李云「溲疏一名楊櫨，一名牡荆，一名空疏。皮白中空，時時有節。子似枸杞子，冬月熟，色赤，味甘苦。末代乃無[一]識者，此實真也，非人籬援之楊櫨也。」李當之此說，於論牡荆，乃不爲大乖，而濫引溲疏，恐斯誤矣。又云：「溲疏與空疏亦不同。」掘耳疑應作「熊耳」，熊耳山名，而都無「掘耳」之號也。

【箋疏】

溲疏名實無考，自古與枸杞、楊櫨、牡荆等相混淆。陶弘景在牡荆實條注釋中引李當之云：「溲疏一名陽櫨，一名牡荆，一名空疏，皮白中空，時有節。子似枸杞子，赤色，味甘苦，冬月熟。俗仍無識者，當此實是真，非人籬域陽櫨也。」意思是溲疏與做園圃圍籬的楊（陽）櫨不是一物。陶弘景進一步說：

[一] 乃無：底本作「無乃」，據政和本草倒乙。

「按如此説，溲疏主療與牡荊都不同，其形類乖異，恐乖實理。」溲疏條陶弘景再次引李當之此文，卻説：「李當之此説，於論牡荊，乃不爲大乖，而濫引溲疏，恐斯誤矣。」這是針對引文中「俗仍無識者，當此實是真」立言，即陶弘景不認爲李當之所描述的植物就是本草經之溲疏。但陶亦未指明溲疏的性狀特徵。

新修本草則説溲疏與空疏爲兩物：「溲疏形似空疏，樹高丈許，白皮。其子八九月熟，色赤，似枸杞子，味苦，必兩兩相併，與空疏不同。空疏一名楊櫨，子爲莢，不似溲疏。」這種一名楊櫨的空疏，後人根據植物名實圖考的描述，考訂爲忍冬科植物半邊月 *Weigela japonica* var. *sinica*。至於溲疏，也採用植物名實圖考的意見：「溲疏，前人無確解。蘇恭云『子八九月熟，色似枸杞，必兩兩相對』，今江西山野中亦有之，葉似枸杞，有微齒，圖以備考。」將其指爲虎耳草科植物溲疏 *Deutzia scabra*。

**348 別羇**[一] **味苦，微溫，**無毒。**主治風寒濕痹，身重，四支疼酸，寒邪歷節痛。**一名別枝，一名別騎，一名鼈羇。**生藍田川谷。**二月、八月採。方家時有用處，今俗亦絶耳也。

**【箋疏】**

陶弘景不識，新修本草退入有名未用中者。關於別羇的名實，本草經考注引岡邨氏的意見説：「別羇當作鼈羈，『羈』與『綦』通。『鼈羈』猶『蕨綦』，即紫綦也，爾雅謂之『月爾』。月爾即蕨萁之訛轉，而別枝亦鼈綦之訛轉也。」此以別羈爲蕨類植物如紫萁 *Osmunda japonica* 之類，亦可備一家之言。

[一] 別羇：此條以新修本草寫本卷二十爲底本。

**349 淮木**[一]　**味苦，平，**無毒。**主治久欬上氣，傷中虛羸，**補中益氣，**女子陰蝕，漏下，赤白沃。一名百歲城中木。生晉陽平澤。**方藥亦不復用。

【箋疏】

陶弘景不識，新修本草退入有名未用中者。本草綱目卷三七將名醫別錄有名未用之城裏赤柱併入淮木條，釋名項說：「按吳普本草，淮木生晉平陽、河東平澤，與別錄城裏赤柱出處及主治相同，乃一物也。即古城中之木，晉人用之，故云生晉平陽及河東。今並爲一，但『淮木』字恐有差訛耳。」此李時珍一家之言，錄出備參。

350 舉[二]樹皮　大寒。主治時行頭痛，熱結在腸胃。山中處處有。皮似檀、槐，葉如櫟、槲，人亦多識。用之削取裏皮，去上甲，煎服之。夏日作飲去熱。

【箋疏】

欅即欅柳，杜甫田舍詩「欅柳枝枝弱，枇杷樹樹香」者。本草綱目釋名李時珍說：「其樹高舉，其木如柳，故名。山人訛爲鬼柳。郭璞注爾雅作柜柳，云似柳，皮可煮飲也。」集解項又說：「欅材紅紫，作

[一] 淮木：此條以新修本草寫本卷二十爲底本。
[二] 舉：政和本草作「欅」。

箱、案之類甚佳。鄭樵通志云：「欅乃榆類而奇烈，其實亦如榆錢之狀。鄉人采其葉爲甜茶。」此即榆科植物欅樹 *Zelkova serrata*。

**351 練實**[一] **味苦，寒**，有小毒。**主治溫疾，傷寒，大熱煩狂，殺三蟲，疥瘍，利小便水道。**

根 微寒。治蚘蟲，利大腸[二]。**生荆山山谷。**處處有。俗人五月五日皆取花葉佩帶之，云[三]辟惡。其根以苦酒摩塗疥，甚良。煮汁作糜食之，去蚘蟲也。

**【箋疏】**

山海經中山經說櫔木「其實如楝」，郭璞注：「楝，木名。子如指頭，白而黏，即以浣衣也。」從浣洗衣物而言，郭璞說的這種「楝」，更像是無患子科植物無患子 *Sapindus mukorossi*，果實含有大量無患子皂苷，具表面活性劑作用，可以作浣洗清潔劑。玉篇「槵，木名。」集韻「無患也，皮子可浣。」

本草經集注說：「俗人五月五日皆取花葉佩帶之，云辟惡。」又說：「其根以苦酒摩塗疥，甚良。煮汁作糜食之，去蚘蟲也。」皆不言楝實可以供浣洗。本草圖經云：「楝實即金鈴子也。生荆山山谷，今處處有之，以蜀川者爲佳。木高丈餘，葉密如槐而長。三四月開花，紅紫色，芬香滿庭間。實如彈丸，生青熟黃。十二月採實，其根採無時。」所繪圖例爲楝科川楝 *Melia toosendan*，或苦楝 *Melia azedarach*。本

---

[一] 練實：本草經集注序錄亦作「練實」，政和本草作「楝實」。

[二] 腸：底本作「腹」，據政和本草改。

[三] 云：底本作「去」，據政和本草改。

草經謂楝實「殺三蟲」，也與川楝、苦楝所含苦楝素的殺蟲作用吻合。此究竟郭璞是誤注，還是本草楝實別是一物，不得而知。

**352 柳華　味苦，寒，**無毒。**主治風水，黃疸，面熱黑，**痂疥，惡瘡，金創。**一名柳絮。**

**葉　主馬疥痂瘡。**取煎煮以洗馬疥，立愈。治心腹內[一]血，止痛。

**實　主治潰癰，逐膿血。**

子汁　療渴。**生琅邪川澤。**柳即今水楊也。花熟隨風起，狀如飛雪，陳元方正[二]以爲譬也。當用其未舒時，子亦隨花飛，正應水漬取汁耳。柳花亦宜貼灸瘡，皮葉療漆瘡耳。

**【箋疏】**

楊與柳都是楊柳科植物，楊爲楊屬多種植物，柳多指柳屬之垂柳 *Salix babylonica*，枝條細弱下垂。説文謂「楊，蒲柳也」，又「柳，小楊也」。通常也將柳稱作「楊柳」，本草綱目李時珍釋名説：「楊枝硬而揚起，故謂之楊；柳枝弱而垂流，故謂之柳，蓋一類二種也。」又説：「楊可稱柳，柳亦可稱楊，故今南人猶並稱楊柳。俞宗本種樹書言『順插爲柳，倒插爲楊』，其説牽強，且失揚起之意。」集解項李時珍進一步解釋：「楊柳，縱橫倒順插之皆生。春初生柔荑，即開黃蕊花，至春晚葉長成後，花中結細黑子，蕊落而絮

[一] 內：底本作「肉」，據政和本草改。

[二] 方正：底本作「正方」，據文義倒乙。政和本草無「正」字。

出，如白絨，因風而飛。子著衣物能生蟲，入池沼即化爲浮萍。古者春取榆、柳之火。陶朱公種柳千樹，可足柴炭。其嫩芽可作飲湯。」

**353 桐葉** **味苦，寒，**無毒。**主治惡蝕瘡著陰。**

**皮** **主五痔，殺三**[一]**蟲，**賁豘[二]氣。

**花** **傅豬瘡。飼豬**[三]**肥大三倍。生桐柏山谷。**桐樹有四種：青桐葉皮青，似梧桐而無子；梧桐色白，葉似青桐[四]而有子，子肥亦可食；白桐與崗桐無異，惟有花、子爾，花二月舒，黃紫色，禮云「桐始花」者也；崗桐無子，是作琴瑟者。今此云花，便應是白桐。白桐亦堪作琴瑟，一名椅桐，人家多植之。

**【箋疏】**

桐的種類甚多，陶弘景注釋云云，本草綱目同意此說，認爲本草經桐葉、桐花是指白桐而言，釋名項說：「本經桐葉，即白桐也。桐華成筒，故謂之桐。其材輕虛，色白而有綺文，故俗謂之白桐、泡桐，古謂之椅桐也。先花後葉，故爾雅謂之榮桐。或言其花而不實者，未之察也。」據李時珍的描述，白桐爲玄參科植物白花泡桐 *Paulownia fortunei*，紫花桐即岡桐，爲同屬毛泡桐 *Paulownia tomentosa*；油桐是大

[一] 三：底本無此字，據政和本草補。
[二] 豘：底本作「純」，據政和本草改。
[三] 飼豬：底本無此二字，據政和本草補。
[四] 桐：底本無此字，據政和本草補。

戟科植物油桐 *Vernicia fordii*，爲油料作物；梧桐爲梧桐科植物梧桐 *Firmiana platanifolia*。

**354 梓白皮　味苦，寒，**無毒。**主治熱，去三蟲，**治[一]目中患。**華葉　擣傅豬瘡，飼豬**[二]**肥大易養三倍。生河内山谷。**此即梓樹之皮。梓亦有三種，當用作拌素不腐者。方藥不復用。葉療手腳水爛[三]。桐葉及此以肥豬之法未見，其事應在商丘子養豬經中耳。

**【箋疏】**

梓爲常見樹種，詩經鄘風云：「樹之榛栗，椅桐梓漆，爰伐琴瑟。」鄭玄箋：「樹此六木於宮者，曰其長大可伐以爲琴瑟，言豫備也。」陸璣詩疏云：「梓者，楸之疏理白色而生子者爲梓，梓實桐皮曰椅，大同而小別也。」爾雅釋木「椅，梓」，郭璞注：「即楸。」梓與楸不易區分，説文梓與楸互訓，一般據本草綱目集解項李時珍説：「梓木處處有之。有三種：木理白者爲梓，赤者爲楸，梓之美文者爲椅，楸之小者爲榎。」將梓訂爲紫葳科植物梓樹 *Catalpa ovata*，楸訂爲同屬 *Catalpa bungei*。

**355** 釣藤　微寒，無毒。主治小兒寒熱，十二驚癇。出建平。亦作吊[四]藤字。唯療小兒，不入餘方。

---

[一] 治：底本無此字，據政和本草作「療」，循例改爲「治」。
[二] 飼豬：底本無此二字，據政和本草補。
[三] 水爛：政和本草作「火爛瘡」。
[四] 吊：底本漫漶，據政和本草補。

【箋疏】

鈎藤今多作「鉤藤」，陶弘景注「亦作吊藤字」，由此知原本名「釣藤」，非筆誤。本草綱目釋名説：「其刺曲如釣鉤，故名。或作吊，從簡耳。」根據本草圖經所繪興元府釣藤圖例，其原植物爲茜草科鈎藤 *Uncaria rhynchophylla* 及同屬近緣植物。

**356** 紫真檀木〔一〕 味鹹，微寒。主治惡毒，風毒。俗人摩以塗風毒諸腫亦效，然不及青木香。又主金創，止血，亦療淋用之。

【箋疏】

名醫別錄有紫真檀，開寶本草又從沉香條下分出檀香，本草綱目乃以「檀香」爲標題，併入「紫真檀」的內容。據沉香條本草圖經云：「又有檀香，木如檀，生南海。有數種，黄、白、紫之異。今人盛用之。真紫檀，舊在下品，蘇恭云：出崑崙盤盤國，雖不生中華，人間遍有之。檀木生江、淮及河朔山中。其木作斧柯者，亦檀香類，但不香耳。至夏有不生者，忽然葉開，當有大水，農人候之，以測水旱，號爲水檀。又有一種，葉亦相類，高五六尺，生高原地。四月開花正紫，亦名檀根。如葛，極主瘡疥，殺蟲，有小毒也。」這裏包括了多種産於域外，或本土生長，稱爲「檀」的木本植物。據本草綱目集解項李時珍説：「按大明一統志云：檀香出廣東、云南，及占城、真臘、爪哇、渤泥、暹羅、三佛齊、回回等國，今嶺南諸地亦皆

〔一〕木：政和本草無此字。

有之。樹、葉皆似荔枝，皮青色而滑澤。葉廷珪香譜云：皮實而色黄者爲黄檀，皮潔而色白者爲白檀，皮腐而色紫者爲紫檀。其木並堅重清香，而白檀尤良。宜以紙封收，則不泄氣。王佐格古論云：紫檀，諸溪峒出之。性堅。新者色紅，舊者色紫，有蟹爪文。新者以水浸之，可染物。真者揩壁上色紫，故有紫檀色，黄檀最香，俱可作帶銙、扇骨等物。」一般認爲，本草綱目提到的紫檀是豆科植物紫檀 *Pterocarpus indicus*，白檀，或稱白旃檀，則是檀香科植物檀香 *Santalum album*。

# 本草經集注·第六蟲獸部三品

華陽陶隱居撰

【上品】

**龍骨**　**牛黃**　人乳汁　馬乳　牛乳　羊乳　酪酥　**石蜜**　**蠟蜜**　**蜂子**　**熊脂**　**白膠**　**阿膠**　**鴈肪**

鶩肪　**牡厲**　秦龜　魁蛤　鮑魚　鮧魚　鱓魚

（本草經十種，名醫別錄十一種）

【中品】

**麝香**　**髮髲**　亂髮　頭垢　人屎　牛角鰓　**羖羊角**　**羖羊角**　**犀角**　**鹿茸**　麞骨　虎骨　豹肉　狸

骨　兔頭骨　**丹雄雞**　白鵝　膏鷹　屎白　雉肉　雀卵　**鸛骨**　雄鵲　**伏翼**　**蝟皮**　**石龍子**　**露蜂房**

**蚱蟬**　**白殭蠶**　**桑螵蛸**　**䗪蟲**　**蠐螬**　**蛞蝓**　**海蛤**　**龜甲**　**鱉甲**　**鱓甲**　**烏賊魚骨**　**蟹**　原蠶蛾　**鯉魚**

**膽**　**蠡魚**　鰻鱺魚　**白馬莖**　**牡狗陰莖**

（本草經二十八種，名醫別錄十六種）

【下品】

**六畜毛蹄甲**　**麋脂**　**蛇蜕**　**蜈蚣**　**馬陸**　**蠮螉**　**雀甕**　**彼子**　**鼠婦**　**螢火**　**衣魚**　**白頸蚯蚓**　**螻蛄**

**蜣蜋**　**地膽**　**馬刀**　**貝子**　田中螺汁　蝸牛　**豚卵**　**鸓屎**　**天鼠屎**　鼹[illegible]鼠　獺肝　狐陰莖　孔雀屎

鸕鷀屎　鴟頭　鴆鳥毛　**樗雞**　**木䖟**　**蜚䖟**　**蜚蠊**　**水蛭**　**蝦蟆**　鼉　牡鼠　蚺蛇膽　蝮蛇膽　鯪鯉甲

蜘蛛　蜻蛉　**石蠶**　**斑苗**　芫青　葛上亭長

（本草經二十八種，名醫别録十八種）

## 【蟲獸部上品】

357 **龍骨**　**味甘，平**、微寒，無毒。**主治心腹鬼注，精物老魅，欬逆，泄利膿血，女子漏下，癥瘕堅結，小兒熱氣驚癇，**治心腹煩滿，四支痿枯，汗出，夜卧自驚，恚怒，伏氣在心下，不得喘[一]息，腸癰内疽陰蝕，止[二]汗，小便利[三]，溺血。養精神，定魂魄，安五藏。

白龍骨　治夢寤泄精，小便泄精。

**龍齒**　**主治小兒、大人驚癇，癲疾狂走，心下結氣，不能喘息，諸痙，殺精物，**治小兒五驚、十二癇，身熱不可近人，大人骨間寒熱。又殺蠱毒。得人參、牛黄良，畏石膏。

角　主治驚癇，瘈[四]瘲，身熱如火，腹中堅及熱泄。**久服輕身，通神明，延年。生晉地川谷，**生太山岩水

[一] 不得喘：底本作「得」，據政和本草補。

[二] 止：底本作「心」，據政和本草改。

[三] 小便利：政和本草作「縮小便」。

[四] 瘈：底本無此字，據政和本草補。

岸土穴石中死龍處。採無時。畏乾漆、蜀椒、理石。今多出梁州、益州間，巴中亦有。骨欲得脊脛[一]作白地錦文，舐之著舌者良。齒小強，猶有齒形；角強而實；又有龍腦，肥[二]軟，亦斷利。云皆是龍蜕[三]，非實死也。比來巴中數得龍胞，吾自親見，形體具存，云治産難，産後餘疾，正當末服之。

【箋疏】

說文云：「龍，鱗蟲之長，能幽能明，能細能巨，能短能長，春分而登天，秋分而潛淵。」龍是傳説中的神奇動物，而本草經的龍骨則是客觀藥物。按照古代人的想法，龍骨是龍的遺蜕，故名醫别録説龍骨「生晉地及生太山巖水岸土穴中死龍處」。其説畢竟與神龍不死的觀念有些抵牾，所以本草經集注委婉解釋説：「云皆是龍蜕，非實死也。」本草衍義則主張存而不論，謂「萬物所稟各異，造化不可盡知，莫可得而詳矣」。李時珍支持死龍的看法，本草綱目集解項説：「竊謂龍神物也，似無自死之理。然觀蘇氏所引鬥死之龍；及左傳云，豢龍氏醢龍以食；述異記云，漢和帝時大雨，龍墮宫中，帝命作羹賜群臣；博物志云，張華得龍肉鮓，言得醋則生五色等説，是龍固有自死者矣，當以本經爲正。」

雖然傳説紛紜，本質上龍骨主要是犀、象、鹿、羚羊等大型古生物骨骼、牙齒等的化石，所以各地都有發現，並不局限於本草所言晉地、太山等數處。如史記河渠書説：漢武帝開龍首渠，「穿渠得龍骨」，張守節正義引括地志云：「伏龍祠在同州馮翊縣西北四十里。故老云漢時自徵穿渠引洛，得龍骨，其後

[一] 脛：政和本草作「腦」。
[二] 肥：底本作「肌」，據政和本草改。
[三] 蜕：底本作「虵」，據政和本草改。

立祠，因以伏龍爲名。今祠頗有靈驗也。」太平御覽卷九八八引荆州記云：「始安駭鹿山室，鑿室内輒得龍骨，下有伏滔。」又引華陽國志云：「蜀五城縣，其上值天門，天門龍升天不達，死墜此地，故掘取龍骨。冬夏無已。」

358 **牛黄　味苦，平，**有小毒。**主治驚癇寒熱，熱盛狂痓，除邪逐鬼，**小兒百病，諸癇熱，口不開，大人狂癲，墮胎。久服輕身增年[一]，令人不忘。**生晉地平澤。**生於牛，得之即陰乾百日，使時燥，無令見日月光。人參爲之使，惡龍骨、地黄、龍膽、蜚蠊，畏牛膝。舊云神牛出入鳴吼者有之，伺其出角上，以盆水承而吐[二]之，即墮落水中。今人多皆就膽中得之耳。多出梁、益。一子如雞子黄大，相重疊。藥中之貴，莫復過此。一子起二三分，好者值五六千至一萬也。俗人多假作，甚相似，唯以磨爪甲舐拭不脱者是真之。

**【箋疏】**

牛黄是牛的膽結石，歷來貴重，陶弘景説：「藥中之貴，莫復過此。一子起三二分，好者值五六千至一萬。」早期文獻對牛黄的形成認識不足，故有種種傳説。本草圖經説：「凡牛有黄者，毛皮光澤，眼如血色，時復鳴吼。又好照水，人以盆水承之，伺其吐出，乃喝迫，即墮水中。」本草綱目不以此説爲然，發明項李時珍説：「牛之黄，牛之病也。故有黄之牛，多病而易死。諸獸皆有黄，人之病黄者亦然。因其病在心及肝膽之間，凝結成黄，故還能治心及肝膽之病。正如人之淋石，復能治淋也。按宋史云：宗澤

[一] 年：底本作「季」，據政和本草改。

[二] 吐：底本作「咀」，據政和本草改。

知萊州，使者取牛黄。澤云：方春疫癘，牛飲其毒則結爲黄。今和氣流行，牛無黄矣。觀此，則黄爲牛病，尤可徵矣。」這是比較正確的認識。

359 人乳汁　主補五藏，令人肥白悦澤。張蒼恒服人乳，故年百歲餘，肥白如瓠。

【箋疏】

陶弘景説張蒼事見史記張丞相列傳：「蒼之免相後，老，口中無齒，食乳，女子爲乳母。妻妾以百數，嘗孕者不復幸。蒼年百有餘歲而卒。」儘管有這樣的傳説，但以人乳爲「神仙藥」，仍開始于宋代以後。方術家呼人乳爲「蟠桃酒」，李時珍批評説：「邪術家乃以童女嬌揉取乳，及造反經爲乳諸説，巧立名謂，以弄貪愚。此皆妖人所爲，王法所誅，君子當斥之可也。」

360 馬乳　止渴。今人不甚服，當緣難得也。

【箋疏】

新修本草云：「馬乳與驢乳性同冷利，止渴療熱。馬乳作酪，彌應酷冷。江南無馬乳，今俱合是冷，故陶不委言之。」

361 牛乳　微寒。補虚羸，止渴，下氣〔一〕。犢牛爲佳，不用新被飲竟者。

【箋疏】陶弘景説「不用新被飲竟者」，似指小牛先吮食再取之乳，政和本草修改爲「不用新飲者」。新修本草云：「水牛乳，造石蜜須之，言作酪濃厚，味勝犢牛。犢牛乳，性平。生飲令人利，熟飲令人口乾，微似温也。」

362 羊乳　温。補寒冷虚乏。牛羊乳實爲〔二〕補潤，故北人皆多肥健。

【箋疏】新修本草對陶弘景此説不以爲然，批評説：「北人肥健，不噉鹹腥，方土使然，何關飲乳？陶以未達，故屢有此言。」

363 酪酥　微寒。補五藏，利大腸，主口瘡。酥出外國，亦從益州來。本是牛羊乳所爲，作之自有〔三〕法。佛經亟稱乳成酪，酪成酥，酥成醍醐。醍醐色黄白，作餅甚甘肥。亦時至江南。

〔一〕下氣：政和本草無此二字。
〔二〕爲：底本漫漶，據政和本草補。
〔三〕有：底本漫漶，據政和本草補。

【箋疏】

酥、酪、醍醐皆是乳製品，酪是結成凝乳的牛奶、羊奶，或者是發酵過但還没有結成凝乳的馬乳酒；酥是酪的表皮部分，又寫作「蘇」；醍醐是由牛乳精製而成的酥酪。

364 **石蜜** **味甘，平**，微溫，無毒。**主心腹邪氣，諸驚癇痓，安五藏諸不足，益氣補中，止痛解毒，除衆病，和百藥**，養脾氣，除心煩，食飲不下，止腸澼，肌中疼痛，口瘡，明耳目。**久服強志輕身，不飢不老**，延年神仙。**一名石飴。生武都山谷**、河源山谷及諸山石中。色白如膏者良。石蜜即崖蜜也，高山巖石間作之，色青赤，味小醶，食之心煩。其蜂黑色似䖟。又木蜜，呼爲食蜜，懸樹枝作之，色青白。樹空及人家養作之者，亦白而濃厚味美。凡蜂作蜜，皆須人小便以釀諸花，乃得和熟，狀似作飴須蘗也。又有土蜜，於土中作之，色青白，味醶。今出晉安檀崖者多土蜜，云最勝；出東陽臨海諸處多木蜜；出於潛、懷安諸縣多崖蜜。亦有雜木及人家養者，例皆被添，殆無淳者，必須親自看取之，乃無雜爾。且又多被煎煮。其江南向西諸蜜，皆是木蜜，添雜最多，不可爲藥用。道家丸餌，莫不須之；仙方亦單煉服之，致長生不老也。

【箋疏】

石蜜應該就是蜂蜜，但何以稱作「石」，本草家則有不同看法。本草經集注云：「石蜜即崖蜜也，高山巖石間作之，色青赤，味小醶，食之心煩。其蜂黑色似䖟。」新修本草不同意此意見，有云：「今京下白蜜如凝酥，甘美耐久，全不用江南者。説者今自有以水牛乳煎沙糖作者，亦名石蜜。此既蜂作，宜去『石』字。」本草拾遺又以此説爲非，有論云：「崖蜜别是一蜂，如陶所説出南方巖嶺間，生懸崖上，蜂大如䖟，房著巖窟，以長竿刺令蜜出，承取之，多者至三四石，味醶色綠，入藥用勝於凡蜜。蘇恭是荆襄間人，地無崖險，不知之者，應未博聞。今云石蜜，正是巖蜜也，宜改爲『巖』字。」復引張華博物志云：「遠方山郡幽僻處出蜜，所著巉巖石壁，非攀緣所及。惟於山頂，籃輿自懸掛下，遂得採取。蜂去，餘蠟著石，鳥雀群飛來啄之盡。至春蜂歸如故，人亦占護其處。」而本草衍義又樹立新説云：「本經以謂『白如膏者良』，由是知『石蜜』字，乃『白蜜』字無疑。去古既遠，亦文字傳寫之誤。故今人尚言白沙蜜，蓋經久則陳白而沙，新收者惟稀而黄。」

從本草經説石蜜「一名石飴」，産地項提到「生諸山石中」來看，「石」字既非蘇敬説爲衍文當删，也非寇宗奭説爲「白」字當改，恐怕還是陶弘景説「石蜜即崖蜜也」爲得體。杜甫發秦州句「充腸多薯蕷，崖蜜亦易求」，應該就是這種蜜。石蜜是多在崖岩構巢的野蜂如排蜂 *Apis dorsata* 之類的蜂蜜。李賀南園十三首中説：「長巒谷口倚嵇家，白晝千峰老翠華。自履藤鞋收石蜜，手牽苔絮長蓴花。」此處所言「石蜜」，正與前詩之「崖蜜」同義。

**365 蠟蜜**〔一〕　**味甘，微温**，無毒。**主治下利膿血，補中，續絶傷，金瘡，益氣，不飢，耐老。**

白蠟　治久泄澼後重見白膿，補絶傷，利小兒。久服輕身不飢。**生武都山谷**，生於蜜房、木石間。惡芫花、齊蛤。

此蜜蠟爾，生於蜜中，故謂蜜蠟。蜂皆先以此爲蜜蹠，煎蜜亦得之。初時極香軟，人更煮煉，或加少醋、酒，便黄赤，以作燭色爲好。今藥家皆應用白蠟，但取削之，于夏月日暴百日許，自然白。卒用之，亦可烊内水中十餘過，亦白。俗方惟以合療下丸，而仙經斷穀最爲要用。今人但噉食方寸者，亦一日不飢也。

〔一〕蠟蜜：底本作「蜜蠟」，據本草經集注序録畏惡七情表改。

【箋疏】

蜜蠟即蜂蠟，由工蜂腹部的四對蠟腺分泌出來的一種脂肪性物質，主要用來修築巢脾和蜂房封蓋，收采的蜜蠟略呈黄色，故又稱「黄蠟」。

本條證類本草作「蜜蠟」，本草經森立之輯本作「蠟蜜」，其本草經考異云：「『蠟蜜』，原作『蜜蠟』，今據醫心方、真本千金、本草和名正。『蠟』醫心方作『蝸』，本草和名作『臈』，并俗字。」檢本草經集注序錄此藥兩見，藥不宜入湯酒作「蜜蠟」，諸藥畏惡七情表作「蝸蜜」。另據本條陶弘景注：「此蜜蠟爾，生於蜜中，故謂蜜蠟。」若藥名是「蜜蠟」，則首句「此蜜蠟爾」爲多餘，故判斷本草經、本草經集注、新修本草皆以「蠟蜜」立條，宋代開寶本草或嘉祐本草始改爲「蜜蠟」。

366 **蜂子** **味甘，平**、微寒，無毒。**主治風頭，除蠱毒，補虚羸，傷中**，心腹痛，大人、小兒腹中五蟲口吐出者，面目黄。**久服令人光澤，好顏色，不老**，輕身，益氣。

**大黄蜂子** **主治心腹脹滿痛**，乾嘔，**輕身益氣。**

**土蜂子** **主治癰腫**，嗌痛。**一名蜚零。生武都山谷。**畏黄芩、勺藥、牡蠣。

前直云蜂子，即應是蜜蜂子也，取其未成頭足時炒食之。又酒漬以傅面，令面悦白。黄蜂則人家屋上者及𤬪瓠蜂也。

【箋疏】

説文：「𧖴，飛蟲之螫人者。」本草經所稱「蜂子」，當指蜜蜂的幼蟲體。本草綱目蜜蜂條集解項李時珍説：「其蜂有三種：一種在林木或土穴中作房，爲野蜂；一種人家以器收養者，爲家蜂，並小而微黄，蜜皆濃美；一種在山岩高峻處作房，即石蜜也，其蜂黑色似牛虻。三者皆群居有王。王大於衆蜂，而色青蒼。皆一日兩衙，應潮上下。凡蜂之雄者尾鋭，雌者尾歧，相交則黄退。嗅花則以須代鼻，採花則以股抱之。按王元之蜂記云：蜂王無毒。窠之始營，必造一臺，大如桃李。王居臺上，生子於中。王之子盡復爲王，歲分其族而去。其分也，或鋪如扇，或圓如罌，擁其王而去。王之所在，蜂不敢螫。若失其王，則衆潰而死。其釀蜜如脾，謂之蜜脾。」根據本草綱目所説，蜜蜂群居，采花蜜爲生，有分群現象，其中家養者當是蜜蜂科中華蜜蜂 *Apis cerana*、意大利蜂 *Apis mellifera* 之類，野生者當爲排蜂 *Apis dorsata* 之類。至於大黄蜂，應該是馬蜂科黄星長腳黄蜂 *Polistes mandarinus*，以及胡蜂科大胡蜂 *Vespa crabro*、黑尾胡蜂 *Vespa ducalis* 之類。

**367 熊脂**　**味甘，微寒、**微温，無毒。**主治風痹不仁，筋急，五藏腹中積聚，寒熱羸瘦，頭瘍白秃，面皯皰，**食飲嘔吐。**久服強志，不飢，輕身，**長年。**生雍州山谷。**十一月取。此脂即是熊白，是背[一]上膏，寒月則有，夏月則無。其腹中肪及身中膏，煎取可作藥，而不中噉[二]。今東西諸山林皆有之，自是非易得物耳。痼病人不可食熊肉，令終身不除愈也。

**【箋疏】**

熊羆經常並稱，詩經小雅：「維熊維羆，男子之祥。」本草綱目説：「熊、羆、魋，三種一類也。如豕色

[一] 背：底本無此字，據政和本草補。
[二] 噉：底本作「敢」，據政和本草改。

黑者，熊也；大而色黄白者，羆也；小而色黄赤者，魋也。建平人呼魋爲赤熊，陸璣羆爲黄熊，是矣。羆，頭長脚高，猛憨多力，能拔樹木，虎亦畏之，遇人則人立而攫之，故俗呼爲人熊，關西呼豭熊。羅願爾雅翼云：熊有豬熊，形如豕；有馬熊，形如馬，即羆也。」熊通常指熊科動物黑熊 *Selanarctos thibetanus*；羆應該是棕熊 *Ursus arctos*，體型較黑熊爲大，棕黑色；魋則不詳。

368 **白膠** **味甘，平、溫，無毒。主治傷中，勞絶，腰痛，羸瘦，補中益氣，婦人血閉無子，止痛，安胎，**吐血，下血，崩中不止，四支酸疼，多汗淋露，折跌傷損。**久服輕身延年。一名鹿角膠。生雲中。**煮鹿角作之。

今人少復煮作，惟合角弓猶言用此膠耳。方藥用亦稀，道家時又須之。作白膠法：先以米瀋[一]汁七日漬令軟，然後煮煎之，如作阿膠法耳。更一法：即細剉角，與一片乾牛皮，角即消爛矣。不爾，相厭百年，無一熟也。

【箋疏】

白膠用鹿角或麋角熬製，故陶弘景注釋云云。據藥性論「白膠又名黄明膠」，但約在唐宋之際，阿膠改用驢皮熬製，原來用牛皮熬製的「阿膠」只得佔用白膠的别名，改稱爲「黄明膠」，遂將原來用鹿角熬製的白膠專稱爲「鹿角膠」。

[一] 瀋：底本漫漶，據政和本草補。

**369 阿膠**　**味甘，平、**微溫，**無毒。主治心腹内崩，勞極洒洒**[一]**如瘣**[二]**狀，腰腹痛，四支酸疼，女子下血，安胎，**丈夫少腹痛，虛勞羸瘦，陰氣不足，腳酸不能久立，養肝氣。**久服輕身益氣。一名傅致膠。生東平郡，**煮牛皮作之，出東阿。得火良，畏大黃。出東阿，故曰阿膠也。今都下亦能作之，用皮亦有老少，膠則有清濁。凡三種：清薄者書畫用；厚而清者名爲盆覆膠，作藥用之，用之皆火炙，丸散須極燋，入湯微炙爾；濁黑者可膠物用，不入藥也。用一片鹿角即成膠，不爾不成耳。

**【箋疏】**

阿膠出東阿，因產地得名。太平御覽卷九八八引東水經云：「東阿縣有大井，其巨若輪，深六十丈，歲常煮膠以貢天府，本草所謂阿膠也。故世俗有阿井之名。」如名醫别錄所言，阿膠「煮牛皮作之」，可能是唐宋禁止屠牛的緣故，漸漸改用驢皮，據開寶本草引本草拾遺云：「凡膠，俱能療風止泄補虛，驢皮膠主風爲最。」當是驢皮膠見於文獻之較早者。宋代熬膠已經以驢皮爲正宗，即本草圖經説「阿井水煎烏驢皮，如常煎膠法」，並將牛皮膠改稱作「黄明膠」。本草綱目集解項李時珍説：「凡造諸膠，自十月至二三月間，用沙牛、水牛、驢皮者爲上，豬、馬、騾、駝皮者次之，其舊皮、鞋、履等物者爲下。俱取生皮，水浸四五日，洗刮極淨。熬煮，時時攪之，恒添水。至爛，濾汁再熬成膠，傾盆内待凝，近盆底者名坌膠。煎膠水以鹹苦者爲妙。大抵古方所用多是牛皮，後世乃貴驢皮。若僞者皆雜以馬皮、舊革、鞍、靴之類，其

---

[一] 洒洒：底本作「洒」，據政和本草補。

[二] 瘣：政和本草作「瘧」。

氣濁臭，不堪入藥。當以黃透如琥珀色，或光黑如毉漆者爲真。真者不作皮臭，夏月亦不濕軟。」

**370 鴈肪　味甘，平，**無毒。**主治風攣**[一]**，拘急偏枯，氣不通利。久服**長毛[二]髮鬚眉，**益氣不飢，輕身耐老。一名鶩肪。生江南池澤。**取無時。詩云「大曰鴻，小曰鴈」，今鴈類亦有大小，皆同一形。又別有野鵝，大於鴈，猶似家蒼[三]鵝，謂之駕鵝。鴈肪自不多，食其肉應[四]亦好。鶩作木音[五]，云是野鴨。今此一名鶩肪，則鴈、鶩皆相類爾。此後又有鴨事別注在後。夫鴈乃住江湖，夏應産伏，皆往北[六]，恐鴈門北人不食此鳥故也。中原亦重之耳。雖採無時，以冬月爲好也。

**【箋疏】**

鴈爲水禽，經常鴻鴈並稱，爾雅翼卷十七云：「鴻鴈乃一物爾，初無其別，至詩注乃云：大曰鴻，小曰鴈。」鴻爲鴻鵠，一般認爲是天鵝，鴈即是大鴈。本草綱目集解項李時珍説：「鴈狀似鵝，亦有蒼、白二色。今人以白而小者爲鴈，大者爲鴻，蒼者爲野鵝，亦曰鴚鵝，爾雅謂之鵱鷜也。鴈有四德：寒則自北而南，止於衡陽，熱則自南而北，歸於鴈門，其信也；飛則有序，而前鳴後和，其禮也；失偶不再配，其節也；夜則群宿而一奴巡警，晝則銜蘆以避繒繳，其智也。而捕者豢之爲媒，以誘其類，是則一愚矣。南

[一] 攣：底本作「擊」，據政和本草改。
[二] 毛：底本無此字，據政和本草補。
[三] 蒼：底本作「倉」，據政和本草改。
[四] 應：此字後底本有「鴈」字，據政和本草删。
[五] 音：底本作「青」，據政和本草改。
[六] 北：底本作「此」，據政和本草改。

來時瘠瘦不可食，北向時乃肥，故宜取之。又漢、唐書，並載有五色鴈云。」李時珍特以色白者爲鴈，所指當是鴨科雪鴈 *Anser caerulescens*，而蒼色之野鵝則是同科鴻鴈 *Anser cygnoides*，中國家鵝即由鴻鴈馴化而來。

**371** 鶩肪　味甘，無毒。主風虛寒熱。

白鴨屎　名鴨通。主殺石藥毒，解結縛蓄熱。

肉　補虛，除[一]熱，和藏府，利水道。鶩即是鴨，鴨有家、有野。前本經「鴈肪[二]一名鶩肪」，其療小異，此說則專是家鴨耳。黄雌鴨爲補最勝。鴨卵不可合鱉肉[三]食之。凡鳥自死口不閉者，皆不可食，食之殺人。

【箋疏】

新修本草鶩肪在鴈肪之前，但據陶弘景注提到「前本經鴈肪」云云，則本草經集注當是鴈肪在前。宋代本草則將「前」字改爲「又」，原書順序遂泯滅不可見矣。

說文鶩與鳧轉注，「鶩，舒鳧也。」「鳧，舒鳧，鶩也。」兩者都是鴨，但孰爲家鴨孰爲野鴨，頗有不同意見。本草拾遺引尸子云：「野鴨爲鳧，家鴨爲鶩。」本草綱目同意此說，鶩條注別名「鴨」，鳧條注別名「野鴨」。本草綱目集解項李時珍説：「案格物論云：鴨，雄者緑頭文翅，雌者黄斑色。但有純黑、純白者。

[一] 除：底本無此字，據政和本草補。
[二] 肪：底本作「肺」，據政和本草改，下一「肪」字同。
[三] 肉：底本作「完」，據政和本草改。

又有白而烏骨者，藥食更佳。鴨皆雄瘖雌鳴。重陽後乃肥腯味美。清明後生卵，則内陷不滿。伏卵聞礱磨之聲，則毈而不成。無雌抱伏，則以牛屎嫗而出之。此皆物理之不可曉者也。」此即家鴨，乃是由鴨科綠頭野鴨 *Anas platyrhynchos* 和斑嘴鴨 *Anas poecilorhyncha* 馴養而來。但按照陶弘景的意思，鶩肪條「專是家鴨」，鳧肪條「鶩作木音，云是野鴨」，則此鶩肪便是野鴨之肪，故本草衍義引王勃落霞孤鶩名句，結論説「故知鶩爲野鴨明矣」。如此則是指野生之綠頭野鴨 *Anas platyrhynchos* 之類。

372 **牡厲**[一] **味咸，平、**微寒，無毒。**主治傷寒寒熱，溫瘧洒洒，驚恚怒氣，除拘緩，鼠瘻，女子帶下赤白，**除留熱在關節榮衛，虛熱去來不定，煩滿，止汗，心痛氣結，止渴，除老血，澀大小腸，止大小便，治泄精，喉痹咳嗽，心脅下痞熱。**久服強骨節，殺邪鬼，延年。一名蠣蛤，**一名牡蛤。**生東海池澤。**採無時。貝母爲之使，得甘草、牛膝、遠志、蛇牀良，惡麻黄、茱萸、辛夷。　是百歲雕所化。以十一月採爲好。去肉，二百日成。今出東海，永嘉、晉安皆好。道家方以左顧者是雄，故名牡蠣，右顧則牝蠣爾。生著石，皆以口在上，舉以腹向南視之，口邪向東則是；或云以尖頭左顧者，未詳孰是。例以大者爲好。又，出廣州南海亦如此，但多右顧，不用爾。丹方以泥釜，皆除其甲口，止取朏朏如粉處爾。俗用亦如之。彼海人皆以泥煮鹽釜，耐水火而不破漏。

【箋疏】

本草圖經云：「牡蠣生東海池澤，今海傍皆有之，而南海、閩中及通、泰間尤多。此物附石而生，塊

[一] 厲：底本作「蠣」，據本草經集注序錄改。

礧相連如房，故名蠣房，一名蠔山，晉安人呼爲蠔莆。初生海邊纔如拳石，四面漸長，有一二丈者，嶄巖如山。每一房内有蠔肉一塊，肉之大小隨房所生，大房如馬蹄，小者如人指面。每潮來，則諸房皆開，有小蟲入，則合之以充腹。」牡蠣以牡蠣科多種生物的貝殼入藥，常用品種以長牡蠣 *Ostrea gigas*、大連灣牡蠣 *Ostrea talienwhanensis* 或近江牡蠣 *Ostrea rivularis* 爲主。

**373** 秦龜　味苦，無毒。主除濕痹氣，身重，四支關節不可動摇。生山之陰土中。二月、八月取。此即山中龜不入水者。形大小無定，方藥不甚用。龜類雖多，入藥正有兩種爾。又有鼁龜，小狹長尾，乃言療蛇毒，以其食蛇故也。用以卜則吉凶正反。帶秦龜前臑骨，令人入山不迷。廣州有蟕蠵，其血甚療俚人毒箭傷。

【箋疏】

按照陶弘景的意見，秦龜主要指陸龜，主要是陸龜科的某些種類，如緬甸陸龜 *Indotestudo elongata*、凹甲陸龜 *Manouria impressa* 等。此外又提到「蟕蠵」，考説文云：「蠵，大龜也，以胃鳴者。」爾雅釋魚十種龜之靈龜，郭璞注：「涪陵郡出大龜，甲可以卜，緣中文似瑇瑁，俗呼爲靈龜，即今觜蠵龜，一名靈蠵，能鳴。」

**374** 魁蛤　味甘，平，無毒。主痿痹，泄利便膿血。一名魁陸，一名活東。生東海。正圓兩頭空，表有文，取無時。形似紡軖，小狹長，外有縱横文理，云是老蝙蝠化爲，用之至少。而本經「海蛤一名魁蛤」，與此爲異也。

【箋疏】

爾雅釋魚「魁陸」，郭璞注：「本草云：魁狀如海蛤，圓而厚，外有理縱橫。即今之蚶也。」嶺表錄異云：「瓦屋子，蓋蚌蛤之類也。南中舊呼爲蚶子頭。因盧鈞尚書作鎮，遂改爲瓦屋子，以其殼上有棱如瓦壟，故名焉。殼中有肉，紫色而滿腹，廣人尤重之。多燒以薦酒，俗呼爲天臠炙，吃多即壅氣，背膊煩疼，未測其本性也。」陶弘景說：「形似紡軠，小狹長，外有縱橫文理，云是老蝙蝠化爲，用之至少。」所謂「紡軠」，本意是紡車，説文云：「軠，紡車也。」農書卷二十云：「軠必以牀，以承軠軸。」軠軸即繅輪上的轉軸，故「紡軠」疑當爲一種橄欖毬形的物件，蜀本草説「形圓長，似大腹檳榔，兩頭有孔」，大約也是如此。此當是魁蛤科的多種貝類。

本條名醫別錄記魁蛤一名魁陸，一名活東。按，魁陸之名與爾雅相合；活東據爾雅釋魚「科斗，活東」，郭注：「蛤蟆子。」今本爾雅「科斗，活東」與「魁陸」兩條相連，疑名醫別錄作者誤看爾雅，遂以活東與魁陸連讀。本草綱目釋名項亦説：「名醫別錄云一名活東，誤矣。活東，蝌斗也。見爾雅。」

**375** 鮑魚　味辛、臭，溫，無毒。主治墜墮，骽蹶，踠折，瘀血，血痹在四支不散者，女子崩中血不止。勿令中鹹。所謂「鮑魚之肆」，言其臭也，俗人呼爲鮑魚，字似鮑，又言鹽鮑之以成故也。作藥當用少鹽臭者，不知正何種魚爾。乃言穿貫者亦入藥，方家自少用之。今此鮑魚乃是鱅魚，長尺許，合完淡乾之，而都無臭氣，要自療漏血，不知何者是真。

【箋疏】

説文「鮑，饐魚也」，段玉裁注：「饐，飯傷濕也，故鹽魚濕者爲饐魚。周禮籩人有鮑，注云：鮑者，於熇室中熇乾之。出於江淮。師古注漢書曰：鮑，今之鮑魚也。鄭以爲於熇室乾之，非也。秦始皇載鮑亂臭，則是鮑魚耳。而熇室乾者，本不臭也。鮑，於業反。按玉篇作裛魚，皆當作浥耳。浥，濕也。釋名曰：鮑，腐也。埋藏淹使腐臭也。」按，玉篇云：「鮑，鹽漬魚也。」故陶弘景説「俗人呼爲鮑魚，字似鮑，又言鹽鮑之以成故也」。鮑魚乃是一種魚製品，處理過程中是否用鹽醃制，諸家意見不一。秦始皇死於沙丘，趙高用鮑魚掩蓋屍臭，説苑「入鮑魚之肆，久而不聞其臭」，皆是形容鮑魚的特殊氣味。

至於今言鮑魚，乃指單殼軟體動物鮑科多種鮑類，古稱「鰒魚」，其殼即石决明，故蘇東坡鰒魚行説：「分送羹材作眼明，卻取細書防老讀。」直到本草綱目都看不到將「鰒魚」稱作「鮑魚」的痕迹，應該是較爲晚近的稱呼，來歷待考。

**376** 鮧魚　味甘，無毒。主百病。此是鯷也，今人皆呼慈音，即是鮎魚，作臛食之，云補。又有鱯魚，相似而大；又有鮠魚，亦相似，黄而美，益人。其合鹿肉，及赤目、赤鬚、無鰓者，食之並殺人。又有人魚，似鯷而有四足，聲如小兒，食之療瘕疾，其膏燃之不消耗，始皇驪山冢中用之，謂之人膏也。荆州、臨沮、青溪至多此魚。

**【箋疏】**

説文「鮷，大鯰也」，段玉裁注：「此字詩、爾雅、釋文、廣韻作鮧，從夷。文選、蜀都賦及玉篇作鯷。未知孰是，以夷、弟篆體易訛也。山海經傳曰：今亦呼鯰爲鮷。字林曰：青州人呼鯰鯷。郭注爾雅曰：鯰別名鯷，江東通呼鯰爲鮧。」爾雅翼釋魚卷二十九鮧魚條云：「鮧魚，偃額，兩目上陳，頭大尾小，身滑無鱗，謂之鮎魚，言其黏滑也。一名鯷魚。此魚及鰌鱓之類，皆謂之無鱗魚，食之蓋不益人。孟子稱緣木求魚不得魚，今鮧魚善登竹，以口銜葉而躍於竹上。大抵能登高，其有水堰處，輒自下騰上，愈高遠而未止。諺曰鯰魚上竹，謂是故也。」本草綱目乃以鯷魚、鰋魚、鯰魚爲鮧魚的别名，解釋説：「魚額平夷低偃，其涎粘滑。鮧，夷也。鰋，偃也。鯰，黏也。古曰鰋，今曰鯰；北人曰鰋，南人曰鯰。」集解項又云：「鯰乃無鱗之魚，大首偃額，大口大腹，鮠身鱧尾，有齒有胃有須。生流水者，色青白；生止水者，色青黄。大者亦至三四十斤，俱是大口大腹，並無口小者。」據其所説，即鯰科之鯰魚 *Silurus asotus*。

**377** 鱓魚　味甘，大溫，無毒。主補中，益血，治瀋脣。五月五日取頭骨燒之，止利。鱓是荇芩根化作之，又云是人髮所化，今其腹中自有子，不必盡是變化也。性熱，作臛食之亦補，而時行病起，食之多復，又喜令人霍亂。凡此水族魚蝦之類甚多，其有名者，已注在前條，雖皆可食，而甚損人，故不入藥用。又有食之反能致病者，今條注如後説：凡魚頭有白色如連珠至脊上者，腹中無膽者，頭中無鰓者，並殺人。魚汁不可合鸕鷀肉食之。鯽魚不可合猴、雉肉食之。鰍鱔不可合白犬血食之。鯉魚子不可合豬肝食之，鯽魚亦爾。青魚鮓不可合生胡荽及生葵並麥醬食之。蝦無鬚及腹下通黑及煮之反白，皆不可食。生蝦鱠不可合雞肉食之，亦損人。又有鯆魮亦益人，尾有毒，療齒痛。又有䱀𩵖魚，至能醒酒。鯸鮧魚有毒，不可食。

**【箋疏】**

説文「鱓，魚也」，段玉裁注：「今人所食之黄鱔也。黄質黑文，似蛇。異苑云：死人髮化。其字亦作䱇，俗作鱔。」本草綱目集解項説：「黄質黑章，體多涎沫，大者長二三尺，夏出冬蟄。一種蛇變者名蛇鱔，有毒害人。南人鬻鱔肆中，以缸貯水，畜數百頭。夜以燈照之。其蛇化者，必項下有白點，通身浮水上，即棄之。或以蒜瓣投於缸中，則群鱔跳擲不已，亦物性相制也。」此即合鰓魚科鱔魚 *Monopterus albus*，因爲形狀似蛇，所以有諸般傳説。

## 【蟲獸部中品】

378 **麝**[一]**香**　**味辛，溫，**無毒。**主辟惡氣，殺鬼精物，溫瘧蠱毒，癇痓，去三蟲，**治諸凶邪鬼氣，中惡，心腹暴痛，脹急痞滿，風毒，婦人産難，墮胎，去面䵟、目中膚翳。**久服除邪，不夢寤魘寐，**通神仙。**生中臺川谷**及益州、雍州山中。春分取之，生者益良。麝[二]形似麞，恒食柏葉，又噉蛇，五月得香往往有蛇皮骨，故麝香療蛇毒。今以蛇蜕皮裹麝香[三]彌香，則是相使也。其香正在麝[四]陰莖前皮内，別有膜裹之。今出隨郡、義陽，晉熙諸蠻中者亞之。今出其形貌，員如栗狀，人又云是卵，不然也。香多被破雜蠻猶差於益州[五]。益州香形扁，仍以皮膜裹[六]之。一子真香[七]分糅作三四子，刮取其血膜，亦雜以餘物。大部亦有精麄[八]，破看一片[九]，毛共在裹中者爲勝，彼人以爲誌。若於諸羌夷中得者，多真好，燒當門沸起良久亦

〔一〕麝香：本草經集注序録作「射香」，俗寫。
〔二〕麝：底本後有「香」字，據政和本草删。
〔三〕香：底本無此字，據政和本草補。
〔四〕麝：底本後有「香」字，據政和本草删。
〔五〕今出其形貌……益州：底本字跡略漫漶，文句亦不甚通，然政和本草無此句，無從校補。
〔六〕裹：底本無此字，據政和本草補。
〔七〕香：底本作「者」，據政和本草改。
〔八〕精麄：底本作「粗鹿」，據政和本草改。
〔九〕破看一片：底本漫漶，據政和本草改。

好。今唯得活者，自看取之，必當全真爾。生香人云是精溺凝作，殊不爾。麝[一]夏月食蛇蟲多，至寒香滿，入春患急痛，自以腳剔出之，著矢溺中覆之，皆有常處，人有遇得，乃至一斗五升也。用此香乃勝殺取者。帶麝非但香，亦辟惡。以真者一子，置頸間枕之，辟惡夢及尸注鬼氣。

【箋疏】

麝爲麝科動物原麝 *Moschus moschiferus*、馬麝 *Moschus chrysogaster* 之類，其雄體生殖器與肚臍之間有分泌腺，分泌貯存麝香。說文云：「麝如小麋，臍有香。」山海經西山經「翠山其陰多麝」，郭璞注：「麝似麞而小，有香。」故一名香麞。又，爾雅釋獸「麝父，麕足」，郭璞注：「腳似麕，有香。」說文「麕，麞也」。本草圖經因此認爲「爾雅謂麝爲麝父」，其說爲不妥。「麝父」當指雄麝，有香囊產麝香，雌麝則無。

379 **髮髲** **味苦，溫**、小寒，無毒。**主治五癃，關格不得小便，利水道，治小兒癇，大人痓。仍自還神化。生平澤**[二]。合雞子黃煎之，消爲水，治小兒驚熱，下利。李云是童男[三]髮。神化之事，未見別方。今俗中嫗母爲小兒作[四]雞子煎，用髮雜熬，良久得汁與兒服，去痰熱，療百病。而用髮皆取用其父[五]梳頭亂者爾。不知此髮髲審取是何物，且「髲」字書

[一] 麝：底本後有「香」字，據政和本草刪。
[二] 生平澤：政和本草無此三字，若非衍文，循例當爲本草經文。
[三] 男：底本無此字，據政和本草補。
[四] 作：底本無此字，據政和本草補。
[五] 父：底本作「人」，據政和本草改。

記所無，或作竿音，人今呼斑髮爲竿髮；書家亦呼亂髮爲「鬈」〔一〕，恐「髮」即舜音也。童男之理，未或全明。

【箋疏】

本草經人部有髮髲，名醫別録又列亂髮，陶弘景對此表示不理解，髮髲條注釋説云云，亂髮條又注釋説：「此常人頭髮爾」，「與髮髲療體相似。」按，陶弘景説「髲字書記所無」爲誤。説文：「髲，鬄也。」釋名釋首飾云：「髲，被也。髮少者得以被助其髮。鬄，剔也，剔刑人之髮爲之也。」則「髮髲」乃是用舊的假髮。

380 亂髮　微溫。主治欬〔二〕嗽，五淋，大小便不通，小兒驚癇，止血。鼻衄，燒之吹内立已。此常人頭髮爾，術家用己亂髮及爪燒，山人飲之相親愛。此與髮髲療體相似，若然則長此一件。

【箋疏】

陶弘景不能區別髮髲與亂髮，新修本草批評説：「陶弘景但知字書無髲字，竟不悟『髲』誤爲『髮』也。」本草綱目釋名項説：「髮髲，乃剪髢下髮也；亂髮，乃梳櫛下髮也。」髢同鬄，即是假髮，解釋見前。儘管髮髲與亂髮各自一物，但後世使用基本上不加區別。

〔一〕鬈：底本據政和本草改。

〔二〕欬：底本無此字，據政和本草補。

381 頭垢　主治淋閉不通。術云「頭垢浮針」，以肥膩〔一〕故耳，今當用悅〔二〕澤人者。其垢可丸，亦主噎，又治勞復也。

382 人屎　寒。主治時行大熱狂走，解諸毒，宜用絶乾者擣末，沸湯沃服之〔三〕。

人溺　治寒熱頭痛，溫氣。童男者尤良。

溺白垽　治鼻衄，湯火灼瘡。

東向圊廁〔四〕溺坑中青泥　治喉痺，消癰腫，若已有膿即潰。交、廣俚人用焦銅爲箭鏃射人，才傷皮便死，唯飲糞汁即差。而射豬狗不死，以其食糞故也。時行大熱，飲糞汁亦愈。今近城寺，別塞空罌〔五〕口，内糞倉中，積年得汁，甚黑而苦，名爲黄龍湯，治溫病垂死，飲皆差。若人初得頭痛，直飲溺數升，亦多愈，合葱豉作湯，彌佳。溺垽及青渥爲治並如所説。又婦人月水亦解毒箭並女勞復，浣褌汁亦善。扶南國舊有奇術，能禁令刀斫人不入，唯以月水塗刀便死，此是污穢壞神氣也。又人合藥，所以忌觸之。皮既一種物，故從屎溺之例。又人精和鷹屎，亦滅瘢。

【箋疏】

古代治療水準低下，面對嚴重疾病，經常使用各類「令人作嘔」的骯髒物事作爲藥物。如人部糞尿枯骨之類，除了催吐作用有可能減少經口染毒者毒物吸收以外，不應該有真實療效。其屢用不止，推考

---

〔一〕膩：底本無此字，據政和本草補。

〔二〕悅：底本作「傅」，據政和本草改。

〔三〕宜用……服之：底本無此句，據政和本草補。

〔四〕圊廁：底本漫漶，據政和本草補。

〔五〕罌：底本作「明」，據政和本草改。

原因大約三端：其一，巫術之厭勝原理，或醫術之「以毒攻毒」理論。如本草綱目人屎條的「四靈無價散」，主治痘瘡黑陷，腹脹危篤者，「用人糞、貓糞、犬糞等分，臘月初旬收埋高燥黃土窖内，至臘八日取出，砂罐盛之，鹽泥固濟，炭火煅令煙盡爲度。取出爲末，入麝香少許，研勻，瓷器密封收之」。專門説，「此爲劫劑」，「乃以毒攻毒」。其二，站在治療者的立場，可能更寧願病人因厭惡這些惡劣之品而拒絶服藥，使醫者比較容易擺脱治療失敗的尷尬。其三，從患者親屬的角度，也可因「已經採取如此極端的治療方案而依然無效」，從而獲得心理安慰。

383 **牛角鰓　下閉血，瘀血，疼痛[一]，女人帶下，下血。**燔之。味苦，無毒。

水牛角　治時氣寒熱頭痛。

**髓　補中，填骨髓。久服增年。**

髓　味甘，溫，無毒。主安五藏，平三焦，溫骨髓，補中，續絶傷，益氣，止泄利，消渴。以酒服之。

**膽　可丸藥。**

膽　味苦，大寒。除心腹熱渴，利口焦燥，益目精。此朱書牛角鰓、髓、其[二]膽，本經附出牛黄條中，此以類相從耳，非上品之藥，今拔出隨例在此，不關[三]件數，猶是黑書別品之限也。

心　主治虛忘。

---

[一] 疼痛：底本無此二字，據政和本草補。

[二] 其：從文義和本條結構來看，此字似衍文，意指本條牛角鰓、髓、膽皆爲朱書。

[三] 關：底本作「開」，據政和本草改。

肝　主明目〔一〕。

腎　主補腎氣，益精。

齒　主小兒牛癇。

肉　味甘，平，無毒。主消渴，止啘泄，安中益氣，養脾胃。自死者不良。

屎　寒。主水腫，惡氣。用〔二〕塗門户，著壁者。燔之，主鼠瘻，惡瘡。

黄犍牛、烏牯牛溺　主治水腫，腹脹脚滿，利小便。此牛亦榛牛爲好，青牛最良〔三〕，水牛爲可充〔四〕食爾。自死謂疫死，肉多毒。青牛腸不可共犬肉、犬血食之，令人成病也。

【箋疏】

本條雖以朱書牛角䚡爲標目，但據陶弘景説：「此朱書牛角䚡、髓、其膽，本經附出牛黄條中，此以類相從耳，非上品之藥，今拔出隨例在此，不關件數，猶是黑書别品之限也。」意思是本條中牛角䚡、髓、膽在本草經原本中附於牛黄條内，但畢竟不屬於上品，故本草經集注將之從牛黄中抽出，單列一條，與和牛有關的名醫别録文合併成一條，仍按名醫别録計數。陶注亦暗示牛黄爲上品，而本條不屬於上品。

説文「䚡，角中骨也」，本草綱目釋名項即循此解釋説：「此即角尖中堅骨也。牛之有䚡，如魚之有

〔一〕肝主明目：底本無此四字，據政和本草補。

〔二〕用：底本作「白」，據政和本草改。

〔三〕良：底本作「哀」，據政和本草改。

〔四〕充：底本作「死」，據政和本草改。

䚡，故名。」段玉裁不同意此説，説文解字注云：「骨當作肉，字之誤也。鄭注樂記『角觡生』曰：『無䚡曰觡。』謂角中堅實無肉者，麋鹿是也。許亦解觡爲骨角。亦謂中無肉者也。本草經牛角䚡下閉血、瘀血、瘀痛、女人帶下血。此則謂角之中角之本當中有肉之處，外有文理可觀。故陳藏器曰『久在糞土爛白者佳』。玉部曰『䚡理自外可以知中』，引伸謂凡物之文理也。」

384 **零[一]羊角**　**味鹹**、苦，**寒**、微寒，無毒。**主明目[二]，益氣，起陰，去惡血注下，辟蠱毒惡鬼不祥，安心氣，常不魘寐**，治傷寒，時氣寒熱[三]，熱在肌膚，溫風注毒伏在骨間，除邪氣[四]驚夢，狂越僻謬，及食噎不通。久服強筋骨，輕身，起陰，益氣，利丈夫。**生石城山川谷**，生華陰山，採無時。今出建平、宜都諸蠻中及西域。多兩角者，一角者爲勝。角甚多節，蹙蹙員繞。別有山羊角，極長，唯一邊有節，節亦疏大，不入方用。而爾雅云名羱羊，而羌夷云只此即名零羊角，甚能陟峻，短角者乃是山羊耳。亦未詳其正。

**【箋疏】**

説文：「麢，大羊而細角。」爾雅釋獸「麢，大羊」，郭璞注：「麢羊似羊而大，角員銳，好在山崖間。」本草經集注序錄寫作「零羊」「靈羊」，俗寫則作「羚羊」。

[一] 零羊角：政和本草作「羚羊角」。本草經集注序錄寫作零羊角、靈羊角。
[二] 目：底本作「日」，據政和本草改。
[三] 熱：底本無此字，據政和本草補。
[四] 邪氣：底本作「郁」，據政和本草改。

古代文獻涉及的羚羊品種異常複雜，各家說法差異甚大，本草各家意見歧出，涉及牛科多種動物，莫衷一是。說文以麢羊、羱羊（莧）爲兩種，新修本草則併爲一種，謂：「爾雅云『羚，大羊』。羊如牛大，其角堪爲鞍橋。一名羱羊，俗名山羊，或名野羊。善鬬至死。」這類羊角都比較發達粗大，與說文所言麢或莧的「細角」特徵不符，新修本草也說：「今用細如人指，長四五寸，蹙文細者。」本草綱目集解項說：「羚羊似羊，而青色毛粗，兩角短小；羱羊似吴羊，兩角長大；山驢，驢之身而羚之角，但稍大而節疏慢耳。」從品種來看，李時珍所言羚羊當是青羊，亦稱斑羚 *Naemorhedus goral*。明代以後則通常以牛科賽加羚羊 *Saiga tatarica* 爲正品。

**385 羖羊角** **味鹹、**苦，**溫、**微寒，無毒。**主治青盲，明目，殺疥蟲，止寒泄，辟惡鬼、虎狼，止驚悸，**治百節中結氣，風頭痛[一]及蠱毒，吐血，婦人產後餘痛。燒之殺鬼魅，辟虎狼。**久服安心，益氣力，輕身。生河西川谷。**取無時。勿使[二]中濕，濕即有毒。菟絲子爲之使。

羊髓　味甘，溫，無毒。主治男女傷中，陰氣不足，利血脉，益經氣。以酒服之。

青羊膽　主治青盲，明目。

羊肺　補肺，主治欬嗽。

羊心　止憂恚，膈氣。

---

[一] 痛：底本無此字，據政和本草補。

[二] 使：底本無此字，據政和本草補。

羊腎　補腎氣，益精髓。

羊齒　主治小兒羊[一]癇寒熱[二]。三月三日取之。

羊肉　味甘，大熱，無毒。主緩中，字乳餘疾，及頭腦大風汗出，虚勞寒冷，補中[三]益氣，安心止驚。

羊骨　熱。主虚勞，寒中，羸瘦。

羊屎　燔之，主治小兒泄利，腸鳴，驚癇。羖羊角方藥不甚用，餘皆入湯煎。羊有三四種，最以青色者爲勝，次則烏羊，其羪羺羊及虜中無角羊，正可噉食之，爲藥不及都下者，其乳髓則肥好也。羊肝不可合豬肉及梅子、小豆食之，傷人心，大病人。

**【箋疏】**

說文云：「羖，夏羊牡曰羖。」又說：「羭，夏羊牡曰羭。」夏羊是山羊，又稱黑羊，其雄體究竟爲「羖」還是爲「羭」，兩句必有一誤。段玉裁將後句校改爲「羭，夏羊牝曰羭」，注釋說：「牝各本作牡，誤。按，釋獸『夏羊牝羭，牡羖』，自郭所據牝牡字已互訛，引之者多誤，因之竄改說文，今正。下文『夏羊牡曰羖』，亦有訛作『夏羊牝曰羖』者。牝牡字易互訛，而羖必是牡，則知羭必是牝。爾雅『牝羭牡羖』，猶上文云『牡羒牝牂』也。急就篇『牂羖羯羠羝羭』，師古曰：『牂，吴羊之牝也。羝，牂羊之牡也。羭，夏羊之牝也。羖，夏羊之牡也。』此所據說文尚不誤。」按，今本爾雅釋畜云：「羊，牡羒，牝牂；夏羊，牡羭，牝羖。」郭璞注：「今人便以牂、羖爲白、黑羊名。」按此說法，仍以牝者爲羖羊。郝懿行義疏支持段玉裁的

〔一〕羊：底本作「癢」，據政和本草改。
〔二〕熱：底本無此字，據政和本草補。
〔三〕中：底本作「寒」，據政和本草改。

意見，表示：「段氏注改『牡』爲『牝』，云『羖必是牡，知羭必是牝』，其說是矣。」

本草家對「羖羊」的意見也不一致，陶弘景回避爭論，直接說：「羊有三四種，最以青色者爲勝，次則烏羊。」本草圖經先說「此青羝羊也，餘羊則不堪」，又說：「羊之種類亦多，而羖羊亦有褐色、黑白色者。毛長尺餘，亦謂之羖攊羊，北人引大羊以此羊爲群首。」本草綱目似受本草圖經影響，並不強調羖羊毛色，而說：「牡羊曰羖，曰羝。」從本草圖經所繪圖例來看，這種羖羊體型較大，角略盤曲，頷下無鬚，背上黑色塊面表示黑毛，反而接近於綿羊一類。

**386 犀角** **味苦、**鹹、酸，**寒、**微寒，無毒。**主百毒蠱注，邪鬼瘴氣，殺鉤吻、鴆羽、蛇毒，除邪，不迷惑魘寐，**治傷寒溫疫，頭痛寒熱，諸毒氣。**久服輕身，**駿健。**生永昌川谷**及益州。松脂之爲使，惡雚菌、雷丸。

今出武陵、交州、寧州諸遠山。犀有三[一]角，以額上者爲勝。又有通天犀，角上有一白縷，直上至端[二]，此至神驗。或云是水犀角，出水中。漢[三]書所云[四]「駭雞犀」者，以置米邊，雞皆驚駭[五]不敢啄；又置屋中，烏鳥不敢集屋上。昔者有人以犀爲纛，死於野中，有行人見有鳶飛翔其上，不敢下往者，疑犀爲異，抽取便群鳥競集。又云「通天犀」，夜露不濡，以此知之。凡犀，見成物皆被[六]蒸煮，不堪入

〔一〕三：政和本草作「二」。
〔二〕至端：底本無此二字，據政和本草補。
〔三〕漢：底本無此字，據政和本草補。
〔四〕云：底本作「去」，據政和本草改。
〔五〕駭：底本漫漶，據政和本草補。
〔六〕被：底本作「彼」，據政和本草改。

藥，唯生者爲佳。雖曰屑片，亦是已煮炙，況用屑乎？又有牸〔一〕犀，其角甚長，文理亦似犀，不堪藥用耳。

**【箋疏】**

犀，古代中國或有出産，但滅絶甚久，文獻記載多數出於傳聞，訛誤甚多，如辟塵、分水、駭雞、通天、燭怪等，皆是傳説，未可深信。爾雅釋獸「犀似豕」，郭璞注：「形似水牛，豬頭，大腹，庳脚。脚有三蹄，黑色。三角，一在頂上，一在額上，一在鼻上。鼻上者，即食角也，小而不橢。好食棘。亦有一角者。」中古以降，犀角都從外來，現在已知的犀牛物種，如印度犀 *Rhinoceros unicornis*、爪哇犀 *Rhinoceros sondaicus* 皆是獨角；黑犀 *Diceros bicornis*、蘇門犀 *Dicerorhinus sumatrensis* 爲雙角；但没有三角的犀。陶弘景言「犀有三角」，乃是根據郭璞注而來。

**387 鹿茸**　**味甘、**酸，**温、**微温，無毒。**主治漏下惡血，寒熱，驚癇，益氣強志，生齒，不老。**治虛勞洒洒如瘧，羸瘦，四支酸疼，腰脊痛，小便利，泄精溺血，破留血在腹，散石淋，癰腫，骨中熱，疽癢。

骨　安胎下氣，殺鬼精物，不可近陰，令痿。久服耐老。四月、五月解角時取，陰乾。使時燥。麻勃爲之使。

**角**　味鹹，無毒〔二〕。**主治惡瘡，癰腫，逐邪惡氣〔三〕，留血在陰中，**除少腹血痛，腰痛，折傷惡血，益氣。七

〔一〕牸：底本作「光」，據政和本草改。
〔二〕味鹹無毒：底本作「留血在陰中」後，據政和本草移。
〔三〕惡氣：底本無此二字，據政和本草補。

月采。杜仲爲之使。

髓 味甘，溫。主丈夫、女子傷中脉絶，筋急，欬逆。以酒服之，良[一]。

腎 平。主補腎氣。

肉 溫。補中，强五藏，益氣力。生者療口僻，割[二]薄之。野肉之中，唯麞鹿可食，生不羶腥，又非辰屬，八卦無主而兼能溫補，於人則生死無尤，故道家許聽爲脯，過其餘肉。雖牛、羊、雞、犬補益充肌膚，於亡魂皆爲愆責，並不足噉。凡肉脯炙之不動，及見水而動，及暴[三]之不燥，並殺人。又茅屋漏脯，即名漏脯，藏脯密器中名鬱脯，並不可食之。

【箋疏】

本草圖經云：「鹿茸並角本經不載所出州土，今有山林處皆有之。四月角欲生時取其茸，陰乾。以形如小紫茄子者爲上，或云茄子茸太嫩，血氣猶未具，不若分岐如馬鞍形者有力。茸不可齅，其氣能傷人鼻。七月采角。鹿年歲久者，其角堅好，煮以爲膠，入藥弥佳。」本草衍義云：「凡用茸，無須大嫩，唯長四五寸，茸端如馬瑙紅者最佳。」按，鹿種類甚多，以梅花鹿 *Cervus nippon* 和馬鹿 *Cervus elaphus* 爲常見，鹿茸亦主要采自此兩種雄體未骨化而帶茸毛的幼角，骨化以後即爲鹿角。

**388** 麞骨 微溫，主治虛損，泄精。

---

[一] 良：底本無此字，據政和本草補。
[二] 割：底本作「㓤」，據政和本草改。
[三] 暴：底本作「膠」，據政和本草改。

肉　溫。補益五藏。

髓　益氣力，悦澤人面。俗云白肉，正是麞。言其白膽易驚怖也。又呼爲麕，麕肉不可合鵠肉食之，成癥瘤也。

【箋疏】

爾雅釋獸云：「麕，牡麌，牝麜，音栗，其子麆。其迹解，絶有力豣。」郝懿行義疏：「詩野有死麕，釋文引草木疏云：麕，麞也，青州人謂之麕。麞或作獐，鄭注考工記云：齊人謂麕爲麞。」本草圖經云：「今陂澤淺草中多有之。亦呼爲麕。麞之甚多，麕其總名也。有有牙者，有無牙者，用之皆同。然其牙不能噬齧。崔豹古今注曰：麞有牙而不能噬，鹿有角而不能觸是也。」所謂有牙與無牙，李時珍觀察較爲準確，集解項云：「麞秋冬居山，春夏成對。似鹿而小，無角，黄黑色，大者不過二三十斤。雄者有牙出口外，俗稱牙麞。」本草圖經圖繪所表現者，即是鹿科動物麞 *Hydropotes inermis*。

389 虎骨　主除邪惡氣，殺鬼注毒，止驚悸，治惡瘡鼠瘻。頭骨尤良。

膏　治狗嚙瘡。

爪　辟惡魅。

肉　治恶心欲嘔，益氣力。俗云熱食虎肉，壞人齒，信自如此。虎頭作枕，辟惡魘；以置户上，辟鬼。鼻懸户上令生男兒。骨雜朱畫符療邪。鬚療齒痛。爪以繫小兒臂，辟惡鬼。

【箋疏】

虎在古代爲常見猛獸，本草綱目釋名項李時珍説：「虎，象其聲也。魏子才云：其文從虍從几，象其蹲踞之形。從人者非也。揚雄方言云：陳、魏之間，謂之李父。江淮、南楚之間，謂之李耳，或謂之䖊䖘。自關東西謂之伯都。珍按：李耳當作狸兒。蓋方音轉狸爲李，兒爲耳也。今南人猶呼虎爲貓，即此意也。郭璞謂虎食物，值耳則止，故呼李耳，觸其諱。應劭謂南郡李翁化爲虎，故呼李耳。皆穿鑿不經之言也。爾雅云：虎，淺毛曰虦貓，音棧。白虎曰甝，音含。黑虎曰虪，音育。似虎而五指曰貙，音傴，似虎而非真曰彪，似虎而有角曰虒，音嘶。」

**390** 豹肉　味酸，平，無毒[一]。主安五藏，補絶傷，輕身益氣。久服[二]利人。豹至稀有，爲用亦鮮，惟尾可貴。

【箋疏】

豹有數種，據本草圖經有赤豹、玄豹、白豹等，但從本草圖經所繪郢州豹肉來看，主要是指貓科動物金錢豹 *Panthera pardus*。

**391** 狸骨　味甘，溫，無毒。主治風注、尸注、鬼注，毒氣在[三]皮中淫躍如針刺者，心腹痛，走無常處，及

[一] 無毒：底本無此二字，據政和本草補。
[二] 益氣久服：底本無此四字，據政和本草補。
[三] 在：底本無此字，據政和本草補。

鼠瘻惡瘡。頭骨尤良。

肉　亦治諸注。

陰莖　治月水不通，男子陰頽，燒之，以東流水服之。狸類又甚多，今此用虎狸，無用貓[一]者，貓狸亦好。其骨至難別，自取乃可信。又有⿰犭迅[二]，音信，色黄而臭，肉亦主鼠瘻，及狸肉作羹如常食法並佳。

**【箋疏】**

狸品類甚多，通常指貓科動物豹貓 *Prionailurus bengalensis* 之類。家貓 *Felis catus* 體型較狸爲小，故又稱爲狸奴。

**392** 兔頭骨　平，無毒。主治頭眩痛，癲疾。

骨　主治熱中消渴。

腦　治凍瘡。

肝　主治目暗。

肉　味辛，平，無毒。主補中益氣。兔肉乃大美，亦益人。妊娠[三]不可食，令子脣缺。其肉又不可合白雞肉食之，令人

[一] 貓：底本無此字，據政和本草補。

[二] ⿰犭迅：政和本草作「狸」。

[三] 妊娠：底本作「壬身」，據政和本草改。

面發黄。合獺肉食之，令[一]人病遁尸。

【箋疏】

説文云：「兔，獸名，象踞，後其尾形。」本草綱目集解項云：「按事類合璧云：兔大如狸而毛褐，形如鼠而尾短，耳大而鋭。上脣缺而無脾，長鬚而前足短。尻有九孔，趺居，趫捷善走。舐雄豪而孕，五月而吐子。其大者爲㕙，音綽，似兔而大，青色，首與兔同，足與鹿同。故字象形。或謂兔無雄，而中秋望月中顧兔以孕者，不經之説也。今雄兔有二卵，古樂府有『雄兔脚撲速，雌兔眼迷離』，可破其疑矣。」兔科動物種類甚多，這些描述看不出具體品種。

**393 丹雄雞** **味甘，微温**、微寒，無毒。**主治女人崩中漏下赤白沃，補虚，温中止血，**久傷乏瘡[二]。**通神，殺毒，辟**[三]**不祥。**

**頭** **主殺鬼。**東門上者彌良。

白雄雞肉　味酸[四]，微温。主下氣，治狂邪，安五藏，傷中消渴。

[一] 令：底本作「合」，據政和本草改。

[二] 久傷乏瘡：底本作「不傷之瘡」，據政和本草改。

[三] 辟：底本無此字，據政和本草補。

[四] 味酸：底本無此二字，據政和本草補。

烏雄雞肉　微[一]溫。主補中，止痛。

膽　微寒。主治目不明，肌瘡。

心　主治五邪。

血　主治踒折，骨痛及痿痹。

**肪　主治耳聾。**

**雞腸**　平[二]。**主治遺尿，小便數不禁。**

肝及左翅毛　主起陰。

冠血　主治乳難。

**肶胵裹黃皮**　微寒。**主治泄利，**小便利，遺溺，除熱止煩。

**矢白**　微寒。**主治消渴，傷寒，寒[三]熱，**破石淋及轉筋，利小便，止遺溺，滅瘢痕。

黑[四]雌雞　主治風寒濕痹，五緩六急，安胎。

其血平[五]，無毒。治中惡腹痛，及踒折骨痛，乳難。

**翮羽　主下血閉。**

---

[一] 微：底本無此字，據政和本草補。

[二] 平：政和本草無此字。

[三] 寒：：底本無此字，據政和本草補。

[四] 黑：底本作「里」，據政和本草改。

[五] 平：底本在「無毒」後，據文例改。政和本草無此字。

黃雌雞　味酸、甘〔一〕，平。主治傷中消渴，小便數不禁，腸澼泄利，補益五藏，續絶傷，治勞，益氣力。

肋骨　主治小兒羸瘦，食不生肌。

**雞子　主除熱火瘡，治癇痓。可作虎魄神物。**

卵白　微寒。治目熱赤痛，除心下伏熱，止煩滿欬逆，小兒下泄，婦人産難，胞衣不出，醯漬之一宿，治黃疸，破大煩熱。

卵中白皮　主治久欬結氣，得麻黃、紫菀和〔二〕服之，立已。

**雞白蠹肥脂。生朝鮮平澤。**雞，此例又甚多。云雞子作虎魄者，用欲毈〔三〕卵黃白混雜煮作之，亦極相似，唯不拾芥耳。又煮白合銀口含，須臾色如金。雞子不合葫蒜及李子食之。烏〔四〕雞肉不可合犬肝、犬腎食之。小兒食雞肉好生蚘蟲。又雞不可合芥葉蒸之。朝鮮乃在玄兔、樂浪，不應總是雞所出。今云「白蠹」，不知是何物，恐此別一種爾。

**【箋疏】**

家雞皆由雉科動物原雞 *Gallus gallus* 馴化而來，大小、形態、毛色各異。所謂「丹雄雞」，本草衍義謂「今言赤雞者是也，蓋以毛色言之」，即家雞之毛色紅赤者。至於本草取丹雄雞立條，藝文類聚卷九十一引春秋説題辭云：「雞爲積陽，南方之象，火陽精，物炎上。故陽出雞鳴，以類感也。」正與本草經丹雄

〔一〕甘：底本無此字，據政和本草補。
〔二〕和：底本無此字，據政和本草補。
〔三〕毈：底本作「假」，據政和本草改。
〔四〕烏：底本作「焉」，據政和本草改。

雞「通神、殺毒、辟不祥」的功效相呼應。

**394** 白鵝膏　主治耳卒聾，以灌之。

毛　主治射工水毒。

肉　平。利五藏。東川多溪毒，養鵝以辟之〔一〕，毛羽亦佳。中射工者飲血，又以塗身，鵝未必食射工，特以威相制爾。乃言鵝不食生蟲，今鵝子亦啖蚯蚓輩。

【箋疏】

鵝是由鴻雁馴養而來的家禽，爾雅釋鳥「舒雁，鵝」，邢昺疏引李巡曰：「野曰雁，家曰鵝。」

**395** 鷹屎白　主治傷撻，滅瘢。止〔二〕單用白，亦不能滅瘢，復應合諸藥，殭蠶、衣魚之屬，以爲膏也。

【箋疏】

所謂「屎白」，指禽鳥糞便之白色部分，前後文提到还有雞屎白、雁屎白、雀屎白，鸕鷀屎條陶弘景也說「擇用白處」，作用基本相同，皆爲「滅瘢」。按，禽鳥排泄和排遺共用一個泄殖腔口，排泄物之白色部

〔一〕之：底本作「是」，據政和本草改。

〔二〕止：底本作「正」，據政和本草改。

分主要是尿液中尿酸的結晶。因爲代謝的緣故，鳥類尿液主要是尿酸而不含尿素，酸性特别高，故有強烈腐蝕性，滅瘢之説即由此而來。

396 雉肉 味酸，微寒，無毒。主補中益氣力，止泄利，除蟻瘻。雉雖非辰屬，而正是离禽，丙[一]午日不可食者，明其王於火也。

【箋疏】

雉種類甚多，説文言「雉有十四種」，爾雅釋鳥亦有鷂雉、鷮雉、鳪雉、鷩雉、秩秩、海雉、鸐、山雉、雗雉、鵫雉等多種，乃是雉科多種鳥類的總名。本草圖經説「爾雅所載雉名尤衆，今人鮮能盡識」，即是此意。本草圖經又説：「江淮、伊洛間有三種。尾長而小者爲山雞，人多畜之樊中，則所謂翟、山雉者也；江南又有一種，白而背有細黑文，名白鷴，亦堪畜養，彼人食其肉，亦雉之類也。其餘不復用之。」其中尾長之山雞，應該是長尾雉屬的幾種鳥類，如白冠長尾雉 *Syrmaticus reevesi* 之類；白鷴則爲同科鳥類 *Lophura nycthemera*。陶弘景説「雉雖非辰屬，而正是離禽，丙午日不可食者，明王於火也」。意指雉雖不屬十二辰對應動物，但八卦配離，故言「王於火」。

---

[一] 丙：底本避諱作「景」，據政和本草改。

397 雀卵　味酸，溫，無毒。主下氣，男子陰痿[一]不起，強之令熱，多精有子。

腦　主治耳聾。

頭血　主治雀盲。

雄雀矢　治目痛，決癰癤，女子帶下，溺不利，除疝瘕。五月取之良。雀性利陰陽，故卵亦然。術云：雀卵和天雄丸服之，令莖大不衰。人患黄昏間目無所見，謂之爲雀盲，其頭血療之。雄雀矢，兩頭尖是也，亦療齲齒。雀肉不可合李食之，亦忌合醬食，妊身尤禁也。

【箋疏】

說文「雀，依人小鳥也」，段玉裁注：「今俗云麻雀者是也，其色褐，其鳴節節足足。」本草綱目釋名云：「雀，短尾小鳥也。故字從小，從隹。隹音錐，短尾也。棲宿檐瓦之間，馴近階除之際，如賓客然，故曰瓦雀、賓雀，又謂之嘉賓也。俗呼老而斑者爲麻雀，小而黄口者爲黄雀。」集解項又說：「雀，處處有之。羽毛斑褐，頷嘴皆黑。頭如顆蒜，目如擘椒。尾長二寸許，爪距黄白色，躍而不步。其視驚瞿，其目夜盲，其卵有斑，其性最淫。小者名黄雀，八九月群飛田間。體絶肥，背有脂如披綿。」此即文雀科麻雀屬的幾種禽鳥，分佈最廣泛者爲樹麻雀 *Passer montanus*。

398 **鸛骨　味甘，無毒。主治鬼蠱諸注毒，五尸心腹疾。**鸛亦有兩種，似鵠而巢樹者爲白鸛，黑色曲頸者爲陽烏

[一] 痿：底本作「瘻」，據政和本草改。

鸛，今此用白者。

【箋疏】

本條證類本草著録爲名醫别録藥，新輯本據太平御覽卷九二五引神農本草「鸛骨，味甘，無毒。治鬼蠱諸注，五尸心腹疾」，將其取爲本草經藥。

詩經東山「鸛鳴于垤」，陸璣疏云：「鸛，鸛雀也。似鴻而大，長頸赤喙，白身黑尾翅。樹上作巢，大如車輪，卵如三升盃。望見人按其子令伏，徑舍去。一名負釜，一名黑尻，一名背竈，一名皂裙。又泥其巢一傍爲池，含水滿之，取魚置池中，稍稍以食其雛。」本草綱目集解項云：「鸛似鶴而頂不丹，長頸赤喙，色灰白，翅尾俱黑。多巢于高木。其飛也，奮於層霄，旋繞如陣，仰天號鳴，必主有雨。」據李時珍所説，此即鸛科白鸛 *Ciconia ciconia*。至於本草經集注説黑色曲頸之陽烏鸛，即本草拾遺之陽烏，爲同科黑鸛 *Ciconia nigra*。

**399** 雄鵲[一] 味甘，寒，無毒。主治石淋，消結熱。可燒作灰，以石投中散解者，雄也。五月五日鵲腦入術家用。一名飛駮烏。烏之雌雄難别，舊言其翼左覆右是雄，右覆左是雌。又燒毛作屑内水中，沉者是雄，浮者是雌。今云投石，恐止是鵲耳，餘鳥未必爾。並未試之。

---

[一] 雄鵲：政和本草作「雄鵲肉」。

【箋疏】

本草綱目集解項李時珍説：「鵲，烏屬也。大如鴉而長尾，尖觜黑爪，綠背白腹，尾翮黑白駁雜，上下飛鳴，以音感而孕，以視而抱。季冬始巢，開户背太歲向太乙。知來歲風多，巢必卑下。故曰乾鵲知來，狌狌知往。段成式云：鵲有隱巢木如梁，令鷙鳥不見。人若見之，主富貴也。鵲至秋則毛毨頭禿。淮南子云：鵲矢中蝟。蝟即反而受啄，火勝金也。」此即鴉科禽鳥喜鵲 *Pica pica*，毛色黑白駁雜，黑色而有紫色、藍綠色光澤，故稱「飛駁烏」。

**400 伏翼** **味鹹，平**，無毒。**主治目瞑**癢痛，治淋，利水道，**明目，夜視有精光。久服令人喜樂，媚好無憂。一名蝙蝠。生太山川谷**及人家屋間。立夏後採，陰乾。莧實、雲實爲之使。伏翼目及膽，術家用爲洞視法，自非白色倒懸者，亦不可服之也。

【箋疏】

爾雅釋鳥「蝙蝠，服翼」，郭璞注：「齊人呼爲蟙蠌，或謂之仙鼠。」方言云：「蝙蝠，自關而東謂之服翼，或謂之飛鼠，或謂之老鼠，或謂之僊鼠。」新修本草引李當之「即天鼠也」。王羲之十七帖天鼠膏帖云：「天鼠膏治耳聾，有驗否，有驗者乃是要藥。」此天鼠疑即是伏翼。伏翼爲翼手目多種動物的通稱，一般以蝙蝠科伏翼 *Pipistrellus abramus*、東方蝙蝠 *Vespertilio superans* 較爲常見。因爲具有滑翔飛行能力，所以在爾雅中伏翼被歸爲禽鳥類。

**401 蝟皮** **味苦，平，**無毒。**主治五痔，陰蝕，下血赤白五色，血汁不止，陰腫痛引腰背。酒煮殺之。**又主腹痛疝積，亦燒爲灰，酒服之。**生楚山川谷**田野。取無時，勿使中濕。得酒良，畏桔梗、麥門冬。田野中時有此獸，人犯近，便藏頭足，毛刺人，不可得捉。能跳入虎耳中，而見鵲便自仰腹受啄，物有相制，不可思議爾。其脂烊鐵注中，内少水銀，則柔如鉛錫矣。

**【箋疏】**

爾雅釋獸「彙，毛刺」，郭璞注：「今蝟，狀似鼠。」本草經集注說：「田野中時有此獸，人犯近，便藏頭足，毛刺人，不可得捉。能跳入虎耳中，而見鵲便自仰腹受啄，物有相制，不可思議爾。」按，「蝟」今通寫作「猬」，即猬科動物普通刺猬 *Erinaceus europaeus*、短刺猬 *Hemichianus dauricus* 之類。

陶弘景説蝟「能跳入虎耳中，而見鵲便自仰腹受啄」，廣雅釋蟲「虎王，蝟也」即由此而來。按，易林云：「虎饑欲食，見蝟而伏。」又説：「李耳彙鵲，更相恐怯，偃而以腹，不能距格。」李耳即是虎，彙即刺蝟，廣雅疏義解釋説：「彙與虎、鵲三物相遇，如蛇與吴公、蛤蟆之互相制然，故更相恐怯也。」

**402 石龍子**[一] **味鹹，寒，**有小毒。**主治五癃，邪結氣，破石淋下血，利小便水道。一名蜥蜴，**一名山龍子，一名守宮，一名石蜴。**生平陽川谷**及荆山石間。五月取，著石上令乾。惡流黄、班苗、無荑。其類有四種：一大形，純黄色，爲蛇醫母，亦名蛇舅母，不入藥；次似蛇醫，小形長尾，見人不動，名龍子；次有小形而五色，尾青碧可愛，名蜥蜴，並

[一] 石龍子：本草經集注序錄畏惡七情表稱作「蜥蜴」。

不螫人；一種喜緣籬壁，名蝘蜓，形小而黑，乃言螫人必死，而未常聞中人。按，東方朔云「是非守宮，則蜥蜴」，如此蝘蜓名守宮矣。以朱飼之，滿三斤，殺。乾末，以塗女子身，有交接事便脱，不爾如赤誌，故謂守宮。今此一名守宮，猶如野葛、鬼臼之義也，殊難分別。

【箋疏】

爾雅釋魚「蠑螈，蜥蜴；蜥蜴，蝘蜓；蝘蜓，守宮也」，郭璞注：「轉相解，博易語，別四名也。」邢昺疏：「蠑螈、蜥蜴、蝘蜓、守宮，一物形狀相類而四名也。」或許可以這樣理解，按照爾雅之意，蠑螈、蜥蜴、蝘蜓、守宮等四名，其實是具有某一共同特徵的爬行動物的通稱，這四個名稱基本等義——至於這些名稱是否指代同一生物種，則因地域、時代而異，甚至因不同作者而異。

本草經成書東漢早期，此時代蠑螈、蜥蜴、蝘蜓、守宮等，概念已經細化，各有所指，而「石龍子」則能囊括全部，故用作正名，注別名蜥蜴。年代稍晚的名醫別錄又補充別名山龍子、守宮、石蜴。與名醫別錄時間相近的古今注也説：「蝘蜓，一曰守宮，一曰龍子，善於樹上捕蟬食之。其長細五色者，名爲蜥蜴；其短大者，名爲蠑螈，一曰蛇醫。大者長三尺，其色玄紺，善魅人，一曰玄螈，一名緑螈。」此似以蝘蜓、守宮、龍子爲大概念，囊括蜥蜴、蠑螈等次級概念。陶弘景作本草經集注，乃將石龍子細分爲四種，皆有明確的指代，故陶云云，其所對應具體物種，尚難絶對明確。

可注意的是，陶弘景對守宮的意見。所謂「東方朔云，是非守宮，則蜥蜴」，語出漢書東方朔傳：「上嘗使諸數家射覆，置守宮盂下，射之，皆不能中。朔自贊曰：臣嘗受易，請射之。乃別著布卦而對曰：臣以爲龍又無角，謂之爲蛇又有足，跂跂脉脉善緣壁，是非守宮即蜥蜴。」可見，守宮與蜥蜴仍然是一類二物。陶弘景「小形而五色，尾青碧可愛，並不螫人」者定義爲蜥蜴；「喜緣籬壁，名蝘蜓，形小而黑」者稱爲蝘蜓，懷疑此即守宮。並引出「守宮砂」的傳説：「以朱飼之，滿三斤，殺，乾末。以塗女子身，有交接事便脱，不爾如赤志，故謂守宮。」按，此傳説漢代已有，太平御覽卷九四六引淮南萬畢術云：「守宮飾女臂，有文章。取守宮新合陰陽者，牝牡各一，藏之甕中，陰乾百日，以飾女臂，則生文章。與男子合陰陽，輒滅去。」又云：「取七月七日守宮陰乾之，治合，以井花水和，塗女人身，有文章，則以丹塗之，不去者不淫，去者有奸。」

新修本草仍同意石龍子分爲四種，但與陶説有所不同，有論云：「此言四種者，蛇師生山谷，頭大尾短小，青黄或白斑者是。蝘蜓似蛇師，不生山谷，在人家屋壁間，荊楚及江淮人名蝘蜓，河濟之間名守官，亦名榮螈，又名蝎虎，以其常在屋壁，故名守宮，亦名壁宮，未必如術飼朱點婦人也，此皆假釋爾。其名龍子及五色者，並名蜥蜴，以五色者爲雄而良，色不備者爲雌，劣爾。形皆細長，尾與身相類，似蛇著四足，去足便直蛇形也。蛇醫則不然。按爾雅亦互言之，並非真説。又云朱飼滿三斤，殊爲謬矣。」蘇敬乃以蛇師、蝘蜓（守宮、蠑螈、蝎虎）、蜥蜴（龍子）、蛇醫爲四種。否認守宮與「守宮砂」的關係，認爲蝘蜓之類活動在人家牆壁之間，所以得名「守宮」。

本草圖經則試圖調和諸説，將石龍子根據生境析分爲兩類：生於草澤山野爲蠑螈、蜥蜴；生於人家壁間爲蝘蜓、守宮。本草綱目大致遵循本草圖經的意見略有補充。石龍子條集解項李時珍説：「諸説不定。大抵是水、旱二種，有山石、草澤、屋壁三者之異。本經惟用石龍，後人但稱蜥蜴，實一物也。且生山石間，正與石龍、山龍之名相合，自與草澤之蛇師、屋壁之蝘蜓不同。蘇恭言蛇師生山谷，以守宮爲蠑螈，蘇頌以草澤者入藥，皆與本經相戾。術家祈雨以守宮爲蜥蜴，謬誤尤甚。今將三者考正於左，其義自明矣。生山石間者曰石龍，即蜥蜴，俗呼豬婆蛇；似蛇有四足，頭扁尾長，形細，長七八寸，大者一二尺，有細鱗金碧色；其五色全者爲雄，入藥尤勝。生草澤間者曰蛇醫，又名蛇師、蛇舅母、水蜥蜴、蠑螈，俗亦呼豬婆蛇；蛇有傷，則銜草以敷之，又能入水與魚合，故得諸名；狀同石龍而頭大尾短，形粗，其色青黃，亦有白斑者，不入藥用。生屋壁間者曰蝘蜓，即守宮也；似蛇醫而短小，灰褐色，並不螫人，詳本條。又按夷堅志云：劉居中見山中大蜥蜴百枚，長三四尺，光膩如脂，吐雹如彈丸，俄頃風雷作而雨雹也。」

本草綱目將石龍子特指爲生山石間者，一名蜥蜴，「似蛇有四足，頭扁尾長，形細，長七八寸，大者一二尺，有細鱗金碧色」；生草澤間者名蛇醫，一名水蜥蜴，一名蠑螈，不入藥；生人家壁間爲蝘蜓，亦即守宮，「似蛇醫而短小，灰褐色，並不螫人」。從描述大致可以判斷，這種石龍子（蜥蜴）爲石龍子科石龍子 *Eumeces chinensis*、藍尾石龍子 *Eumeces elegans* 之類，其中藍尾石龍子，當即陶弘景所言「尾青碧可愛」者；蠑螈（蛇醫）爲蠑螈科東方蠑螈 *Cynops orientalis* 之類；蝘蜓（守宮）爲壁虎科中國壁虎 *Gekko chinensis*、無蹼壁虎 *Gekko swinhonis*、多疣壁虎 *Gekko japonicus* 之類。

**403** 露**蜂房**〔一〕　**味苦**，鹹，**平**，有毒。**主治驚癇瘈瘲，寒熱邪氣，癲疾，鬼精蠱毒，腸痔，火熬之良。**又治蜂毒，毒腫。一名蜂腸，一名百穿，一名蜂𧍙。**生牂牁山谷。**七月七日採，陰乾。惡乾薑、丹參、黄芩、勺藥、牡

〔一〕　露蜂房：本草經集注序錄畏惡七情表及醫心方皆作「蜂房」，然根據本條陶弘景注釋，仍依「露」爲説，故取「露蜂房」爲標題。蜂房：底本作「露蜂房」，據改，醫心方亦作「蜂房」。

厲。此蜂房多在樹腹中及地中，今此曰露蜂，當用人家屋間及樹枝間苞裹者。乃遠舉牂牁，未解所以。

【箋疏】

蜂房即是蜂巢，但何以名「露」蜂房，陶弘景亦覺得費解，推測「當用人家屋間及樹枝間苞裹者」；蜂房各處皆有，本草經卻記載産地爲牂牁山谷，亦表示「遠舉牂牁，未解所以」。新修本草認爲「露」是風霜雨露之意，所以主張「用樹上懸得風露者」，而「非人家屋下小小蜂房也」；並説這種蜂「黄黑色，長寸許，蠆馬牛人，乃至欲死者」。據此蜀本草明確説：「樹上大黄蜂窠也，大者如甕，小者如桶。」此即通常説的「馬蜂窩」，應該是馬蜂科黄星長腳黄蜂 *Polistes mandarinus*，以及胡蜂科大胡蜂 *Vespa crabro*、黑尾胡蜂 *Vespa ducalis* 之類的蜂房。

按，「露」至少有三意可能與本草經藥名露蜂房有關。一是露水，即新修本草所言「風露」。一是露天，及由此引申出的野生之意，其被明確指爲大黄蜂之類，原因或在於此。一是敗壞之意，方言「露，敗也」，露蜂房亦可能是「敗蜂房」之意，如本草之敗蒲席、敗鼓皮之類，指已經廢棄的蜂巢。名醫别録謂露蜂房一名「蜂勦」，證類本草小字注「音窠」。字書無此字，疑是「勦」字之省，字彙補云：「勦，與巢同。」引張公神碑「䳭鵠勦兮乳徘徊」爲書證。

**404 蚱蟬** **味鹹**、甘，**寒**，無毒。**主治小兒驚癇，夜啼，癲病，寒熱**，驚悸，婦人乳難，胞衣不出，又墮胎。**生楊柳上。**五月採，蒸乾之，勿令蠹。「蚱」字音作「笮」，即是啞蟬。啞蟬，雌蟬也，不能鳴者。蟬類甚多。莊子云「蟪蛄不知春秋」，則是今四月、五月小紫青色者；而離騷云「蟪蛄鳴兮啾啾，歲暮兮不自聊」，此乃寒螿爾，九月、十月中，鳴甚凄急。又，二月中便鳴者名蟶母，似寒螿而小；七月、八月鳴者名蛁蟟，色青，今此云生楊柳樹上是。詩云「鳴蜩嘒嘒」者，形大而黑，傴僂丈夫，止是掇此。昔人啖之，故禮有雀、鷃、蜩、范，范有冠，蟬有緌，亦謂此蜩。此蜩復五月便鳴。俗云五月不鳴，嬰兒多災，今其療亦專主小兒也。

【箋疏】

「蚱蟬」一詞只見於本草方書，如何與經史書中有關「蟬」的詞彙作名實對應，注釋家意見不一。陶弘景云云，提出一種解釋思路，後世則有不同意見。

雄蟬腹部有發音器，發出聲音吸引雌蟬交配，説文謂蟬「以旁鳴者」即此；雌蟬發音器結構不完整，不發聲，即陶弘景説「啞蟬，雌蟬也，不能鳴者」。從本草經所記蚱蟬功效來看，主「小兒驚癇夜啼」，若指啞蟬，似更符合傳統思維邏輯；而別録把蚱蟬當作鳴蟬，則主「小兒癇絶不能言」，與之正好相反。因此，陶弘景的看法也非完全無因。通志昆蟲草木略支持陶説，有云：「蟬之類多，爾雅及他書多謬悠，惟陶弘景之注近之。本草蚱蟬注云：瘂蟬也。瘂蟬，雌蟬也，不能鳴者。」

但後世絶大多數本草家皆以陶弘景的意見爲非，認爲蚱蟬是鳴蟬。新修本草引別録「蚱者，鳴蟬也，主小兒癇，絶不能言」，指責陶弘景「今云啞蟬，啞蟬則雌蟬也，極乖體用」。蜀本草圖經也説：「此鳴蟬也，六月、七月收，蒸乾之。陶云是啞蟬，不能鳴者，雌蟬也。二説既相矛盾，今據玉篇云『蚱者，蟬聲也』，如此則非啞蟬明矣。」本草圖經亦贊成新修本草的意見，有論云：「蟬類甚多，爾雅云『蝒，馬蜩』，郭璞注云：『蜩中最大者爲馬蟬。』今夏中所鳴者，比衆蟬最大。陶又引詩『鳴蜩嘒嘒』，云是形大而黑，昔人所噉者。又禮冠之飾附蟬者，亦黑而大，皆此類也。然則爾雅所謂馬蜩，詩人所謂鳴蜩，月令禮家所謂蟬，本草所謂蚱蟬，其實一種。蟬類雖衆，而爲時用者，獨此一種耳。」本草綱目也說：「夏月始鳴，大而色黑者，蚱蟬也，又曰蝒，曰馬蜩，豳詩『五月鳴蜩』者是也。頭上有花冠，曰螗蜩，曰蝘，曰胡蟬，蕩詩『如蜩如螗』者是也。具五色者，曰蜋蜩，見夏小正。並可入藥用。」本草圖經、本草綱目皆以大而色黑者爲蚱蟬，應該指黑蟬 *Cryptotympana pustulata*。

至於新修本草引別錄「殼名枯蟬，一名伏蜟」。按，伏蜟亦作「復蜟」「蝮蜟」，此處是指若蟲羽化後留下的空殼，通常稱爲蟬蛻。論衡道虛云：「萬物變化，無復還者。復育化爲蟬，羽翼既成，不能復化爲復育。」論死篇又云：「蟬之未蛻也，爲復育；已蛻也，去復育之體，更爲蟬之形。」則作「復育」，專指蟬的若蟲，與別錄不同。

405 **白殭蠶** **味鹹**、辛，**平**，無毒。**主治小兒驚癇夜啼，去三蟲，滅黑䵟，令人面色好，男子陰瘍病**，女子崩中赤白，產後餘痛，滅諸瘡瘢痕。**生潁川平澤。**四月取自死者，勿令中濕，濕有毒，不可用。人家養蠶時，有合箔皆殭者，即暴燥都不壞。今見小白色，似有鹽度者爲好。末以塗馬齒，即不能食草，以桑葉拭去乃還食，此明蠶即馬類也。

**【箋疏】**

本草經集注云：「人家養蠶時，有合箔皆殭者，即暴燥都不壞。」本草綱目釋名項說：「蠶病風死，其色自白，故曰白殭。死而不朽曰殭。」此爲蠶蛾科家蠶 *Bombyx mori* 的幼蟲感染白殭菌 *Beauveria bassiana* 的死體。

**406 桑螵蛸　味鹹**、甘，**平**，無毒。**主治傷中，疝瘕，陰痿，益精生子，女子血閉腰痛，通五淋，利小便水道。**又治男子虚損，五藏氣微，夢寐失精，遺溺。久服益氣養神。**一名蝕肬。生桑枝上，**螳蜋子也。二月、三月採蒸之，當火炙，不爾令人泄。得龍骨治泄精，畏旋復花。俗呼螳螂爲蛅螂，逢樹便產，以桑上者爲好，是兼得桑皮之津氣。市人恐非真，皆令合枝斷取之爾，僞者亦以膠著桑枝之上也。

**【箋疏】**

爾雅釋蟲「莫貈，蟷蜋，蛑」，郭璞注：「螗蜋，有斧蟲，江東呼爲石蜋。」郝懿行義疏云：「蟷蜋，説文作堂蜋。云堂蜋一名蚚父。按，蚚父即拒斧也。高誘注呂覽仲夏紀云：螳蜋一曰天馬，一曰齕疣。兖州謂之拒斧。淮南注作巨斧，義俱通耳。此蟲有臂如斧，故莊子人間世篇云：螳蜋怒其臂以擋車軼，不知不勝任也。韓詩外傳云：此爲天下勇蟲矣。螳螂，今呼爲刀螂，聲之轉也。」爾雅釋蟲又云：「不過，蟷蠰。其子蜱蛸。」郭注：「蟷蠰，螗蜋别名也。一名蟳蟭，蟷蠰卵也。」月令云「小暑至，螳螂生」，鄭玄注：「螵蛸母也。」至於「莫貈」與「蟷蠰」是一是二，注釋家莫衷一是。藝文類聚卷九七引鄭志答王瓚問曰：「爾雅云莫貈，螳蜋同類物也。今沛魯以南謂之蟷蠰，三河之域謂之螳蜋，燕趙之際謂之食肬，齊濟以東謂之馬敫。然名其子則同云螵蛸，是以注云螳螂螵蛸母也。」按，桑螵蛸爲螳螂目多種昆蟲所産卵鞘，一般以螳螂科中華綠螳螂 *Paratenodera sinensis*、南方刀螂 *Tenodera aridifolia* 爲主流，故鄭玄將螳螂釋爲「螵蛸母」，而不加以分别。

**407 䗪蟲　味鹹，寒，**有毒。**主治心腹寒熱洗洗，血積癥瘕，破堅，下血閉，生子大良。一名地鱉，**一名土鼈。**生河東川澤**及沙中、人家牆壁下土中濕處。十月暴乾。畏皂莢、昌蒲。形扁扁如鱉，故名土鼈，而有甲不能飛，小有臭氣，今人家亦有之。

【箋疏】

周禮秋官赤犮氏「凡隙屋，除其貍蟲」，鄭玄注：「貍蟲，䗪肌蛷之屬。」諸家對䗪蟲的形態描述清楚，新修本草云：「此物好生鼠壤土中及屋壁下，狀似鼠婦，而大者寸餘，形少似鱉，無甲，但有鱗也。」結合本草圖經所繪圖例，此即鱉蠊科中華地鱉 *Eupolyphaga sinensis*、冀地鱉 *Polyphaga plancyi* 之類，古今品種沒有變化。

408 **蠐螬　味鹹，微溫**、微寒，有毒。**主治惡血，血瘀痹氣，破折血在脅下堅滿痛，月閉，目中淫膚，青翳白膜，**治吐血在胸腹不去，及破骨踒折，血結，金瘡內塞，産後中寒，下乳汁。**一名蟦蠐，**一名𧕚齊，一名教齊。**生河內平澤**及人家積糞草中。取無時，反行者良。蜚蝱爲之使，惡附子。大者如足大指，以背行，乃駃於腳。雜豬蹄作羹，與乳母不能別之。詩云「領如蝤蠐」，今此別之名以「蠐」字在下，恐此云「蠐螬」倒爾。

【箋疏】

蠐螬的名實，歷來衆說紛紜。陶弘景的注釋只是對蠐螬的簡單描述：「大者如足大指，以背行，乃駃於腳。雜豬蹄作羹，與乳母不能別之。」新修本草則按爾雅分爲兩類：「此蟲有在糞聚，或在腐木中。其在腐柳樹中者，內外潔白；土糞中者，皮黃內黑黯。形色既異，土木又殊，當以木中者爲勝。採雖無時，亦宜取冬月爲佳。按爾雅，一名蝎，一名蛣蚍，一名蝤蠐。」本草拾遺不以爲然，有論云：「本經云『生糞土中』，陶云『能背行者』，蘇云『在腐木中，柳木中者皮白，糞中者皮黄，以木中者爲勝』。按，蠐螬居糞土中，身短足長，背有毛筋。但從水，入秋蜕爲蟬，飛空飲露，能鳴高潔。蝎在朽木中，食木心，穿如錐刀，一名蠹，身長足短，口黑無毛，節慢。至春羽化爲天牛，兩角狀如水牛，色黑背有白點，上下緣木，飛騰不遥。二蟲出處既殊，形質又別，蘇乃混其狀，總名蠐螬，異乎蔡謨彭蜞，幾爲所誤。蘇敬此注，乃千慮一失矣。爾雅云『蟦蠐，蝤蠐，蝎』，郭注云：『蠐螬在糞土中，蝎在木中，桑蠹是也。飾通名蝎，所在異也。』又云『齧桑』，注云：『似蝎牛，長角，有白點，喜齧桑樹作孔也。』」蜀本草主張只用糞土中者，有云：「今據爾雅『蟦，蠐螬』，注云：『在糞土中。』本經亦云『一名蟦蠐』，又云『生積糞草中』，則此外恐非也。」

本草家關於蠐螬的意見，涉及若干種類昆蟲的幼蟲，名實各異。名醫別錄說蠐螬生糞土中，這是描述其糞食性；又説「反行者良」，陶弘景補充説「以背行，乃駃（快）於腳」。此説亦見於博物志：「蠐螬以背行，快於足用。」按，花金龜科的幼蟲腳細弱，主要靠背部的肌肉和剛毛行動，即所謂的「背行」。由此知這種蠐螬應該是花金龜科如白星花金龜 *Protaetia brevitarsis* 之類。至於新修本草説在木中者，應是指植食性的蠐螬，恐是鰓金龜科的幼蟲，如東北大黑鰓金龜 *Holotrichia diomphalia*、暗黑鰓金龜 *Holotrichia parallela* 之類。而本草拾遺云：「按蠐螬居糞土中，身短足長，背有毛筋。但從水入秋，蜕爲蟬，飛空飲露，能鳴高潔。」其説源於論衡無形篇：「蠐螬化爲復育，復育轉而爲蟬，蟬生兩翼，不類蠐螬。」此古人觀察謬誤，蟬的若蟲形狀與蠐螬相差甚遠。

陶弘景在注釋中提出一個有意思的問題：「詩云『領如蝤蠐』，今此別之名以『蠐』字在下，恐此云『蠐螬』倒爾。」陶弘景的意思是説，詩經碩人「領如蝤蠐」，見於本草，蠐螬的別名又有蟦蠐、肥齊、教齊，

「蠐」字皆在後，如此「蠐螬」會不會是「螬蠐」之倒乙？按，莊子至樂「烏足之根爲蠐螬」，經典釋文云：「司馬本作螬蠐，云蝎也。」看來真有作「螬蠐」者。問題還不止於此，爾雅釋蟲「蟦，蠐螬」，究竟該標點作「蟦，蠐螬」還是「蟦蠐，螬」，也不好定論。循名醫別錄「蟦蠐」可以單獨一詞，且「蟦蠐，螬」與下句「蝤蠐，蝎」結構相同，但因此將「蠐螬」割裂，也是非常奇怪。方言云：「蠀螬謂之蟦。自關而東謂之蝤蠀，或謂之蚕蠾，或謂之蝖螜。梁益之間謂之蛒，或謂之蝎，或謂之蛭蛒。秦晉之間謂之蠹，或謂之天螻。四方異語而通者也。」可見「蟦」確實可以單獨爲一詞，則爾雅「蟦，蠐螬」也完全成立。又，蠐螬一名⿱肥土齊，字書無「⿱肥土」字，則疑是「蜰齊」之訛。

**409 蛞蝓　味鹹，寒，**無毒。**主治賊風喎僻，軼筋及脱肛，驚癇攣縮。一名陵蠡，**一名土蝸，一名附蝸。**生太山池澤**及陰地沙石垣下。八月取。蛞蝓無殼，不應有蝸名。其附蝸者，復名蝸牛。生池澤沙石，則應是今山蝸。或當言其頭形類猶似蝸牛蟲者。俗名蝸牛者，作瓜字，則蝸字亦音瓜。莊子所云「戰於蝸角」也。蛞蝓入三十六禽限，又是四種角蟲之類，熒室星之精矣，方家殆無復用乎。

**【箋疏】**

爾雅釋魚「蚹蠃，螔蝓」，郭璞注：「即蝸牛也。」廣雅釋魚云：「蠡蠃、蝸牛，螔蝓也。」蛞蝓載本草經，蝸牛載名醫別錄，二者本是不同物種，但因爲形狀有一定的關聯，遂引起誤會。蛞蝓一名土蝸，一名附蝸，新修本草謂「蛞蝓乃無殼蝸蠡也」，可算代表性意見。諸書幾乎都以蝸牛與蛞蝓爲一物，蜀本草得出蛞蝓是「蝸牛之老者」的結論最有意思，直到本草綱目也信任其説，蛞蝓條集解項李時珍説：「按爾雅無蛞蝓，止云『蚹蠃，螔蝓』，郭注云蝸牛也。別錄無螔蝓，止云『蛞蝓一名附蝸』。據此則螔蝓是蚹蠃，蛞蝓是附蝸。蓋一類二種，如蛤蟆與蛙。故其主治功用相似，而皆制蜈、蝎；名謂稱呼相通，而俱曰蝸與蜒蚰螺也。或以爲一物，或以爲二物者，皆失深考。惟許慎説文云『蚹蠃背負殼者曰蝸牛，無殼者曰蛞蝓』，一言決矣。」

蝸牛是巴蝸牛科同型巴蝸牛 *Bradybaena similaris*、條華蝸牛 *Cathaica fasciola* 之類，而蛞蝓爲蛞蝓科的生物如黄蛞蝓 *Limax flavus*、野蛞蝓 *Agriolimax agrestis* 之類。在本草書中，僅有本草衍義對蝸牛與蛞蝓的物種有正確判斷：「蛞蝓、蝸牛，二物矣。蛞蝓，其身肉止一段；蝸牛，背上別有肉，以負殼行，顯然異矣。若爲一物，經中焉得分爲二條也。其治療亦大同小異，故知別類。又謂蛞蝓是蝸牛之老者，甚無謂。蛞蝓有二角，蝸牛四角，兼背有附殼肉，豈得爲一物也？」因爲本草圖經堅持蛞蝓與蝸牛屬於一物二名，故僅繪出蛞蝓圖，而所描繪的實際上是蝸牛。

410 **海蛤　味苦、鹹，平，**無毒。**主治欬逆上氣，喘息煩滿，胸痛寒熱，**治陰痿。**一名魁蛤。生東海。**蜀漆爲之使，畏狗膽、甘遂、芫花。

**文蛤**　味鹹，平，無毒。主惡瘡，蝕五痔，欬逆胸痹，腰痛脅急，鼠瘻大孔出血，崩中漏下。**生東海。**表有文，取無時。海蛤至滑澤，云從鴈屎中得之，二三十過方爲良。今人多取相擺，令磨蕩似之爾。文蛤小大而有紫斑。此既異類而同條，若别之，則數多，今以爲附見，而在副品限也。凡有四物如此。

【箋疏】

文獻家對海蛤的名實説法不一，説文謂海蛤乃「百歲燕所化」，當然是無稽之談，本草家的看法相對客觀。本草經集注云：「海蛤至滑澤，云從鴈屎中得之，二三十過方爲良。今人多取相擁，令磨蕩似之爾。」循此意見，新修本草説：「此物以細如巨勝，潤澤光淨者好，有粗如半杏人者，不入藥用。」本草拾遺也説：「海蛤是海中爛殼，久在泥沙，風波淘漉，自然圓淨，有大有小，以小者久遠爲佳，亦非一一從鴈腹中出也。」如此看來，海蛤其實是海灘上各種貝類的碎殼，大小形狀不一，並不特指某一品種。因爲長期海浪沖刷，邊角鈍圓，遂傳説是從海鳥的糞便中淘洗而得，乃至附會成「百歲燕所化」者。本草綱目集解項李時珍的意見可爲定論：「按沈存中筆談云：海蛤即海邊沙泥中得之。大者如棋子，小者如油麻粒，黄白色，或黄赤相雜。蓋非一類，乃諸蛤之殼，爲海水礲礪，日久光瑩，都無舊質。蛤類至多，不能分别其爲何蛤，故通謂之海蛤也。」

海蛤是海灘上各種貝類的碎殼，文蛤則特指一種貝類，如新修本草云：「文蛤，大者圓三寸，小者圓五六分。若今婦人以置燕脂者，殊非海蛤之類也。」本草綱目集解項説：「按沈存中筆談云：文蛤即今吴人所食花蛤也。其形一頭小，一頭大，殼有花斑的便是。」此即簾蛤科文蛤 *Meretrix meretrix*，或同科小眼花簾蛤 *Ruditapes variegatus*，後者貝殼表面有明顯的花紋。

需要説明的是，本草經集注文蛤條下陶弘景注釋説：「此既異類而同條，若别之，則數多，今以爲附見，而在副品限也。凡有四物如此。」檢太平御覽卷九八八海蛤條引本草經，也是在海蛤條内續接文蛤云云，此即「副品」之證。蓋本草經收載藥物三六五種，以應一年三六五日，爲了滿足此要求，有少數藥物被合併計數。如此拘泥於數字，故新修本草嘲笑説：「夫天地間物，無非天地間用，豈限其數爲正副耶？」

**411 龜甲　味鹹**、甘，**平**，有毒。**主治漏下赤白，破癥瘕，痎瘧，五痔陰蝕，濕痹四支重弱，小兒顋不合，**頭瘡難燥，女子陰瘡，及驚恚氣，心腹痛，不可久立，骨中寒熱，傷寒勞復，或肌體寒熱欲死，以作湯良。**久服輕身不飢。**益氣資智，亦使人能食。**一名神屋。生南海池澤及湖水中。**採無時。勿令中濕，中濕即有毒。惡沙參、蜚廉。

此用水中神龜，長一尺二寸者爲善。厭可以供卜，殼可以充藥，亦入仙方。用之當炙。生龜溺甚療久嗽，亦斷瘧。肉作羹臛，大補而多神靈，不可輕殺。書家載之甚多，此不具説也。

【箋疏】

本草經集注云：「此用水中神龜，長一尺二寸者爲善。厭可以供卜，殼可以充藥，亦入仙方。」爾雅釋魚將龜别爲十類，所謂：「一曰神龜、二曰靈龜、三曰攝龜、四曰寶龜、五曰文龜、六曰筮龜、七曰山龜、八曰澤龜、九曰水龜、十曰火龜。」易經「十朋之龜，弗克違」，虞翻云：「十謂神、靈、攝、寶、文、筮、山、澤、水、火之龜也。」陶弘景在秦龜條説：「龜類雖多，入藥正有兩種爾。」按，占卜用龜甲，淮南子説山訓云：「牛蹄彘顱亦骨也，而世弗灼，必問吉凶於龜者，以其歷歲久矣。」此即陶弘景説之「水中神龜」，大致是龜科的烏龜 *Chinemys reevesii*。另一種入藥的龜是秦龜，載名醫别錄，主要是陸龜科的某些種類，如緬甸陸龜 *Indotestudo elongata*、凹甲陸龜 *Manouria impressa* 等。龜既有靈，故龜甲别名神屋，名醫别錄又説龜甲「益氣資智」，陶弘景言「帶秦龜前臑骨，令人入山不迷」，皆因爲此。本草衍義也説：「以其靈于物，方家故用以補心，然甚有驗。」

**412 鼈甲** **味鹹，平，**無毒。**主治心腹癥瘕，堅積，寒熱，去痞，息肉，陰蝕，痔，惡肉，**治溫瘧，血瘕，腰痛，小兒脅下堅。

肉　味甘，主治傷中，益氣，補不足。**生丹陽池澤。**取無時。惡礬石。　生取甲，剔去肉爲好，不用煮脱者。今看有連厭及乾巖便好，若上有甲，兩邊骨出，已被煮也。用之當炙。夏月剉鱉，以赤莧包置濕地，則變化生鱉。人有裹鱉甲屑，經五月，皆能變成鱉子。此其肉亦不足食，多作癥瘕。其目陷者，及合雞子食之，殺人。不可合莧菜食之。其厭下有如王字形者，亦不可食。

**【箋疏】**

本草綱目集解項李時珍説：「鼈，甲蟲也。水居陸生，穹脊連脅，與龜同類。四緣有肉裙，故曰龜甲裹肉，鼈肉裹甲。」此即鼈科中華鼈 *Trionyx sinensis*，其背甲腹甲無角質盾片，外覆柔軟皮膚，故云「肉裹甲」。

**413 鱓甲**[一] **味辛，微溫，**有毒。**主心腹癥瘕，伏堅積聚，寒熱，女子崩中，下血五色，小腹陰中相引痛，瘡疥死肌，**五邪涕泣時驚，腰中重痛，小兒氣癃眥潰。

肉　主少氣吸吸，足不立地。**生南海池澤。**取無時。蜀漆爲之使，畏狗膽、甘遂、芫花。　鮀，即今鼉甲也，用之當炙。皮可以貫鼓，肉至補益。於物難死，沸湯沃口入腹良久乃剝爾。黿肉亦補，食之如鼉法。此等老者多能變化爲邪魅，自非急勿食之。

---

[一] 鱓甲：底本作「鮀魚甲」，據本草經集注序録畏惡七情表改。

【箋疏】

本條證類本草作「鮀魚甲」。按，「鮀」與「鼉」各是一字。説文「鮀，鯰也」，此指鯰魚之類；爾雅釋魚「鯊，鮀」，郭璞注「今吹沙小魚」，又别是一種。説文「鼉，水蟲，似蜥易，長大」，此即鼉科動物揚子鱷 *Alligator sinensis* 一類，本條用其皮甲，顯然是指後者。故本草經集注明確説：「鮀，即今鼉甲也，用之當炙。皮可以貫鼓，肉至補益。於物難死，沸湯沃口入腹良久乃剝爾。」故正寫當作「鼉魚甲」。

既然是「鼉魚甲」，何以寫成「鮀魚甲」。本草經考注注意到，「鮀」字在醫心方、本草和名中皆寫作「鱓」。據史記太史公自序：「文身斷髮，黿鱓以處。」索隱注「鱓」音「鼉」。鄭玄注禮記謂「鱓皮可以冒鼓」，故集韻説「鼉，或作鱓」，應該成立。由此判斷本草經此條原作「鱓魚甲」，傳寫中訛爲「鮀魚甲」。據本草拾遺黿條説：「鱓魚注陶云『黿肉，補，此老者能變化爲魅』。」鱣魚肝條説：「本經又以鱓爲鼉，此誤深矣。」由此確定唐代陳藏器所見本草經集注版本確實寫作「鱓魚甲」。新輯本據本草經集注序錄畏惡七情表也以「鱓魚甲」爲標題。

將鼉稱爲「鱓魚」固然有文獻依據，但名醫别錄另有「鱓魚」，指代的是鱔魚，兩條都寫作「鱓魚」，容易混淆。而且，按照陳藏器的意思，「鱓魚」一詞的本意，既非鱔魚，也非鼉，而是指體型龐大的鱣魚。或許因爲這樣，本草經「鱓魚甲」，遂被改寫爲「鮀魚甲」。陳藏器在本條下説：「鮀魚合作鼉字，本經作⿰魚㐌魚之别名。」言下之意陳已經看到寫成「鮀」的版本，他同樣不以爲然，認爲這是「⿰魚㐌魚」的别名，也與鼉無關。需要説明的是，陳藏器此語中的「鮀魚」乃是針對「⿰魚㐌魚」立言，右文「它」與「㐌」俗字經常互相替代，如「陀」與「陁」，故知此處的原文一定是「鮀魚」，而非「鱓魚」。

**414 烏賊魚骨**　**味鹹，微溫，**無毒。**主治女子漏下赤白經汁，血閉，陰蝕腫痛，寒熱，癥瘕，無子，**驚氣入腹，腹痛環臍，陰中寒腫，令人有子。又止瘡多膿汁不燥。

肉　味酸，平，主益氣強志。**生東海池澤。**取無時。惡白斂、白及。　此是鸔烏所化作，今其口腳具存，猶相似爾。用其骨亦炙之。其魚腹中有墨，今作好墨用之。

**【箋疏】**

說文云：「鰂，烏鰂，魚名。」段玉裁注：「陶貞白云『是鸔烏所化，其口腹猶相似』。腹中有墨，能吸波潠墨，令水溷黑自衛。劉淵林云『腹中有藥』，謂其背骨，今名海鰾鮹是也。」「鰂」或體從「即」作「鯽」，與今鯽魚字相同。段玉裁專門指出：「此乃俗『鰂』字，以『即』聲古音在十二部也，今人用爲鰿魚字。」按，今言鯽魚，依說文正寫作「鰿」，徐鍇云：「今作鯽。」

陶弘景言「此是鸔烏所化作」云云，根據蜀本草圖經的意見，鸔烏或即爾雅釋鳥「鴮，烏鸔」者。本草拾遺另記傳說云：「海人云，昔秦王東遊，棄算袋於海，化爲此魚。其形一如算袋，兩帶極長，墨猶在腹也。」相對而言，後一說刻畫烏賊的造型更加形象。此即烏賊科多種烏賊，如金烏賊 *Sepia esculenta*、曼氏無針烏賊 *sepiella maindroni*、針烏賊 *Sepia andreana* 之類。

**415 蟹**　**味鹹，寒，**有毒。**主治胸中邪氣熱結痛，喎僻，面腫。敗漆，燒之致鼠。**解結散血，愈漆瘡，養筋益氣。

爪　主破胞，墮胎。**生伊洛池澤**諸水中。取無時。殺莨菪毒。　蟹類甚多，蝤蝶、擁劍、彭螖皆是，並不入藥。惟蟹最多有用，仙方以化漆爲水，服之長生。以黑犬血灌之三日，燒之，諸鼠畢至。未被霜甚有毒，云食水莨所爲，人中之，不即療多死。目相向者亦殺人，服冬瓜汁、紫蘇汁及大黄丸皆得差。海邊又有彭蜞、擁劍，似彭蜎而大，似蟹而小，不可食。蔡謨初渡江，不識而啖之，幾死，嘆曰：「讀爾雅不熟，爲勸學者所誤。」

**【箋疏】**

説文云：「蠏，有二敖八足，旁行，非蛇鮮之穴無所庇。」本草綱目集解項李時珍説：「蟹，横行甲蟲也。外剛内柔，於卦象離。骨眼蜩腹，䗪腦鱟足，二螯八跪，利鉗尖爪，殼脆而堅，有十二星點。雄者臍長，雌者臍團。腹中之黄，應月盈虧。其性多躁，引聲噀沫，至死乃已。生於流水者，色黄而腥；生於止水者，色紺而馨。」蟹種類甚多，從諸家描述來看，主要指淡水河蟹，以弓蟹科的中華絨螯蟹 *Eriocheir sinensis* 爲主流。

**416** 原蠶蛾　雄者，有小毒。主益精氣，强陰道，交接不倦，亦止精。屎　溫，無毒。主腸鳴，熱中消渴，風痹癮疹。原蠶是重養者，俗呼爲魏蠶。道家用其蛾止精，其翁繭入術用。屎名蠶沙，多入諸方用，不但熨風而已也。

**【箋疏】**

本草綱目釋名説：「按鄭玄注周禮云：原，再也。謂再養者。」蠶的發生次數，每年可有一次、二次乃至更多，稱爲一化性蠶、二化性蠶等，原蠶蛾爲二化性蠶。

**417 鯉魚膽** **味苦，寒，**無毒。**主治目熱赤痛，青盲，明目。久服強悍，益志氣。**

肉 味甘，主治欬逆上氣，黃疸，止渴。生者，主水腫腳滿，下氣。

骨 主治女子帶下赤白。

齒 主治石淋。**生九江池澤。**取無時。鯉魚最爲魚之主，形既可愛，又能神變，乃至飛越山湖，所以琴高乘之。山上水中有鯉不可食。又鯉鮓不可合小豆藿食之。其子合豬肝食之，亦能害人爾。

【箋疏】

說文云：「鯉，鱣也。」爾雅釋魚鯉，郭璞注：「今赤鯉魚。」鯉魚頗有神奇性，太平御覽卷九三六引河圖云：「黃帝游於洛，見鯉魚，長三尺，青身無鱗，赤文成字。」故本草經集注說：「鯉魚，最爲魚之主，形既可愛，又能神變，乃至飛越山湖，所以琴高乘之。」琴高乘赤鯉，見列仙傳。

本草圖經云：「今處處有之，即赤鯉魚也。其脊中鱗一道，每鱗上皆有小黑點，從頭數至尾，無大小皆三十六鱗。古語云『五尺之鯉與一寸之鯉，大小雖殊，而鱗之數等』是也。」此即鯉科淡水魚類鯉 *Cyprinus carpio*，體呈紡錘形，略側扁，背蒼黑，腹淡黃，尾鰭橙紅色，口邊有鬚兩對。

**418 蠡魚** **味甘，寒，**無毒。**主濕痹，面目浮腫，下大水，**治五痔。有瘡者不可食，令人瘢白。**一名鮦魚。生九江池澤。**取無時。今皆作「鱧」字。舊言是公蠣蛇所變，然亦有相生者。至難死，猶有蛇性。合小豆白煮以療腫滿，甚效。

【箋疏】

説文魚部有鱶、鱧、鯉三字，讀音相近，分指不同的魚類。「鱶，鮦也」，並與鮦爲轉注；「鱧，鱯也」；「鯉，鱣也」。許慎的訓釋與爾雅、毛詩的詮解頗有不同，段玉裁在説文解字注「鱧」字條下説：「釋魚、毛傳鱧鯇爲一，許鱧鱯爲一，各有所受之也。」

本草經蠡魚一名鮦魚，這與説文的意見相合，而從本草經集注開始，本草家採納爾雅釋魚郭璞注「鱧，鮦也」的意見，將其等同於鱧魚。如初學記引本草經即作「鱧魚」，陶弘景也説：「今皆作『鱧』字。」陶又描述説：「舊言是公蠣蛇所變，然亦有相生者。至難死，猶有蛇性。」此即廣雅釋魚所言「鱺、鰑，鮦也」，據王念孫疏證：「今人謂之烏魚，首有班文，鱗細而黑，故名鱺魚。鱺之言驪也。」本草綱目集解項説：「形長體圓，頭尾相等，細鱗玄色，有斑點花文，頗類蝮蛇，有舌有齒有肚，背腹有鬣連尾，尾無歧。形狀可憎，氣息腥惡，食品所卑。南人有珍之者，北人尤絶之。」此即鱧科烏鱧 *Ophiocephalus argus*，俗名黑魚、烏棒，爲常見淡水魚種。烏鱧皮有斑狀花紋，故傳説與蛇有淵源，一名蛇皮魚。

**419** 鰻鱺魚　味甘，有毒。主治五痔，瘡瘻，殺諸蟲。能緣樹食藤花，形似鱔，取作臛食之。炙以熏諸木竹，辟蛀蟲。膏，療諸瘻瘡。又有鰌，亦相似而短也。

【箋疏】

本草綱目集解項李時珍説：「鰻鱺，其狀如蛇，背有肉鬣連尾，無鱗有舌，腹白。大者長數尺，脂膏最多。背有黄脉者，名金絲鰻鱺。此魚善穿深穴，非若蛟蜃之攻岸也。或云鯰亦産鰻，或云鰻與蛇通。」

埤雅云：「鰻無鱗甲，白腹，似鱔而大，青色。焚其煙氣辟蠹。有雄無雌，以影漫鱧而生子。趙辟公雜說云：凡聒抱者鸺鶹鸛雀也，影抱者龜鱉鼉也。有鰻鱺者，以影漫於鱧魚，則其子皆附鱧之鬐鬣而生，故謂之鰻鱺。」此即鰻鱺科鰻鱺 *Anguilla japonica*，魚體細長，呈蛇形，故又稱蛇魚。鰻鱺的性別受環境因素的控制，當魚群密度高，食物不足時變成雄魚，反之則變成雌魚。

**420 白馬莖　味鹹**、甘，**平**，無毒。**主治傷中，脈**[一]**絶，陰不起，強志益氣，長肌肉，肥健，生子，**小兒驚癇。陰乾百日。

**眼　主治驚癇，腹滿，瘧疾。**當熬[二]用之。

**懸蹄　主治驚邪瘈瘲，乳難，辟惡氣，鬼毒，蠱注，不祥，**止衄血，内漏，齲齒。**生雲中平澤。**得火良[三]。

白馬蹄　治婦人漏下白崩。

赤馬蹄　治婦人[四]赤崩。并溫。

齒　主治小兒馬[五]癇。

鬐頭膏　主生髮。

---

〔一〕脈：底本無此字，據政和本草補。

〔二〕熬：政和本草作「殺」。

〔三〕得火良：底本無此三字，據本草經集注序録畏惡七情表補。

〔四〕婦人：底本無此二字，據政和本草補。

〔五〕馬：政和本草作「驚」。

鬐毛　主治女子崩中赤白。

心　主治喜[一]忘。

肺　主治寒熱，小兒莖痿。

肉　味辛、苦，冷。主除熱下氣。長筋，強腰脊，壯健，強意利志，輕身，不飢。

脯　治寒熱痿痹。

屎　名馬通，微溫。主治婦人崩中，止渴及[二]吐、下血，鼻衄，金創止血。

頭骨　主治喜眠，令人不睡。

溺　味辛，微寒。主治消渴，破癥堅積聚，男子伏梁積疝，婦人瘕疾，銅器承飲。東行白馬蹄下土作方術用，知女人外情。馬色類甚多，以純白者爲良。其口、眼、蹄皆白，俗中時有兩三耳。小小用不必爾。馬肝及鞍下肉，舊言殺人；食駿馬肉，不飲酒亦殺人。白馬青蹄亦不可食。禮云：馬黑脊而斑臂漏脯亦不復中食。骨傷人，有毒。人體有瘡，馬汗、馬氣、馬毛亦並能爲害人也。

**【箋疏】**

「莖」在醫書特指陰莖，如黃帝内經素問骨空論説：「其男子循莖下至篡，與女子等。」靈樞經脉云：「其別者，循脛上睾，結於莖。」白馬莖即是白馬陰莖，但同樣是本草經、名醫別錄，牡狗陰莖、狸陰莖、狐陰莖等則呼「陰莖」而不是徑稱爲「莖」，此或者是一種「擬人化」的稱呼。本草經考注云：「馬之性與人

---

[一] 喜：底本作「憙」，據政和本草改。下一「喜」字同。

[二] 及：底本作「利」，據政和本草改。

之性頗相似，故禦者能得馬之情。驚、駭、驕、騷等之字從馬，轉注而爲人用字，亦可以證矣。」

421 **牡狗陰莖　味鹹，平，**無毒。**主治傷中，陰痿不起，令強熱大，生子，除女子帶下十二疾。一名狗精。**六月之上伏取，陰乾百日。

**膽　主明目，**痂瘍惡瘡。**生平澤。**

心　主治憂恚氣，除邪。

腦　主治頭風痹痛，治下部䘌瘡，鼻中息肉。

齒　主治癲癇寒熱，卒風疿。伏日取之。

頭骨　主治金創，止血。

四腳蹄[一]　煮飲之，下乳汁。

白狗血　味鹹，無毒。主治癲疾發作。

肉　味鹹、酸，溫。主安五藏，補絕傷，輕身益氣

屎中骨　主治寒熱，小兒驚癇。白狗、烏狗入藥用。白狗骨燒屑，治諸瘡瘻及妬乳癰腫，黃狗肉大補虛，牝不及牡者。牡者，父也。又呼爲犬，言腳上別有一懸蹄者是也。白狗血合白雞肉、白鵝肝、白羊肉、烏雞肉、蒲子羹[二]等，皆病人不可食。犬春月目赤鼻燥欲狂猘，不宜食。

---

[一] 蹄：底本無此字，據政和本草補。

[二] 羹：底本漫漶，據政和本草補。

【箋疏】

本草經集注云：「牡者，父也。又呼爲犬，言腳上別有一懸蹄者是也。」按，犬、狗兩字意思小別，古代文獻説法不一。一種意見是大者爲犬，小者爲狗。禮記曲禮上「效犬者左牽之」，孔穎達疏：「然通而言之，狗犬通名；若分而言之，則大者爲犬，小者爲狗。」爾雅釋畜「未成豪，狗」，郝懿行義疏：「是狗，犬通名。若對文，則大者名犬，小者名狗；散文則月令言食犬，鷰禮言烹狗，狗亦犬耳。今亦通名犬爲狗矣。」另一説則以犬爲狗之别種。説文云：「犬，狗之有縣蹄者也。象形。孔子曰：視犬之字如畫狗也。」又云：「狗，孔子曰：狗，叩也。叩氣吠以守。」故段玉裁説：「有縣蹄謂之犬，叩氣吠謂之狗，皆於音得義。此與後蹄廢謂之彘，三毛聚居謂之豬，竭尾謂之豕，同明一物異名之所由也。莊子曰『狗非犬』，司馬彪曰：同實異名。夫異名必由實異，君子必貴遊藝也。」又説：「牛羊之字以形聲，今牛、羊、犬，小篆即孔子時古文也。觀孔子言，犬即狗矣，渾言之也。」

## 【蟲獸部下品】

422 **六畜毛蹄甲**　**味鹹，平，**有毒。**主治鬼注**〔一〕**蠱毒，寒熱，驚癇痓，癲疾狂走。駱駝毛尤良。**六畜謂馬、牛、羊、豬、狗、雞也。騾、驢亦其類，駱駝則外國，方家並不復用。且馬、牛、羊、雞、豬、狗毛蹄，亦已各出其身之品類中，所主治不必皆同此矣。

〔一〕注：底本無此字，據政和本草補。

**鼺鼠　主墮胎，生乳[一]易。生山都平谷。**鼺是鼯鼠，一名飛生。狀如蝙蝠，大如鴟鳶，毛紫色闇，夜行飛生。人取其皮毛以與產婦持之，令兒易出。又有水馬，生海中，是魚蝦類，狀[二]如馬形，亦主易產。此鼺鼠別類而同一條中，當以其是皮毛之物也，今亦在副品限也。

【箋疏】

六畜爲六種家畜，左傳昭公二十五年「爲六畜、五牲、三犧，以奉五味」。杜預注：「馬、牛、羊、雞、犬、豕。」陶弘景所説亦同，又云：「且馬、牛、羊、雞、豬、狗毛蹄，亦已各出其身之品類中，所主療不必同此矣。」則對本條内容之合理性提出懷疑。本草綱目同此意見，集解項李時珍説：「此係本經一品，姑存以見古迹。」

據鼺鼠條陶弘景注釋：「此鼺鼠別類而同一條中，當以其是皮毛之物也，今亦在副品限也。」意即鼺鼠是六畜毛蹄甲的副品，不單獨計數。按，「鼺」依説文正寫作「鸓」，亦作「鸓」。玉篇云：「鸓，鼯鼠，又名飛生。」史記司馬相如列傳「蜼玃飛鸓」，裴駰集解引漢書音義云：「飛鸓，飛鼠也。其狀如兔而鼠首，以其頿飛。」本草經集注云：「鼺是鼯鼠。一名飛生。狀如蝙蝠，大如鴟鳶，毛紫色闇，夜行飛生。」本草衍義云：「（鼺鼠）毛赤黑色，長尾，人捕得，取皮爲煖帽。但向下飛則可，亦不能致遠。今關西山中甚有，毛極密，人謂之飛生者是也。」本草綱目集解項補充説：「案郭氏注爾雅云：鼯鼠狀如小狐，似蝙蝠，肉翅四足。翅、尾、項、脅毛皆紫赤色，背上蒼艾色，腹下黃色，喙、頷雜白色。腳短爪長，尾長三尺許。

[一] 生乳：政和本草作「令產」。
[二] 類狀：底本作「狀類」，據政和本草倒乙。

飛而乳子，子即隨母後。聲如人呼，食火煙。能從高赴下，不能從下上高。性喜夜鳴。山海經云：耳鼠狀如鼠，兔首麋身，以其尾飛。食之不䐵，可御百毒，即此也。其形，翅聯四足及尾，與蝠同，故曰以尾飛。生嶺南者，好食龍眼。」此即鼯鼠科動物鼯鼠 *Petaurista petaurista* 之類，前後肢之間有飛膜，可滑行，故名飛鼠。

**423 麋脂　味辛，溫**，無毒。**主治癰腫，惡瘡，死肌，寒風濕**〔一〕**痹，四支拘緩不收，風頭腫氣，通腠理**，柔皮膚。不可近陰，令痿。**一名官脂**。畏大黃。

角　味甘，無毒。主痹，止血，益氣力。**生南山山谷**，生淮海邊澤中。十月取。今海陵間最多，千百爲群，多牝少牡。人言一牡輒夫十餘牝，交畢即死。其脂墮土〔二〕中經年，人得之方好，名曰遁脂，酒服至良。尋麋性乃爾淫快，不應萎人陰。一方言「不可近陰，令陰不痿〔三〕」，此乃有理。麋肉不可合蝦及生菜、梅李果實食之，皆病人。其角刮取熬香，酒服之大益人事。出彭祖傳中。

**【箋疏】**

本草綱目集解項李時珍説：「麋，鹿屬也。牡者有角。鹿喜山而屬陽，故夏至解角；麋喜澤而屬陰，故冬至解角。麋似鹿而色青黑，大如小牛，肉蹄，目下有二竅爲夜目。故淮南子云：孕女見麋而子

〔一〕濕：底本作「溫」，據政和本草改。
〔二〕土：底本作「立」，據政和本草改。
〔三〕不痿：底本作「萎」，據政和本草改。

四目也。博物志云：「南方麋千百爲群，食澤草，踐處成泥，名曰麋畯，人因耕獲之。其鹿所息處，謂之鹿場也。今獵人多不分别，往往以麋爲鹿。牡者猶可以角退爲辨，牝者通目爲麀鹿矣。」此即鹿科動物麋鹿 *Elaphurus davidianus*。

本條陶弘景注釋説：「人言一牡輒夫十餘牝，交畢即死，其脂墮土中經年，人得之方好」云云。從文義看，陶弘景似以牡麋的精液爲「脂」，與肉蓯蓉條説此物「野馬精落地所生」同例。按，此恐是陶弘景誤解，麋脂如熊脂，應該就是麋鹿的脂肪油，如本草綱目説：「別録言十月取脂，煉過收用。」

**424 蛇蜕** **味鹹**、甘，**平**，無毒。**主治小兒百二十種驚癇，瘈瘲，癲疾，寒熱，腸痔，蟲毒，蛇癇**，弄舌摇頭，大人五邪，言語僻越，惡瘡，嘔咳，明目。火熬之良。一名龍子衣，**一名蛇符**，一名龍子皮，**一名龍子單衣，一名弓皮。生荆州川谷**及田野。五月五日、十五日取之，良。畏慈石及酒，少熬之良。草中不甚見虺蝮蛇，惟有長者，多是赤練、黄頷輩，其皮不可復識。今往往得爾，皆須完全，石上者弥佳，燒之甚療諸惡瘡也。

**【箋疏】**

説文云：「蜕，蛇、蟬所解皮也。」有龍子衣、弓皮諸别名。本草經集注説：「草中不甚見虺蝮蛇，惟有長者，多是赤練、黄頷輩，其皮不可復識。今往往得爾，皆須完全，石上者弥佳，燒之甚療諸惡瘡也。」本草拾遺云：「凡使，勿用青、黄、蒼色者，要用白如銀色者。」可見蛇蜕爲多種蛇蜕下的皮膜，並無特别之品種要求。

**425 蜈蚣　味辛，溫**，有毒。**主治鬼注，蠱毒，噉諸蛇，蟲魚毒，殺鬼物老精溫瘧，去三蟲**，治心腹寒熱結聚，墮胎，去惡血。**生大吳川谷、**江南。赤頭足者良。今赤足者多出京口，長山、高麗山、茅山亦甚有，於腐爛積草處得之，勿令傷，暴乾之。黄足者甚多，而不堪用，人多火炙令赤以當之，非真也。一名蝍蛆，莊周云「蝍蛆甘帶」，淮南子云「騰蛇遊霧，而殆於蝍蛆」。其性能制蛇，忽見大蛇，便緣而噉其腦。蜈蚣亦嚙人，以桑汁、白鹽塗之即愈。

**【箋疏】**

蜈蚣爲蜈蚣科蜈蚣屬的節肢動物，本草説「生大吳川谷、江南，赤頭足者良」，此即少棘蜈蚣 *Scoropendra subspinipes*。其頭板和第一背板呈金紅色，與墨綠色或黑色的其餘背板顯著不同，步足爲黄色，但最末步足多呈赤褐色，故云「赤頭、赤足」。

**426 馬陸　味辛，溫**，有毒。**主治腹中大堅癥，破積聚，息肉，惡瘡，白禿**，治寒熱，痞結，脅下滿。**一名百足，**一名馬軸。**生玄菟川谷。**李云此蟲形長五六寸，狀如大蛩，夏月登樹鳴，冬則蟄，今人呼爲飛蚿蟲也，恐不必是馬陸爾。今有一細黄蟲，狀如蜈蚣而甚長，俗名土蟲，雞食之醉悶亦至死。書云「百足之蟲，至死不殭」，此蟲足甚多，寸寸斷便寸行，或欲相似。方家既不復用，市人亦無取者，未詳何者的是。

**【箋疏】**

「蠲」是馬陸的專名，説文段玉裁訂正作：「馬蠲也。从虫，罒象形，益聲。明堂月令曰：腐艸爲蠲。」注釋説：「馬蠲亦名馬蚿，亦名馬蚈，亦名馬蠸，見吕覽仲夏紀、淮南時則訓高注。而爾雅釋蟲『蛝、馬蛂」，郭注：『馬蠲、蚐。俗呼馬蝬。』方言曰：『馬蚿大者謂之馬蚰。』蚰、蝬同字也。莊子謂之蚿，多足蟲也。今巫山夔州人謂之艸鞵絆，亦曰百足蟲。茅茨陳朽則多生之，故淮南、呂覽皆曰『腐艸化爲蚈』，高注曰『蚈讀如蹊徑之蹊』是也。其注淮南云『一曰熒火』，乃備異說。鄭注戴記『腐艸爲熒』曰：『熒，飛蟲，熒火也。』蓋非古文古說。」

新修本草說：「此蟲大如細筆管，長三四寸，斑色，一如蚰蜒，襄陽人名爲馬蚿，亦呼馬軸，亦名刀環蟲，以其死側臥，狀如刀環也。」此所描述的是多足綱倍足亞綱山蛩目昆蟲，具體種類難於確指，今天一般以圓馬陸科寬跗隴馬陸 *kronopolites svenhedini* 爲藥用正品。馬陸受刺激後會蜷縮成團，像死了一樣保持不動。故新修本草說「以其死側臥，狀如刀環也」。本草綱目集解項糾正云：「馬蚿處處有之。形大如蚯蚓，紫黑色，其足比比至百，而皮極硬，節節有橫文如金綫，首尾一般大。觸之即側臥局縮如環，不必死也。」

**427 蠮螉　味辛，平，**無毒。**主治久聾，欬逆，毒氣，出刺，出汗，**治鼻窒。其土房主癰腫，風頭。一名土蜂。**生熊耳川谷及牂牁，**或人屋間。此類甚多，雖名土蜂，不就土中爲窟，謂摙土作房爾。今一種黑色，腰甚細，銜泥於人室及器物邊作房，如並竹管者是也。其生子如粟米大，置中，乃捕取草上青蜘蛛十餘枚滿中，仍塞口，以擬其子大爲糧也。其一種入蘆竹管中者，亦取草上青蟲，一名蜾蠃。詩人云「螟蛉有子，蜾蠃負之」，言細腰物無雌，皆取青蟲，教祝便變成己子，斯爲謬矣。造詩者乃可不詳，未審夫子何爲因其僻邪。聖人有闕，多皆類此。

**【箋疏】**

詩經小雅「螟蛉有子，蜾蠃負之」，毛傳曰：「螟蛉，桑蟲也。蜾蠃，蒲盧也。負，持也。」鄭箋云：「蒲盧取桑蟲之子負持而去，煦嫗養之，以成其子；喻有萬民不能治，則能治者將得之。」爾雅釋蟲「果蠃，蒲盧」，郭璞注：「即細要蜂也，俗呼爲蠮螉。」説文云：「蟎，蟎蠃，蒲盧，細要土蜂也。天地之性，細要純雄無子。」既然蜾蠃純雄無子，遂傳説其以螟蛉之子爲子，「螟蛉子」一詞即由此而來。相關文獻甚多，如法言學行云：「螟蛉之子殪，而逢蜾蠃，祝之曰：類我，類我。久則肖之矣。」陸璣詩疏也説：「（蜾蠃）取桑蟲負之於木空中，或書簡筆筒中，七日而化爲其子。」

陶弘景獨不以此爲然，故注釋云云，這是觀察所得的意見，蜀本草贊同并補充説：「按爾雅『果蠃，蒲盧』，注云：『即細腰蜂也，俗呼爲蠮螉。』詩云『螟蛉之子，蜾蠃負之』，注曰：『螟蛉，桑蟲也。蜾蠃，蒲盧也。言蒲盧負持桑蟲，以成其子。』乃知蠮螉即蒲盧也，蒲盧即細腰蜂也。據此，不獨負持桑蟲，以佗蟲入穴，揵泥封之，數日則成蜂飛去。陶云是先生子如粟在穴，然捕佗蟲以爲之食。今人有候其封穴了，壞而看之，果見有卵如粟在死蟲之上，則如陶説矣。而詩人以爲喻者，蓋知其大而不知其細也。陶又説此蜂黑色，腰甚細，能揵泥在屋壁間作房，如並竹管者是也。亦有入竹管中、器物間作穴者，但以泥封其穴口而已。」本草衍義對此也加以肯定云：「蠮螉，諸家所論備矣，然終不敢捨詩之意。嘗析窠而視之，果有子，如半粟米大，其色白而微黄，所負蟲亦在其中，乃青菜蟲，卻在子下，不與蟲相着。又非葉蟲及草上青蟲，應是諸蟲皆可也。陶隱居所説近之矣。」按，詩經蜾蠃即本條蠮螉，爲蜾蠃科黄緣蜾蠃 *Anterhynchium flavomarginatum* 之類，多利用空竹管做巢，每巢産一卵，以絲懸於巢内側，並外出捕捉鱗翅目幼蟲等，經蜇刺麻醉後貯於巢室内，以供其幼蟲孵化後食用。前代詩人觀察不仔細，遂生誤會，陶弘景所言爲是。

**428 雀甕** **味甘，平，**無毒。**主治小兒驚癇，寒熱，結氣，蠱毒，鬼注。一名躁舍。生漢中。**採蒸之，生樹枝間，蛅蟖房也。八月取。蛅蟖，蚝蟲也。此蟲多在石榴樹上，俗爲蚝蟲，其背毛亦螫人。生卵形如雞子，大如巴豆，今方家亦不用此。蚝，一作蛓爾。

**【箋疏】**

名醫别錄謂雀甕乃「蛅蟖房也」。爾雅釋蟲「蟔，蛅蟴」，郭璞注：「蛓屬也。今青州人呼蛓爲蛅蟴。」說文：「蛓，毛蟲也。」按，本草圖經說：「蛅蟴，蚝蟲也，亦曰蛓。毛蟲好在石榴木上，似蠶而短，背上有五色斑，刺螫人有毒，欲老者口吐白汁，凝聚漸堅硬，正如雀卵，故名之。」蛅蟴爲刺蛾科黄刺蛾 *Cnidocampa flavescens* 的幼蟲，有枝刺，刺上有黑色刺毛，體背有紫褐色大斑紋，前後寬大，體側中部有兩條藍色縱紋；雀甕即其繭，橢圓形，質堅硬，黑褐色，有灰白色不規則縱條紋，頗似雀卵，若蓖麻子大，有斑紋。

**429 彼子** **味甘，溫，**有毒。**主治腹中邪氣，去三蟲，蛇螫，蠱毒，鬼注，伏尸。生永昌山谷。**方家從來無用此者，古今諸醫及藥家了不復識。又一名羆子，不知其形何類也。

**【箋疏】**

彼子原在蟲魚部，陶弘景不識其物，表示「方家從來無用此者，古今諸醫及藥家了不復識」。新修本草懷疑「彼」字是「柀」字之訛，有云：「此『彼』字，當木傍作皮。『柀』仍音披，木實也，誤入蟲部。」爾雅云

『柀，一名杉』。葉似杉，木如柏，肌軟，子名榧子。陶於木部出之，此條宜在果部中也。」榧實條注釋也説：「此物是蟲部中彼子也。爾雅云『柀，杉也』，其樹大連抱，高數仞。葉似杉，其木如柏，作松理，肌細軟，堪爲器用也。」開寶本草不同意蘇敬的意見，但也不識彼子其物，於是將其由蟲魚部移到有名無用卷之最後，并注釋説：「陶隱居不識，唐本注以爲榧實。今據木部下品自有榧實一條，而彼子又在蟲魚部中，雖同出永昌，而主療稍别。古今未辨，兩注不明，今移入於此卷末，以俟識者。」因此，彼子在陶弘景校訂的本草經居蟲魚部，開寶本草始將其退入有名未用中。

**430 鼠婦　味酸，溫**、微寒，無毒。**主治氣癃，不得小便，婦人月閉，血瘕，癇痓，寒熱，利水道。一名負蟠，一名蛜蝛，一名蜲蟍。生魏郡平谷**及人家地上，五月五日取。一名鼠負，言鼠多在坎中，背則負之，今作「婦」字，如似乖理。又一名鼠姑。

**【箋疏】**

爾雅釋蟲「蟠，鼠負」，郭璞注：「盆器下蟲。」説文云：「蟠，鼠婦。」寫法與本草經一致。詩經豳風「伊威在室」，陸璣詩疏云：「伊威，一名委黍，一名鼠婦，在壁根下甕底土中生，似白魚者是也。」本草衍義云：「鼠婦，此濕生蟲也，多足，其色如蚓，背有横紋蹙起，大者長三四分，在處有之，磚甃及下濕處多，用處絶少。」本草綱目集解項補充説：「形似衣魚稍大，灰色。」鼠婦的原動物應爲潮蟲科鼠婦 *Porcellio scaber* 之類，除此之外，卷甲蟲科普通卷甲蟲 *Armadillidium vulgare*，形態與鼠婦相近，也被作爲鼠婦藥用。

**431 螢火　味辛，微溫，**無毒。**主明目，小兒火瘡傷，熱氣，蠱毒，鬼注，通神精。一名夜光，**一名放光，一名熠耀，一名即炤。**生階地池澤。**七月七日取，陰乾。此是腐草及爛竹根所化，初猶未如蟲，腹下已有光，數日便變而能飛。方術家捕取内酒中令死，乃乾之，俗藥用之亦稀。

**【箋疏】**

爾雅釋蟲「螢火，即炤」，郭璞注：「夜飛，腹下有火。」螢火即螢科螢火蟲，種類繁多，因其尾部有發光細胞，可以發出螢光而得名。螢火蟲一般在水草叢中產卵，幼蟲多次蜕變，經過蛹的階段，最後成蟲。或因爲螢火蟲常見於草叢，故古人以爲螢火蟲是腐草所化，此即禮記月令所言「腐草爲螢」，本草經集注亦云：「此是腐草及爛竹根所化，初猶未如蟲，腹下已有光，數日便變而能飛。」

本草綱目將螢火蟲分爲三種，集解項李時珍説：「螢有三種：一種小而宵飛，腹下光明，乃茅根所化也，呂氏月令所謂腐草化爲螢者是也；一種長如蛆蠋，尾後有光，無翼不飛，乃竹根所化也，一名蠲，俗名螢蛆，明堂月令所謂『腐草化爲蠲』者是也，其名宵行，茅竹之根，夜視有光，復感濕熱之氣，遂變化成形爾；一種水螢，居水中，唐李子卿水螢賦所謂『彼何爲而化草，此何爲而居泉』是也。入藥用飛螢。」其中水螢爲水生螢火蟲，如黄緣螢 *Luciola ficta*、條背螢 *Luciola substriata* 之類；飛螢則是陸生的螢火蟲 *Luciola vitticollis* 之類。多數螢火蟲僅雄蟲有鞘翅能飛，雌蟲鞘翅退化，不能飛行，但仍有發光細胞，能發光。爾雅義疏的觀察較本草綱目尤爲仔細，有云：「今驗螢火有二種：一種飛者，形小頭赤；一種無翼，形似大蛆，灰黑色，而腹下火光大於飛者，乃詩所謂宵行。爾雅之即炤，亦當兼此二種，但説者止見飛螢耳。」由此知李時珍所説飛螢，當是螢火蟲的雄蟲，蠲或稱螢蛆，則是螢火蟲的雌蟲或幼蟲。

**432 衣魚　味鹹，溫，**無毒。**主治婦人疝瘕，小便不利，小兒中風項強背起，摩之。**又治淋，墮胎，塗瘡滅瘢。**一名白魚，**一名蟫。**生咸陽平澤。**衣中乃有，而不可常得，多在書中，亦可用。小兒淋閉，以摩臍及小腹，即溺通也。

**【箋疏】**

衣魚即是衣魚科衣魚 *Lepisma saccharina*、毛衣魚 *Ctenolepisma villosa* 之類。爾雅釋蟲「蟫，白魚」，郭璞注：「衣書中魚，一名蛃魚。」酉陽雜俎續集卷二云：「建中末，書生何諷常買得黃紙古書一卷。讀之，卷中得髮卷，規四寸，如環無端，何因絶之。斷處兩頭滴水升餘，燒之作髮氣。諷嘗言於道者，吁曰：君固俗骨，遇此不能羽化，命也。據仙經曰，蠹魚三食神仙字，則化爲此物，名曰脈望。夜以規映當天中星，星使立降，可求還丹。取此水和而服之，即時換骨上賓。因取古書閲之，數處蠹漏，尋義讀之，皆神仙字，諷方哭伏。」本草綱目集解項辯正説：「衣魚，其蠹衣帛書畫，始則黃色，老則有白粉，碎之如銀，可打紙箋。按段成式言：何諷于書中得一髮長四寸，卷之無端，用力絶之，兩端滴水。一方士云：此名脈望，乃衣魚三食神仙字，則化爲此。夜持向天，可以墜星，求丹。又異於吞魚致仙之説。大抵謬妄，宜辯正之。」

**433 白頸蚯蚓　味鹹，寒、**大寒，無毒。**主治蛇瘕，去三蟲，伏尸，鬼注，蠱毒，殺長蟲，仍自化作水。**治傷寒伏熱，狂謬，大腹，黃疸。一名土龍。**生平土，**三月取。陰乾。白頸是其老者爾，取破去土，鹽之，日暴，須臾成水。道術多用之。溫病大熱狂言，飲其汁皆差，與黃龍湯療同也。其屎呼爲蚓蝼食，細土無沙石，入合丹泥釜用。若服此乾蚓，應熬作屑，去蚘蟲甚有驗也。

【箋疏】

說文「螾，側行者」，段玉裁注：「考工記『郤行、仄行』，鄭曰：『郤行，螾衍屬；仄行，蟹屬。』與許異。今觀丘蚓實郤行，非側行，鄭說長也。丘蚓俗曰曲蟮，漢巴郡有朐忍縣，以此蟲得名。丘、朐、曲一語之轉也。」蚯蚓別名甚多，本草綱目記有螼螾、朐腮、堅蠶、蜸蟺、曲蟺、土蟺、土龍、地龍子、寒蟪、寒蚓、附蚓、歌女等。按，蚯蚓是環節動物門寡毛綱動物的總稱，所謂「白頸蚯蚓」，陶弘景注釋說「白頸是其老者爾」，應該是指巨蚓科環毛蚓屬性成熟個體出現的白色指環狀生殖環帶，一般以參環毛蚓 *Pheretima aspergillum* 爲常見。

**434 螻蛄　味鹹，寒，**無毒。**主治產難，出肉中刺，潰癰腫，下哽噎，解毒，除惡瘡。一名蟪蛄，一名天螻，一名螜。生東城平澤。夜出者良，**夏至取，暴乾。以自出者。其自腰以前甚澀，主止大小便；從腰以後甚利，主下大小便。若出拔刺，多用其腦。此物頗協神鬼，昔人獄中得其蟪力者；今人夜忽見出，多打殺之，言爲鬼所使也。

【箋疏】

螻蛄是常見的地下害蟲，爾雅釋蟲「螜，天螻」，郭璞注：「螻蛄也，夏小正曰螜則鳴。」廣雅釋蟲云：「炙鼠、津姑、螻蜮、蝝蛉、蛞螻，螻蛄也。」本草綱目集解項李時珍說：「螻蛄穴土而居，有短翅四足。雄者善鳴而飛，雌者腹大羽小，不善飛翔，吸風食土，喜就燈光。入藥用雄。云用火燒地赤，置螻于上，任其跳死，覆者雄，仰者雌也。」此即螻蛄科非洲螻蛄 *Gryllotalpa africana*、華北螻蛄 *Gryllotalpa unispina* 之類。

435 **蜣蜋　味鹹，寒，**有毒。**主治小兒驚癇，瘈瘲，腹脹，寒熱，大人癲疾狂易，**手足端寒，肢滿賁豚。**一名蛣蜣。火熬之良。生長沙池澤。**五月五日取，蒸，藏之，臨用當炙。勿置水中，令人吐。畏羊角、石膏。莊子云：「蛣蜣之智，在於轉丸。」其喜入人糞中，取屎丸而卻推之，俗名爲推丸，當取大者。其類有三四種，以鼻頭扁者爲真。

【箋疏】

蜣蜋是糞食性昆蟲，故本草經集注説：「莊子云『蛣蜣之智，在於轉丸』。其喜入人糞中，取屎丸而卻推之，俗名爲推丸，當取大者。其類有三四種，以鼻頭扁者爲真。」本草圖經説：「其類極多，取其大者。又鼻高目深者，名胡蜣蜋，用之最佳。」本草綱目觀察尤其仔細，集解項李時珍説：「蜣蜋以土包糞，轉而成丸，雄曳雌推，置於坎中，覆之而去。數日有小蜣蜋出，蓋孚乳於中也。」蜣蜋包括金龜子科的多個品種，本草圖經謂鼻高目深之胡蜣蜋，當即神農蜣蜋 *Catharsius molossus*，俗稱屎殼郎，其雄蟲頭部有一基部粗大的後彎角突，角突基部後側有一對小突；陶弘景言鼻頭扁者，則似大蜣蜋 *Scarabaeus sacer*。

436 **地膽　味辛，寒，**有毒。**主治鬼注，寒熱，鼠瘻，惡瘡，死肌，破癥瘕，墮胎，**蝕瘡中惡肉，鼻中息肉，散結氣石淋。去子，服一刀圭即下。**一名蚖青，**一名青蛙。**生汶山川谷，**八月取。惡甘草。真者出梁州，狀如大馬蟻，有翼；僞者即斑貓所化，狀如大豆。大都療體略同，必不能得真爾，此亦可用，故有蚖青之名。蚖字乃異，恐是相承誤矣。

【箋疏】

按照陶弘景的意見，地膽存在同名異物現象，本草經集注云：「真者出梁州，狀如大馬蟻，有翼；僞者即斑貓所化，狀如大豆。」新修本草表示：「形如大馬蟻者，今見出邠州者是也。狀如大豆者，未見也。」本草綱目集解項李時珍説：「今處處有之，在地中或牆石内，蓋芫青、亭長之類，冬月入蟄者，狀如斑蝥。蘇恭未見，反非陶説，非也。本經别名芫青，尤爲可證。既曰地膽，不應復在草萊上矣。蓋芫青，青緑色；斑蝥，黄斑色；亭長，黑身赤頭；地膽，黑頭赤尾。色雖不同，功亦相近。」今以芫青科地膽 *Meloe coarctatus*、長地膽 *Meloe violcews*、長圓胸地膽芫菁 *Meloe corvinus* 之類作爲地膽的原動物，這類昆蟲鞘翅極短，葉片狀，確實符合陶弘景説「狀如大馬蟻，有翼」的樣子。芫青科的昆蟲多數含有斑蝥素，有强烈刺激性，陶説「僞者即斑蝥所化」，又承認「大都療體略同」，當指同科其他物種。

**437 馬刀**　**味辛，微寒**，有毒。**主治漏下赤白，寒熱，破石淋，殺禽獸、賊鼠**，除五藏間熱，肌中鼠鼷，止煩滿，補中，去厥痹，利機關。用之當煉，得水爛人腸。又云得水良[一]。一名馬蛤。**生江湖池澤**及東海。取無時。李云生江漢中，長六七寸，江漢間人名爲單姥，亦食其肉，肉似蚌。今人多不識之，大都似今蜯蛘而非。方用至少。凡此類皆不可多食，而不正入藥，惟蛤蜊煮之醒酒，蜆殼陳久者止利。車螯、蚶蠣、蝛蜼之屬，亦可爲食，無損益，不見所主。雉入大水變爲蜄，蜄云是大蛤，乃是蚌爾。煮食諸蜊蝸與菜，皆不利人也。

**【箋疏】**

爾雅釋魚「蜌，螷」，郭璞注：「今江東呼蚌長而狹者爲螷。」從生境來看，除名醫别録提到馬刀生東

[一] 又云得水良：據本草經集注序録畏惡七情表有「馬刀，得水良」屬畏惡，當爲小字。

海外，多數文獻都謂其生江湖池澤，故當爲淡水生物。本草綱目集解項李時珍說：「馬刀似蚌而小，形狹而長。其類甚多，長短大小，厚薄斜正，雖有不同，而性味功用，大抵則一。」如此，馬刀來源之主流應該是蚌科矛蚌類、楔蚌類，如短褶矛蚌 *Lanceolaria glayana*、劍狀矛蚌 *Lanceolaria gladiola*、矛形楔蚌 *Cuneopsis celtiformis* 等蚌殼長寬比較大的蚌類；而本草記載生東海的馬刀，則有可能是竹蟶科的長竹蟶 *Solen gouldi* 之類。但這些物種皆無毒，與本草記載有毒，且能「殺禽獸、賊鼠」，并告誡「用之當煉，得水爛人腸」，不太吻合，原因尚待探求。

438 **貝子**　**味鹹，平，**有毒。**主治目翳，鬼注，蠱毒，腹痛下血，五癃，利水道，**除寒熱溫注，解肌，散結熱。**燒用之良。**一名貝齒。**生東海池澤。**此是今小小貝子，人以飾軍容服物者，乃出南海。燒作細屑末，以吹眼中，療翳良。又真馬珂擣末，亦療盲翳。

**【箋疏】**

說文云：「貝，海介蟲也。居陸名猋，在水名蜬。象形。」段玉裁注：「象其背穹窿而腹下歧。」其「猋」，據爾雅釋魚亦寫作「贆」。本草圖經說：「貝子生東海池澤，今南海亦有之。貝類之最小者，又若蝸狀。」本草綱目釋名說：「貝字象形，其中二點，象其齒刻，其下二點，象其垂尾。古者貨貝而寶龜，用爲交易，以二爲朋。」由此知貝子、貝齒，當爲寶貝科貨貝 *Monetaria moneta* 之類。

439 田中螺汁　大寒。主目熱赤痛，止渴。生水田中及湖瀆岸側，形圓大如梨、橘者，人亦煮食之。煮汁亦療熱，醒酒，止渴。患眼痛，取真珠並黄連内其中，良久汁出，取以注目中，多差。

【箋疏】

據陶弘景所言，此即田螺，爲田螺科中國圓田螺 *Cipangopaludina chinensis*、中華圓田螺 *Cipangopaludina cahayensis* 之類。

440 蝸牛 味鹹，寒。主賊風喎僻，踠跌，大腸下脱肛，筋急及驚癇。蝸牛，字是力戈反，而俗呼爲瓜牛。生山中及人家，頭形如蛞蝓，但背負殼爾，前以注説之。海邊又一種，正相似，火炙殼便走出，食之益顔色，名爲寄居。方家既不復用，人無取者，未詳何者的是也。

【箋疏】

蝸牛爲巴蝸牛科同型巴蝸牛 *Bradybaena similaris*、條華蝸牛 *Cathaica fasciola* 之類。餘詳蛞蝓條箋疏。

441 **豚卵**[一] **味甘，溫**，無毒。**主治驚癇癲疾，鬼注，蠱毒，除寒熱，賁豚，五癃，邪氣，攣縮。一名豚顛。**陰乾藏之，勿令敗。

---

[一] 豚卵：此條陶弘景注釋部分從「裂肪膏煎藥」開始，以吐魯番出土本草經集注殘片爲底本，其餘部分以新修本草寫本卷十五爲底本。

**懸蹄　主治五痔，伏熱在腸[一]，腸癰内蝕。**

豬四足　小寒。主治傷撻諸敗瘡，下乳汁。

心　主治驚邪，憂恚。

腎　冷利，理腎氣，通利膀胱。

膽　治傷寒熱渴。

肚　補中益氣，止渴利。

齒　主治小兒驚癇。五月五日取。

鬐膏　主生髮。

肪膏　主煎諸膏藥，解斑苗、芫[二]青毒。

豭豬肉　味酸，冷。治狂病。

凡豬肉　味苦，主治閉血脈。弱筋骨，虚人肌，不可久食，病人、金創者尤甚。

豬屎　主寒熱，黄疸，濕痹。豬爲用最多，惟肉不宜人，人有多食，皆能暴肥，此蓋虚肌故也。其脂能悦澤皮膚[三]，作手膏不皸裂。肪膏煎藥，無不用之。勿令中水，臘月者歷年不壞。頸下膏謂之負革脂，入道家用。其屎汁極治溫毒。食其肉飲酒，不可臥秫稻穰中。又白豬白蹄雜青者，不可食。豬膏又忌烏梅也。▨田舍牡者，尖頭不用食。宅店豬以田野▨有效。作藥法，取臘月雪

---

[一] 伏熱在腸：底本作「伏腸」，據政和本草改。

[二] 芫：底本作「元」，據政和本草改。

[三] 膚：底本作「虚」，據政和本草改。

置空缸中，豬屎和之，埋▨即氣病者，絞汁服之，二升即差，天下良驗，百始▨[一]

【箋疏】

豬爲家畜，本草經唯取豚卵與懸蹄入藥，名醫別錄兼用豬肉、内臟等。說文云：「豕，彘也。竭其尾，故謂之豕。象毛足而後有尾。讀與豨同。」急就篇「六畜蕃息豚豕豬」句，顔師古注：「豕者，彘之總名。」小豬爲豚，所謂「豚卵」，本草圖經云：「今云豚卵，當是豬子也。」本草綱目則有不同看法，釋名項說：「豚卵，即牡豬外腎也。牡豬小者多犗去卵，故曰豚卵。」按，「卵」可指睾丸，如黃帝内經素問診要經終論云：「厥陰終者，中熱、嗌乾、善溺、心煩，甚則舌卷、卵上縮而終矣。」名醫別錄言「陰乾藏之勿令敗」，豚卵若是小豬，現用現殺即可，似不必專門貯藏，故當以李時珍所言爲是。本草經考注注意到，外臺秘要卷十五療五癲方引古今錄驗莨菪子散，用豬卵一具，陰乾百日。豬卵即是豚卵，亦即豬的外腎。

**442 鷰屎**[二] **味辛，平，**有毒。**主治蠱毒鬼注，逐不祥邪氣，破五癃，利小便。生高谷山平谷。**鷰有兩種，有胡、有越。紫胸輕小者是越鷰，不入藥用；胸斑黑，聲大者是胡鷰。世呼胡鷰爲夏候，其作窠喜長，人言有容一疋絹者，令[三]家富。窠亦入藥，與屎同，多以作湯洗浴，治[四]小兒驚邪。窠[五]户有北向及尾羽色白者，皆數百歲鷰，食之延年。凡鷰肉不可食，令人入水

[一] 田舍牡者……百始：新修本草、政和本草皆無此段。
[二] 鷰屎：此條以吐魯番出土本草經集注殘片爲底本。
[三] 令：底本作「人」，據政和本草改。
[四] 治：底本無此字，據政和本草作「療」改。
[五] 窠：底本無此字，據政和本草補。

爲蛟所呑。亦不宜殺也。

【箋疏】

説文云：「燕，玄鳥也。籋口，布翄，枝尾。象形。」燕又稱「乙鳥」，説文「乙，玄鳥也。齊魯謂之乙，取鳴自呼，象形。鳦，乙或從鳥。」燕與人類生活接觸較爲密切，故附會傳説亦多，本草綱目集解項説：「燕大如雀而身長，籋口豐頷，布翅歧尾，背飛向宿。營巢避戊己日，春社來，秋社去。其來也，銜泥巢於屋宇之下；其去也，伏氣蟄於窟穴之中。」燕爲燕科動物，本草經集注説燕有兩種云云，所言胡燕即是家燕 *Hirundo rustica*，越燕則是同屬之金腰燕 *Hirundo daurica*。

**443 天鼠屎**[一] **味辛，寒，**有毒[二]。**主治面癰腫，皮膚洗洗**[三]**時痛，腹中血氣，破寒熱積聚，除驚悸，**去面黑皯。**一名鼠沽，一名石肝。生合**[四]**浦山谷。**十月、十二月取。惡白斂、白微。方家不用，世不復識此耳。

【箋疏】

陶弘景不識此物，表示「方家不用，世不復識此耳」。新修本草説：「李氏本草云『即伏翼屎也』。伏

〔一〕天鼠屎：此條以吐魯番出土本草經集注殘片爲底本。
〔二〕有毒：政和本草作「無毒」。
〔三〕洗洗：底本作「説説」，據政和本草改。
〔四〕合：底本作「令」，據政和本草改。

翼條中不用屎，是此明矣。方言名仙鼠，伏翼條已論也。」伏翼條又說：「伏翼，以其晝伏有翼爾。李氏本草云『即天鼠也』。又云：『西平山中別有天鼠，十一月、十二月取。主女人生子餘疾，帶下病，無子。』方言一名仙鼠，在山孔中食諸乳石精汁，皆千歲。頭上有冠，淳白，大如鳩鵲。食之令人肥健，長年。其大如鶉，未白者皆已百歲，而並倒懸，其石孔中屎皆白，如大鼠屎，下條天鼠屎，當用此也。」

444 鼹䶅鼠〔一〕 味鹹，無毒。主治癰疽，諸瘻，蝕惡瘡，陰䘌爛瘡。在土中行。五月取，令乾，燔之。世中一名隱鼠，一名鼢鼠。形如鼠，大而無尾，黑色，長鼻甚強，恒穿〔二〕耕地中行，討掘即得。今諸山林中有獸〔三〕，大如水牛，形似豬，灰赤色，下腳似象，胸前、尾上皆白，有力而鈍，亦名鼹鼠。人張網取食之，肉亦似牛，多以作脯。其膏亦云主瘻。乃云此是鼠王，其精溺一滴落地，輒成一鼠，穀有鼠災年則多出，恐非虛耳。「穀」字一作「玫」〔四〕。此鼠蹄燒末酒服，又以骨擣碎釀酒將服之，並治瘻良驗也。

【箋疏】 鼹鼠指代的物種，諸家意見甚不統一。按照陶弘景的描述，鼹鼠有如下特徵：形如鼠、無尾、主要在地下活動；而本草衍義所説的特徵有：毛色如鼠、脚極短，尾甚短，目小。綜合起來，顯然就是鼹科

〔一〕鼹䶅鼠：新修本草作「鼹鼠」。此條以吐魯番出土本草經集注殘片爲底本，「今諸山林中」句後，以新修本草寫本卷十五爲底本。
〔二〕穿：底本作「身」，據政和本草改。
〔三〕獸：底本作「一狩」，據政和本草改。
〔四〕穀字一作玫：政和本草無此句，從文義看，似非本草經集注原文。

的麝鼹 *Scaptochirus moschatus*、大缺齒鼹 *Mogera robusta* 之類。但奇怪的是，本草圖經所繪鼹鼠圖例卻有尾巴，再看蘇頌的描述：「其形類鼠而肥，多膏，色黑，口鼻尖大，常穿地行。旱歲則爲田害。」此當是倉鼠科的中華鼢鼠 *Myospalax fmithi* 之類。

本草綱目的看法又不太一樣，釋名項首列别名「田鼠」，李時珍解釋説：「田鼠偃行地中，能壅土成坌，故得諸名。」集解項亦説：「許慎言鼢乃伯勞所化。月令季春田鼠化爲鴽，夏小正八月鴽爲鼠，是二物交化，如鷹、鳩然也。鴽乃鶉類。隆慶辛未夏秋大水，蘄、黄瀕江之地，鼢鼠遍野，皆魚所化。蘆稼之根，齧食殆盡，則鼢之化，不獨一種也。」湖灘地主要鼠患，應該是倉鼠科東方田鼠 *Microtus fortis* 之類，此可能即是本草綱目所稱的「鼹鼠」。

**445** 獺肝 味甘，有毒。主治鬼注蠱毒，卻魚鯁[一]，止久[二]嗽，燒服之。

肉 治疫氣溫病。及牛、馬時行病，煮屎灌之亦良。獺有兩種：有獱獺，形大，頭如馬，身似蝙蝠，不入藥用；此當取常所見[三]者。其骨亦療食魚骨鯁。有牛馬家，可逆取屎録之。多出溪岸邊，其肉不可與兔肉雜食也。

**【箋疏】**

説文云：「獺，如小狗也，水居食魚。」玉篇云：「獺如貓，居水食魚也。」本草綱目集解項説：「獺狀

〔一〕鯁：底本作「臊」，據政和本草改。

〔二〕止久：底本無此二字，據政和本草補。

〔三〕常所見：政和本草作「以魚祭天」。

似青狐而小，毛色青黑，似狗，膚如伏翼，長尾四足，水居食魚。能知水信爲穴，鄉人以占潦旱，如鵲巢知風也。」據李時珍所説，此即鼬科動物水獺 *Lutra lutra*；至於陶弘景所言「獱獺」，揚雄羽獵賦「蹈獱獺，據黿鼉」，李善注引郭璞三蒼解詁云：「獱似狐，青色，居水中，食魚。」或即同屬動物滑獺 *Lutra perspicillata*，體型較水獺爲大。

**446** 狐陰莖　味甘，有毒。主治女子絶產，陰癢，小兒陰頹卵腫。

五藏及腸　味苦，微寒，有毒。主治蠱毒，寒熱，小兒驚癇。

雄狐屎　燒之辟惡。在木石上者是。江東無狐，皆出北方及益州間。形似狸而黃，亦善能爲魅。

**【箋疏】**

狐爲常見物種，本草綱目集解項説：「狐，南北皆有之，北方最多。有黃、黑、白三種，白色者尤稀。尾有白錢文者亦佳。日伏於穴，夜出竊食。聲如嬰兒，氣極臊烈。毛皮可爲裘，其毛純白，謂之狐白。」結合諸書所説分佈情況，大約以犬科動物赤狐 *Vulpes vulpes* 爲主。

**447** 孔雀屎　微寒。主治女子帶下，小便不利。出廣、益諸州，都下亦養之[一]。方家不見用。

[一] 都下亦養之：政和本草無此句。

【箋疏】孔雀爲雉科禽鳥綠孔雀 *Pavo muticus* 之類。新修本草説：「孔雀，交、廣有，劍南元無。」是針對陶弘景謂孔雀出益州者。

**448** 鸕鷀屎　一名蜀水華。去面黑䵟黶誌。頭　微寒。主治鯁及噎，燒服之。溪谷間甚多見之，當自取其屎，擇用白處，市賣不可信。骨亦主魚鯁。此鳥不卵生，口吐其雛，獨爲一異也。

【箋疏】爾雅釋鳥「鶿，鷧」。郭璞注：「即鸕鷀也，嘴頭曲如鉤，食魚。」本草經集注説：「溪谷間甚多見之。……此鳥不卵生，口吐其雛，獨爲一異。」此後諸家皆相信鸕鷀吐雛的傳説，直到本草衍義親自考察，對此提出異議：「嘗官於澧州，公宇後有大木一株，其上有三四十巢。日夕觀之，既能交合，兼有卵殼布地，其色碧。豈得雛吐口中？是全未考尋，可見當日聽人之誤言也。」

鸕鷀爲鸕鷀科大型水禽普通鸕鷀 *Phalacrocorax carbo*，形態以本草綱目集解項描述最完備，李時珍説：「鸕鷀，處處水鄉有之。似鶂而小，色黑。亦如鴉，而長喙微曲，善没水取魚。日集洲渚，夜巢林木，久則糞毒多令木枯也。南方漁舟往往縻畜數十，令其捕魚。杜甫詩『家家養烏鬼，頓頓食黄魚』，或謂即此。」

449 鴟頭　味鹹，平，無毒。主治頭風眩顛倒，癇疾。即俗人呼爲老鵄者。一名鳶，鳶作緣音。又有雕、鶚，並相似而大。雖不限雌雄，恐雄者當勝。今合鴟頭酒用之，當微炙，不用蠹蟲者。

【箋疏】

鴟，說文作「䧴」，䳡也。段玉裁注：「今江蘇俗呼鷂鷹。盤旋空中，攫雞子食之。大雅云『懿厥哲婦，爲梟爲鴟』，莊周云『鴟得腐鼠』是也。」鴟主要指鷹科鳶屬的猛禽，如黑鳶 *Milvus migrans*、鳶 *Milvus korschus* 之類。

450 鴆鳥毛[一]　有大毒。入五藏爛，殺人。其口　主殺蝮蛇毒。一名䲰日。生南海。此乃是兩種：鴆鳥狀如孔雀，五色雜斑，高大，黑頸，赤喙，出交、廣深山中。䲰日鳥狀如黑傖雞，其共禁大朽樹，令反覓蛇吞之，作聲似云「同力」，故江東人呼爲同力鳥。並啖蛇。人誤食其肉[二]，亦即死。鴆毛羽不可近人，而並療蛇毒；帶鴆喙亦辟蛇也。昔時皆用鴆毛爲毒酒，故名鴆酒，頃來不復爾。又云有物赤色，狀如龍，名海薑，生海中，亦大有毒，甚於鴆羽也。

【箋疏】

博物志引神農經說：「藥物有大毒不可入口鼻耳目者，入即殺人。一曰鉤吻，二曰鴟，三曰陰命，四

[一] 鴆鳥毛：此條以新修本草寫本卷二十爲底本。
[二] 肉：底本作「宍」，據政和本草改。

曰内童，五曰鴆，六曰蝙蝠。」鴆的毒性排位雖不在第一，卻因爲「飲鴆止渴」的成語膾炙人口。此語出自後漢書霍諝傳：「譬猶療飢於附子，止渴於酖毒，未入腸胃，已絶咽喉，豈可爲哉？」據注釋家的意見，「酖」本意是飲酒爲樂，此處假借爲「鴆」；疑其寫作「酖」，還有一層意思，鴆毒幾乎都是酒劑，如前引國語「寘鴆於酒」，所以「酖」可能就是「鴆酒」二字合體會意。翻檢史書，飲鴆的記載不絶如縷。

因爲羽毛含有劇毒的禽鳥，在今天爲罕見，故從形狀似鷹鷂且能食蛇來看，將其推定爲鷹科猛禽蛇雕 *Spilornis cheela*；或許古人驚異于鳥能食蛇，於是給這種鳥附會了若干神秘元素。但近年在巴布亞新幾内亞發現一類冠林鵙鶲 *Ornorectes cristatus*，皮膚和一身漂亮的羽毛中，竟含有一種類似於箭毒蛙的劇毒毒素。這類鵙鶲的形狀與文獻描述的鴆鳥相似，毒性特徵也相似，或許就是鴆鳥。但這類鵙鶲究竟是中國原有，後來滅絶，或是一直就是外來，尚需進一步考察。

**451 樗雞　味苦，平，**有小毒。**主治心腹邪氣，陰痿，益精強志，生子好色，補中輕身。**又治腰痛，下氣，強陰多精，不可近目。**生河内川谷**樗樹上。七月採，暴乾。形似寒螿而小，今出梁州，方用至稀，惟合大麝香丸用之。樗樹似漆而臭，今以此樹上爲好，亦如芫菁、亭長，必以芫、葛上爲良矣。

**【箋疏】**

樗樹指苦木科臭椿 *Ailanthus altissima*，樗雞生樗樹上。新修本草云：「此物有二種，以五色具者爲雄，良；青黑質白斑者是雌，不入藥用。」蘇敬所言兩種，其實是雌雄之别，爲樗雞科斑衣蠟蟬 *Lycorma delicatula* 之類。本草圖經進一步説：「然今所謂莎雞者，亦生樗木上，六月後出飛，而振羽索索作聲，人或畜之樊中。但頭方腹大，翅羽外青内紅，而身不黑，頭不赤，此殊不類，蓋別一種而同名也。今在樗木上者，人呼爲紅娘子，頭、翅皆赤，乃如舊説，然不名樗雞，疑即是此，蓋古今稱不同耳。」此言「人呼爲紅娘子」者，則是蟬科紅娘子 *Huechys sanguinea*。

至於經傳中提到莎雞，詩經豳風「莎雞振羽」，陸璣詩疏云：「樗雞，如蝗而班色，毛翅數重，其翅正赤，或謂之天雞。六月中，飛而振羽，索索作聲。幽州人謂之蒲錯是也。」爾雅釋蟲「翰，天雞」，郭璞注：「小蟲，墨身赤頭。一名莎雞，又曰樗雞。」廣雅釋蟲云：「樗鳩，樗雞也。」本草綱目集解項總結説：「莎雞居莎草間，蟋蟀之類，似蝗而斑，有翅數重，下翅正赤，六月飛而振羽有聲。詳見陸璣毛詩疏義。而羅願爾雅翼以莎雞爲絡緯，即俗名紡絲者。」按照李時珍的意見，這種莎雞大致是蟋蟀科的蟋蟀一類，故本草綱目未將莎雞、天雞等作爲樗雞的別名。不過從現存文獻來看，如陸璣詩疏描述的莎雞仍然有些像斑衣蠟蟬，而太平御覽卷九四六引廣志云：「莎雞，似蠶蛾而五色，亦曰犨雞。」顯然就是斑衣蠟蟬。

**452 木䖟　味苦，平，**有毒。**主治目赤痛，眥傷淚出，瘀血，血閉，寒熱酸㦒，無子。一名魂常。生漢中川澤，**五月取。此䖟不噉血，狀似䖟而小，近道草中不見有，市人亦少有賣者，方家所用，惟是蜚䖟也。

**【箋疏】**

説文云：「蝱，齧人飛蟲。」本草經收載有木䖟，又有蜚䖟，諸家對此莫衷一是。陶弘景以吸血與否來區分兩種䖟。謂木䖟：「此䖟不噉血，狀似䖟而小，近道草中不見有，市人亦少有賣者，方家所用，惟是蜚䖟也。」又説蜚䖟：「此即今噉牛馬血者，伺其腹滿掩取乾之，方家皆呼爲䖟蟲矣。」䖟是䖟科昆蟲，雌體吸血，雄體較小，以吸食植物的汁液爲食。按照陶弘景的意見分析，木虻應該是雄體的虻，或許正是其吸食植物的特性，而得名「木虻」。

新修本草對此不以爲然，有論云：「虻有數種，並能噉血，商、淅已南，江嶺間大有。木虻長大綠色，殆如次蟬，咂牛馬，或至頓仆；蜚虻狀如蜜蜂，黄黑色，今俗用多以此也；又一種小虻，名鹿虻，大如蠅，齧牛馬亦猛，市人採賣之。三種同體，以療血爲本，餘療雖小有異同，用之不爲嫌。何有木虻而不噉血？木虻倍大蜚虻，陶云『似虻而小』者，未識之矣。」

按照蘇敬的意思，虻皆吸血，而以大小爲區別：木虻最大，如蟬；蜚虻次之，如蜜蜂；小虻亦名鹿虻，最小，如蠅。本草拾遺又有不同意見，辯駁説：「本經既出木虻，又出蜚虻，明知木虻是葉内之虻，飛虻是已飛之蟲。飛是羽化，亦猶在蛹，如蠶之與蛾爾。」按，虻爲完全變態的昆蟲，經歷卵、幼蟲、蛹、成蟲四個階段，據陳藏器的看法，木虻是處於幼蟲至蛹階段的虻，而蜚虻是虻的成蟲。

諸説如上，陶弘景的意見可能更符合本草經的原意，虻指虻科多種昆蟲，木虻是其雄體，蜚虻是其雌體。但後來新修本草的意見成爲主流，木虻、蜚虻則以個體大小爲區別，所指理論上講，應該都是吸血的雌體。木虻較大，或許是雁虻 *Tabanus pleskei*；蜚虻爲常見的華虻 *Tabanus mandarinus*、復帶虻 *Atylotus bivittateinus* 之類；小虻爲鹿虻 *Tabanus chrysurus* 之類。

453 **蜚虻**　**味苦，微寒**，有毒。**主逐瘀血，破下血積，堅痞癥瘕，寒熱，通利血脉及九竅**，女子月水不通，積聚，除賊血在胸腹五藏者，及喉痹結塞。**生江夏川谷。**五月取，腹有血者良。此即今噉牛馬血者，伺其腹滿掩取乾之，方家皆呼爲虻蟲矣。

【箋疏】

本草經區分木虻與蜚虻，本草經集注說：「此即今噉牛馬血者，伺其腹滿掩取乾之，方家皆呼爲虻蟲矣。」本草圖經亦云：「虻有數種，皆能噉牛馬血。木虻最大而綠色，幾若蜩蟬；蜚虻狀如蜜蜂，黃色，醫方所用虻蟲，即此也；又有一種小虻，名鹿虻，大如蠅，咂牛馬亦猛。三種大抵同體，俱能治血，而方家相承，只用蜚虻，它不復用。並五月採，腹有血者良。人伺其噉齧牛馬時腹紅者，掩取乾之用，入藥須去翅足也。」其具體物種，參看木虻條箋疏。

**454 蜚蠊** **味鹹，寒，**有毒。**主治血瘀癥堅，寒熱，破積聚，喉咽閉，內寒無子，**通利血脉。**生晉陽川澤**及人家屋間，立秋採。形亦似䗪蟲而輕小，能飛，本在草中，八月、九月知寒，多入人家屋裏逃爾。有兩三種，以作廉薑氣者爲真，南人亦噉之。

【箋疏】

「蜚」說文正寫作「𧖅」，訓釋爲「臭蟲，負蠜也」，並不是蜚蠊的專名。爾雅釋蟲「蜚，蠦蜰」，郭璞的注釋也說：「蜰即負盤，臭蟲。」春秋公羊傳「秋有蜚」，何休注：「蜚者，臭惡之蟲也，象夫人有臭惡之行。」由此見「蜚」有特別的氣味，所以被呼爲「臭蟲」，此大約是半翅目植食性昆蟲蝽象，身體有臭腺，遇到危險即分泌臭液。

蜚蠊最早見於本草經，陶弘景謂其「形亦似䗪蟲而輕小，能飛」。因爲蜚蠊的形狀與䗪蟲相似，故廣雅釋蟲云：「飛䗪，飛蠊也。」新修本草說：「此蟲味辛辣而臭，漢中人食之，言下氣，名曰石薑，一名盧蜚，一名負盤。別錄云：形似蠶蛾，腹下赤，二月、八月採，此即南人謂之滑蟲者也。」蜀本草圖經也說：「金州、房州等山人噉之，謂之石薑，多在林樹間百十爲聚。」就各家描述來看，也不太似蜚蠊目的昆蟲。直到明代，本草綱目集解項李時珍説：「今人家壁間、竈下極多，甚者聚至千百。身似蠶蛾，腹背俱赤，兩翅能飛，喜燈火光，其氣甚臭，其屎尤甚。羅願云：此物好以清旦食稻花，日出則散也。水中一種酷似之。」所言「身似蠶蛾，腹背俱赤，兩翅能飛」云云，或許接近蜚蠊目蜚蠊科的昆蟲，後段引羅願云云，仍然是蝽象一類。

今天所言的蜚蠊，通常稱爲蟑螂，爲蜚蠊科美洲大蠊 *Periplaneta americana*、東方蜚蠊 *Blatta orientalis*、德國小蠊 *Blattella germanica* 之類。因爲是常見昆蟲，圖例應該是反映物種的最佳證據。觀察本草品匯精要之蜚蠊圖例，所繪顯然是雙翅目虻科的昆蟲。本草綱目金陵本爲原刻，最能代表李時珍的觀點，其蜚蠊圖上標注「行夜同」，所繪接近於步甲科的昆蟲如短鞘步甲 *Pheropsophus jessoensis* 之類。稍晚的江西本，圖像與金陵本同；直到明末錢蔚起本重繪，才是標準的蜚蠊科蟑螂。清初汪紱醫林纂要探源卷三提到油蟲，謂其「身圓長而扁，色黄赤光潤，大不及寸，甲下有翅能飛，常居廚竈盌架間，食油膩餘瀝，其氣臭穢」。所描述者，顯然就是東方蜚蠊 *Blatta orientalis* 之類。至趙學敏本草綱目拾遺才正式將俗稱之蟑螂，與本草之蜚蠊聯係在一起，卷十竈馬條云：「今之竈馬，俗呼贓郎，又作蟑螂，綱目所謂蜚蠊也。綱目蟲部亦有竈馬，形如蟋蟀，今人名竈壁雞，又與蟑螂別。瀕湖於蜚蠊條下無治疔瘡諸法，今備錄之。」

**455 水蛭** **味鹹**、苦，**平**、微寒，有毒。**主逐惡血，瘀血，月閉，破血瘕，積聚，無子，利水道，**又墮胎。一名蚑，一名至掌。**生雷澤池澤。**五月、六月採，暴乾。蚑，今復有數種，此用馬蜞，得囓人腹中有血者，仍乾爲佳。山蚑及諸小者皆不用。楚王食寒菹，所得而吞之，果能去結積，雖曰陰祐，亦是物性兼然。

【箋疏】

爾雅釋魚「蛭，蟣」，郭璞注：「今江東呼水中蛭蟲入人肉者爲蟣。」名醫別錄一名蚑，説文：「蚑，行也。」文選琴賦「感天地以致和，況蚑行之衆類」，李善注：「凡生之類，行皆曰蚑。」按照陶弘景所説：「此用馬蜞，得嚙人，腹中有血者，仍乾爲佳。」水蛭爲水蛭科多種動物，常見者爲醫蛭屬日本醫蛭 *Hirudo nipponia*，和金綫蛭屬寬體金綫蛭 *Whitmania pigra* 之類。金綫蛭顎小，無齒或通常二列鈍齒，不能割破宿主皮膚，不吸血，以螺類及其他無脊椎動物爲食，與本草所説吸血者不符，水蛭當以醫蛭爲藥用正品。

**456 蝦蟆　味辛，寒，**有毒。**主治邪氣，破癥堅血，癰腫，陰瘡，服之不患熱病。**治陰蝕疽癘惡瘡，猘犬傷瘡。能合玉石。一名蟾蜍，一名䵶，一名去甫，一名苦蠪。**生江湖池澤。**五月五日取，陰乾，東行者良。此是腹大、皮上多痱磊者。其皮汁甚有毒，犬嚙之，口皆腫。人得溫病斑出困者，生食一兩枚，無不差者。五月五日取東行者五枚，反縛著密室中閉之，明旦視自解者，取爲術用，能使人縛亦自解。燒灰傅瘡立驗。其肪塗玉則刻之如蠟，故云能合玉石。但肪不可多得，取肥者，剉，煎膏以塗玉，亦軟滑易截。古玉器有奇特非雕琢人功者，多是昆吾刀及蝦蟆肪所刻也。

【箋疏】

據説文「蝦，蝦蟆」，故以作「蝦蟆」爲正，今則寫作「蛤蟆」。本草經蝦蟆，名醫別錄一名蟾蜍，按照陶弘景注「此是腹大、皮上多痱磊者。其皮汁甚有毒，犬嚙之，口皆腫」，此應是常見之蟾蜍品種如蟾蜍科中華大蟾蜍 *Bufo gargarizans*、黑眶蟾蜍 *Bufo melanostictus* 之類。本草圖經所繪之蝦蟆，全身佈滿圓形瘰疣，也是蟾蜍之類，其耳後腺、皮膚腺分泌液的乾燥品即是蟾酥。此即本草衍義所言「取眉間有白汁，謂之蟾酥」者。

按，爾雅釋魚「鼁鱦，蟾諸」，郭璞注：「似蝦蟆，居陸地。」此即蟾蜍。爾雅除此條外，釋魚還有「在水者黽」，郭璞注：「耿黽也，似青蛙，大腹，一名土鴨。」釋蟲有「蟼蟆」，郭璞注：「蛙類。」此條郝懿行義疏云：「説文蟆，蝦蟆也。急就篇云『水蟲科斗鼁蝦蟆』，顔師古注：蛙，一名螻蟈，色青，小形而長股。蝦蟆一名蟼，大腹而短腳。今按，蝦蟆居陸，蛙居水。此是蟆非蛙也。郭注失之。」古人認識的蛙類頗爲不少，多有專門之名，加上別稱，爲數更多。蟾蜍爲蟾蜍科的動物應該没有問題，但蛙與蛤蟆各自代表哪些物種，則不太好結論。不妨從蛙入手，本草圖經説：「今處處有之。似蝦蟆而背青綠色，俗謂之青蛙。亦有背作黄文者，人謂之金綫蛙。」背青綠色常見的應該是蛙科黑斑蛙 *Rana nigromaculata*，背有黄文爲金綫蛙 *Rana plancyi*，一般説的青蛙主要是前者。或許可以這樣説，除了標準的「青蛙」「蟾蜍」以外的無尾兩栖類，都可以稱爲「蛤蟆」。中華本草將蛤蟆確定爲蛙科澤蛙 *Rana limnocharis*，似有些狹隘。

**457** 鼃　味甘，寒，無毒。主小兒赤氣，肌瘡，臍傷，止痛，氣不足。一名長股。生水中，取無時。凡蜂、蟻、鼃、蟬，其類最多。大而青脊者，俗名土鴨，其鳴甚壯；又一種黑色，南人名爲蛤子，食之至美；又一種小形善鳴喚，名鼃子，此則是也。

【箋疏】

「鼃」今正寫作「蛙」，是可食之物，本草綱目記載别名有田雞、青雞、坐魚、蛤魚，李時珍解釋説：「鼃好鳴，其聲自呼。南人食之，呼爲田雞，云肉味如雞也。又曰坐魚，其性好坐也。按爾雅蟾、鼃俱列魚類，而東方朔傳云：長安水多鼃魚，得以家給人足。則古昔關中已常食之如魚，不獨南人也。」由此理解爾雅釋魚「在水者黽」，郭璞注：「耿黽也，似青鼃，大腹，一名土鴨。」亦是可食之意。從諸家描述，並結合分佈情況，背青綠色常見的應該是鼃科黑斑鼃 *Rana nigromaculata*，背有黃文爲金綫鼃 *Rana plancyi*，一般説的青鼃主要是前者。

**458** 牡鼠　微溫，無毒。治踒折，續筋骨，擣傅之，三日一易。四足及尾，主婦人墮胎，易出。

肉　熱，無毒。主治小兒哺露大腹，炙食之。

糞　微寒，無毒。主治小兒癇疾，大腹，時行勞復。牡鼠，父鼠也。其屎兩頭尖，專療勞復。鼠目，主明目，夜見書，術家用之。臘月鼠，燒之辟惡氣。膏煎之，亦療諸瘡。膽，主目暗，但纔死膽便消，故不可得之。

【箋疏】

詩行露云：「誰謂鼠無牙，何以穿我墉。」牙指大牙，鼠爲嚙齒類，門齒異常發達，門齒與臼齒之間無犬齒，留下一個很大的齒間隙，故云「有四齒而無牙」。此即鼠科褐家鼠 *Rattus norvegicus*。本條多處提到鼠膽，如陶説牡鼠「纔死膽便消」。常見的褐家鼠没有解剖學上的膽囊結構，膽汁直接由肝藏排泌到十二指腸，此可能就是陶説「纔死膽便消」的意思；俗語「膽小如鼠」，大約也是同樣的道理。

459 蚺蛇膽 味甘、苦，寒，有小毒。主治心腹䘌痛，下部䘌瘡，目腫痛。

膏 平，有小毒。主治皮膚風毒，婦人産後腹痛餘疾。此蛇出晉安，大者三二圍。在地行住不舉頭者是真，舉頭者非真。形多相似，彼土以此別之。膏、膽又相亂也。真膏纍纍如梨豆子相著，他蛇膏皆大如梅、李子。真膽狹長通黑，皮膜極薄，舐之甜苦，摩以注水即沉而不散；其僞者並不爾。此物最難得真，真膏多所入藥用，亦云能療伯牛疾。

【箋疏】

爾雅釋魚「蟒，王蛇」，郭璞注：「蟒，蛇最大者，故曰王蛇。」本草綱目集解項李時珍説：「按劉恂錄異記云：蚺蛇，大者五六丈，圍四五尺；小者不下三四丈，身有斑紋，如故錦纈。春夏於山林中伺鹿吞之，蛇遂羸瘦，待鹿消乃肥壯也。或言一年食一鹿也。又顧玠海槎錄云：蚺蛇吞鹿及山馬，從後腳入，毒氣呵及，角自解脱。其膽以小者爲佳。王濟手記云：橫州山中多蚺蛇，大者十餘丈，食麂鹿，骨角隨腐。土人采葛藤塞入穴中，蛇嗅之即靡，乃發穴取之，肉極腴美，皮可冒鼓，及飾刀劍樂器。范成大虞衡志云：寨兵捕蚺蛇，滿頭插花，蛇即注視不動，乃逼而斷其首，待其騰擲力竭乃斃，舁歸食之。又按山海經云：巴蛇食象，三年而出其骨，君子服之，無心腹之疾。郭璞注云：今蚺蛇即其類也。南裔志蚺蛇贊曰：蚺惟大蛇，既洪且長。采色駁映，其文錦章。食灰吞鹿，腴成養瘡。賓饗嘉食，是豆是觴。」此即蟒蛇科動物蟒蛇 *Python molurus*。

460 蝮蛇膽 味苦，微寒，有毒。主治䘌瘡。

肉 釀作酒，治癩疾，諸瘻，心腹痛，下結氣，除蠱毒。

其腹中吞鼠　有小毒，療鼠瘻。蝮蛇，黃黑色。黃頷尖口，毒最烈；虺形短而扁，毒不異於蚖，中人不即療，多死。蛇類甚衆，惟此二種及青蝰[一]爲猛，治之並別有方。蛇皆有足，五月五日取，燒地令熱，以酒沃之，置中，足出。術家所用赤連、黃頷，多在人家屋間，吞鼠子、雀雛，見腹中大者，破取，乾之。

**【箋疏】**

虺蝮泛指毒蛇，周禮地官「道地慝以辨地物」，鄭玄注引鄭司農云：「地慝，地所生惡物害人者，皆虺蝮之屬。」爾雅釋魚「蝮虺，博三寸，首大如擘」，郭璞注：「身廣三寸，頭大如人擘指。此自一種蛇，名爲蝮虺。」本草拾遺提到蝮蛇的特點：「其蝮蛇形短，鼻反，錦文，亦有與地同色者。衆蛇之中，此獨胎産。」所謂「胎産」，蝰蛇科的多數蛇類爲卵胎生。

本草綱目集解項李時珍總結説：「蝮與虺，陶氏言是二種，蘇恭言是一種。今按爾雅云：蝮虺身博三寸，首大如擘。是以蝮虺爲一種也。郭璞云：蝮蛇惟南方有之，一名反鼻。細頸，大頭，焦尾，鼻上有針，錦文如綬，文間有毛如豬鬣，大者長七八尺。虺則所在有之，俗呼土虺，與地同色。顔師古云：以俗名證之，郭説爲是。又北史：高道穆云，復用元顥，乃養虺成蛇。是皆以蝮、虺爲二種矣。蓋蝮長大，虺短小，自不難辨，陶説爲是。柳子厚蝮蛇文云：目兼蜂蠆，色混泥塗。其頸蹙恧，其腹次且。褰鼻鉤牙，穴出榛居。蓄怒而蟠，銜毒而趨。亦頗盡其狀也。」根據李時珍的描述，郭璞提到的那種「細頸，大頭，焦尾，鼻上有針，錦文如綬，文間有毛如豬鬣，大者長七八尺」的蝮蛇更接近蝰蛇科的尖吻蝮 *Agkistrodon*

[一] 蝰：底本作「蛀」，據文義改。

*acutus*，與蘄蛇（白花蛇）同一來源；而體型較爲短小的虺，纔是同科的蝮蛇 *Agkistrodon halys*。

461 鯪鯉甲　微寒。主治五邪，驚啼悲傷，燒之作灰，以酒或水和方寸匕，治蟻瘻。其形似鼉而短小，又似鯉魚，有四足，能陸能水。出岸開鱗甲，伏如死，令蟻入中，忽閉而入水，開甲，蟻皆浮出，於是食之，故主蟻瘻。方用亦稀，惟療瘡癩及諸注疾爾。

**【箋疏】**　本草綱目集解項李時珍説：「鯪鯉狀如鼉而小，背如鯉而闊，首如鼠而無牙，腹無鱗而有毛，長舌尖喙，尾與身等。尾鱗尖厚，有三角，腹内藏府俱全，而胃獨大，常吐舌誘蟻食之。曾剖其胃，約蟻升許也。」此即鯪鯉科動物鯪鯉 *Manis pentadactyla*，俗名穿山甲。

462 蜘蛛　微寒。主大人、小兒瘨。七月七日取其網，療喜忘。蜘蛛類數十種，爾雅止載七八種爾。今此用懸網狀如魚罾者，亦名蚰蝥。蜂及蜈蚣螫人，取置肉上，則能吸毒。又以斷瘧及乾嘔霍亂。術家取其網著衣領中辟忘。有赤斑者，俗名絡新婦，亦入方術用之。其餘雜種，並不入藥。詩云「蠨蛸在户」，正謂此也。

**【箋疏】**　如陶弘景所説「蜘蛛類數十種，爾雅止載七八種爾」，又説「此用懸網狀如魚罾者，亦名蚰蝥」，又説即詩經小雅「伊威在室，蠨蛸在户」之「蠨蛸」。陸璣詩疏云：「蠨蛸，長踦，一名長脚。荆州、河内人謂之喜母。此蟲來著人衣，當有親客至，有喜也。幽州人謂之親客。亦如蜘蛛，爲網羅居之。」中華古今注云：「長跂，蠨蛸也，身小足長，故謂長蚑。小蜘蛛長腳也，俗呼爲蟢子。」劉子説：「今野人晝見嬉子者，以爲有喜樂之瑞。」從描述來看，比較接近肖蛸科(長腳蛛科)的蜘蛛。而本草衍義描述説：「蜘蛛，品亦多，皆有毒，經不言用是何種。今人多用人家檐角、籬頭、陋巷之間，空中作圓網，大腹、深灰色者。」結合本草圖經所繪蜘蛛圖例，則似指圓蛛科大腹圓蛛 *Araneus ventricosus*。大腹圓蛛常在屋檐、庭院、樹叢間結大型車輪狀垂直圓網，夜間居網的中心，白天在網旁的縫隙或樹葉叢中隱蔽。

463 蜻蛉 微寒。強陰，止精。此有五六種，今用青色大眼者，一名諸乘，俗呼胡蜊，道家用以止精。眼可化爲青珠。其餘黄細及黑者，不入藥用。一名蜻蜓。

**【箋疏】**

爾雅釋蟲「虰蛵，負勞」，郭璞注：「或曰：即蜻蛉也。江東呼爲狐棃，所未聞。」方言「蜻蛉謂之蝍蛉」，郭璞注：「六足四翼蟲也，音靈，江東名爲狐黎。」呂氏春秋精諭云：「海上之人有好蜻者，每居海上，從蜻遊，蜻之至者有百數而不止，前後左右盡蜻也。」高誘注：「蜻，蜻蜓，小蟲，細腰四翅，一名白宿。」本草綱目釋名項解釋説：「蜻、蝍，言其色青葱也。蛉、虰，言其狀伶仃也，云其尾如丁也。云其尾好亭而挺，故曰蝏，曰蜓。俗名紗羊，言其翅如紗也。按崔豹古今注云：大而色青者曰蜻蜓；小而黄者，江東名胡黎，淮南名蠊蛜，鄱陽名江雞；小而赤者，名曰赤卒，曰絳騶，曰赤衣使者，曰赤弁丈人；大而玄紺者，遼海名紺蠜，亦曰天雞。陶氏謂胡黎爲蜻蛉，未考此耳。」

蜻蜓的種類雖多，皆是蜻蜓目蜻科的昆蟲，本草書强調的「青色大眼者」，當是碧偉蜓 *Anax parthenope* 之類，即本草衍義所説的「馬大頭」，其他也包括大蜻蜓 *Anotogaster sieboldii*、褐頂赤卒 *Sympetrum infuscatum*、黄蜻 *Pantala flavescens* 等。

**464 石蠶　味鹹，寒，**有毒。**主治五癃，破石淋，墮胎。肉　解結氣，利水道，除熱。一名沙蝨。生江漢池澤。**李云「江左無識此者，謂爲草根，其實類蟲，形如老蠶，生附石，傖人得而食之，味鹹而微辛」。李之所言有理，但江漢非傖地爾。大都應是生氣物，猶如海中蠣蛤輩，附石生不動，亦皆活物也。今俗用草根黑色多角節，亦似蠶，恐未是實，方家不用。沙蝨自是東間水中細蟲，人入水浴，著人略不可見，痛如針刺，挑亦得之。今此名或同爾，非其所稱也。

**【箋疏】**

陶弘景不識此物，故本草經集注引李當之云云，並認爲：「李之所言有理，但江漢非傖地爾。大都應是生氣物，猶如海中蠣蛤輩，附石生不動，亦皆活物也。」又説：「今俗用草根黑色多角節，亦似蠶，恐未是實，方家不用。沙蝨自是東間水中細蟲，人入水浴，著人略不可見，痛如針刺，挑亦得之。今此名或同爾，非其所稱也。」如本草圖經所論：「石蠶生江漢池澤。舊注或以爲草根，生石上，似蠶者；或以爲生氣物，猶如海中蠣蛤輩。又，本經云『一名沙虱』，沙虱自是水中細蟲，都無定論。」有關石蠶的議論實涉及多種動物植物微生物。

本草衍義描述的石蠶是一種昆蟲：「有附生水中石上，作絲繭如釵股，長寸許，以蔽其身，色如泥，蠶在其中，此所以謂之石蠶也。」按其所言，當爲石蛾科中華石蛾 *Phryganea japonica* 的幼蟲，幼蟲水棲，有腮，略似蠶，有胸足三對，腹部有原足一對。幼蟲孵化後入水中，用絲腺的分泌物綴合葉片、木片、砂石等造成各種管狀的棲管而藏身其中，露出頭，胸及足匍行於水底，食水草或小蟲，漸次化蛹而爲成蟲。本草經所言石蠶可能即是此物。李當之所言草根者，當是唇形科植物草石蠶 *Stachys sieboldii* 一類，地下塊莖具短節狀，形似蠶體，因此得名。

465 **斑苗**[一] **味辛，寒**，有毒。**主治寒熱，鬼注，蠱毒，鼠瘻**，疥癬，**惡瘡，疽蝕，死肌，破石癃**，血積，傷人肌，墮胎。**一名龍尾。生河東川谷。**八月取，陰乾。馬刀爲之使，畏巴豆、丹參、空青，惡膚青、豆花。 豆花時取之，甲上黃黑斑色如巴豆大者是也。

**【箋疏】**

斑苗今正寫作「斑蝥」，本草綱目釋名項李時珍說：「斑言其色，蝥刺言其毒，如矛刺也。亦作盤蝥，俗訛爲斑猫，又訛斑蚝爲斑尾也。」陶弘景說斑苗：「豆花時取之，甲上黃黑斑色如巴豆大者是也。」雷公炮炙論云：「斑苗背上一畫黃，一畫黑，觜尖處一小點赤，在豆葉上居，食豆葉汁。」按此說法，當爲芫青科大斑芫青 *Mylabris phalerata*、眼斑芫青 *Mylabris cichorii* 等，其鞘翅上有黃色橫帶，翅合攏即顯出「背上一畫黃一畫黑」的樣子，喜歡咬食豆類的葉片和花朵，應該是斑苗的正品來源。

---

[一] 斑苗：底本作「斑貓」，據本草經集注序錄畏惡七情表改。

**466** 芫青　味辛，微溫，有毒。主治蠱毒，風注，鬼注，墮胎。三月取，暴乾。芫花時取之，青黑色，亦療鼠瘻。

**【箋疏】**

陶弘景說芫青「芫花時取之，青黑色」。本草圖經尤其提到芫青與斑蝥的區別：「其形頗與斑貓相類，但純青綠色，背上一道黃文，尖喙。三四月芫花發時乃生，多就花上采之。」本草綱目增加別名「青娘子」，解釋說：「居芫花上而色青，故名芫青。世俗諱之，呼爲青娘子，以配紅娘子也。」芫青科綠芫青 *Lytta caragana* 通體綠色至藍綠色，有光澤，隱約可見三條縱脊紋，應即本草圖經所說「純青綠色，背上一道黃文」者；此外，縫紋綠芫青 *Lytla suturella*，也有近似特徵。

**467** 葛上亭長　味辛，微溫，有毒。主治蠱毒，鬼注，破淋結，積聚，墮胎。七月取，暴乾。葛花時取之，身黑而頭赤，喻如人著玄衣赤幘，故名亭長。此一蟲五變，爲治皆相似，二月、三月在芫花上，即呼芫青；四月、五月在王不留行上，即呼王不留行蟲；六月、七月在葛花上，即呼爲葛上亭長；八月在豆花上，即呼斑貓；九月、十月欲還地蟄，即呼爲地膽。此是僞地膽爾，爲治猶同其類。亭長，腹中有卵，自如米粒，主治諸淋結也。

**【箋疏】**

本條陶注「此一蟲五變」云云，其說固然不準確，但仍提示這幾種蟲類藥物之間存在某種關聯性，故對陶弘景之說，後世雖有不同意見，大體仍以爲然。除地膽外，斑蝥、芫青、葛上亭長，皆是芫青科甲殼昆蟲，確有很多共同之處。陶弘景說葛上亭長「身黑而頭赤，喻如人著玄衣赤幘，故名亭長」。亭長爲秦漢代於縣一級的行政建制長官，按照陶弘景的説法，身著玄色衣服，頭戴赤色巾幘，應該是亭長的標準打扮，這種昆蟲即因此得名。此即芫青科鋸角豆芫青 *Epicauta gorhami*，頭紅色，體黑色，喜食豆科植物。

# 本草經集注・第七果菜米部三品有名無實三類

華陽陶隱居撰

果部

【上品】

豆蔻　**蒲陶**　**蓬虆**　覆盆　**大棗**　**藕實莖**　**雞頭實**　芰實　栗　櫻桃

（本草經五種，名醫別録五種）

【中品】

**梅實**　**龍眼**　檳榔　**橘柚**　枇杷葉　柹　木瓜實　甘蔗　**芋**　烏芋

（本草經四種，名醫別録六種）

【下品】

**杏核**　**桃核**　李核　梨　**棕**　安石榴　榧實　甘蕉根

（本草經三種，名醫別録五種）

菜部

【上品】

**白瓜子**　**冬葵子**　**莧實**　**苦菜**　薺　蕪菁　菘　芥　苜蓿（本草經四種，名醫別錄五種）

【中品】

**蓼實**　**葱實**　韮　白蘘荷　菾菜　蘇　荏子　**水蘇**　香薷（本草經三種，名醫別錄六種）

【下品】

**瓜蒂**　**苦瓠**　**水斳**　蓴　落葵　蘩蔞　蕺　葫　蒜　菰根（本草經三種，名醫別錄七種）

米食部

【上品】

**胡麻**　**麻蕡**　飴糖（本草經二種，名醫別錄一種）

【中品】

**麻子**　**大豆黃卷**　大麥　豉　穬麥　小麥　青粱米　黃粱米　白粱米　粟米　丹黍米　蘗米　秫米

陳廩米　酒

（本草經二種，名醫別錄十三種）

【下品】

**腐婢**　藊豆　黍米　粳米　稻米　稷米　舂杵頭細糠　酢　醬　鹽

（本草經一種，名醫別錄九種）

有名無實三類

【玉石類】

青玉　白玉髓　玉英　璧玉　合玉石　紫石華　白石華　黑石華　黃石華　厲石華　石肺　石肝

石脾　石腎　封石　陵石　碧石青　遂石　白肌石　龍石膏　五羽石　石流青　石流赤　石耆　紫加石

終石

（名醫別錄二十六種）

【草木類】

玉伯　文石　曼諸石　山慈石　石濡　石芸　石劇　路石　曠石　敗石　越砥　金莖　夏臺　柒紫

鬼目　鬼蓋　馬顛　馬唐　馬逢　牛舌實　羊乳　羊實　犀洛　鹿良　兔棗　雀梅　雀翹　雞涅　相烏鼠耳　蛇舌　龍常草　離樓草　神護草　黄護草　吳唐草　天雄草　雀醫草　木甘草　益決草　九熟草兑草　酸草　異草　癰草　茈草　莘草　勒草　英草華　吳葵華　封華　北荇草　隩華　棑華　節華徐李　新雉木　合新木　俳蒲木　遂陽木　學木核　木核　栒核　荻皮　桑莖實　滿陰實　可聚實　讓實　蕙實　青雌　白背　白女腸　白扇根　白給　白並　白辛　白昌　赤舉　赤涅　黄秫　徐黄　黄白支　紫藍　紫給　天蓼　地朕　地芩　地筋　地耳　土齒　燕齒　酸惡　酸赭　巴棘　巴朱　蜀格　纍根　苗根　參果根　黄辦　良達　對廬　糞藍　委蛇　麻伯　王明　類鼻　師系　逐折　並苦　領灰父陛根　索干　荆莖　鬼麗　竹付　秘惡　唐夷　知杖　葵松　河煎　區余　三葉　五母麻　疥柏　常更之生　救煞人者　丁公寄　城裏赤柱　城東腐木　芥　載　慶　腂　梟葵　白菀　陰命　秦鉤吻

（名醫別錄一百三十八種）

【蟲類】

雄黄蟲　天社蟲　桑蠹蟲　石蠹蟲　行夜　蝸籬　麋魚　丹戩　扁前　蚖類　蜚厲　梗雞　益符地防　黄蟲

（名醫別錄十五種）

## 【果部上品】

468 豆[一]蔻　味辛，溫，無毒。主治溫中，心腹痛，嘔吐，去口臭氣。生南海。味辛烈者爲好，甚香，可恒含[二]之。其五和糝中物皆宜人：廉薑，溫中下氣；益智，熱；枸櫞，溫；甘蕉、麂目並小冷耳。

**【箋疏】**

名醫別錄謂豆蔻「生南海」，南海當指南海郡，在今廣州一帶。陶弘景注：「味辛烈者爲好，甚香，可恒含之。」此爲薑科植物的果實無疑，從分佈來看，肯定不會是白豆蔻 *Amomum kravanh*，但是否就一定是今之草豆蔻 *Alpinia katsumadai*，也不敢輕易斷言。據劉逵注文選吴都賦「藿蒳豆蔻」句引異物志云：「豆蔻生交趾，其根似薑而大，從根中生，形似益智，皮殼小厚，核如石榴，辛且香。」按其描述，似更接近於草果 *Amomum tsao-ko*，而非草豆蔻或白豆蔻之任何一種。其實，直到明代李時珍，依然不太能分辨草果與草豆蔻，如本草綱目集解項云：「草豆蔻、草果雖是一物，然微有不同。今建寧所産豆蔻，大如龍眼而形微長，其皮黄白，薄而稜峭，其仁大如砂仁而辛香氣和。滇、廣所産草果，長大如訶子，其皮黑厚而稜密，其子粗而辛臭，正如斑蝥之氣。」

〔一〕豆：底本作「荳」，據政和本草改。

〔二〕含：底本作「合」，據政和本草改。

陶注提到「五和糝」。按，禮記內則云：「糝，取牛羊之肉，三如一，小切之。與稻米二，肉一，合以爲餌，煎之。」此爲肉羹之類，所用廉薑、益智、枸櫞、鬼目等，氣皆辛香，調味用。嘉祐本草因爲此條陶弘景注釋提到枸櫞，遂將本草拾遺枸櫞的內容附注在此，屬於考慮不周。

**469 蒲陶**[一] **味甘，平，**無毒。**主治筋骨濕痹，益氣倍力，強志，令人肥健，耐飢，忍風寒。久**[二]**食輕身不老延年。可作酒。**逐水，利小便。**生隴西五原、燉煌山谷。**魏國使人多齎來，狀如五味子而甘美，可作酒，云用其藤汁殊美好。北[三]國人多肥健耐寒，蓋食斯乎。不植淮南，亦如橘之變於河北矣。人說即是此間蘡薁，恐如彼之枳類橘耶。

**【箋疏】**

葡萄本寫作「蒲陶」，史記大宛列傳云：「宛左右以蒲陶爲酒，富人藏酒至萬餘石，久者數十歲不敗。俗嗜酒，馬嗜苜蓿。漢使取其實來，於是天子始種苜蓿、蒲陶肥饒地。」本草經記葡萄「生隴西五原、敦煌山谷」，知東漢時葡萄在漢地已經引種成功。

葡萄爲葡萄科植物葡萄 *Vitis vinifera*，非中國原產，中國產者爲蘡薁，是同屬山葡萄 *Vitis adstricta* 之類，此即詩經豳風「食鬱及薁」之「薁」，亦即二孫按語所言「古中國本有此」者。蘡薁植株與葡萄相似，果實較小而酸澀，故文獻談論葡萄時，經常牽連蘡薁，如本草經集注說：「（葡萄）不植淮南，亦如橘之變

[一] 蒲陶：政和本草作「葡萄」。
[二] 久：底本作「人」，據政和本草改。
[三] 北：底本作「此」，據政和本草改。

於河北矣。人説即此間蘡薁，恐如彼之枳類橘耶。」本草圖經説：「江東出一種，實細而味酸，謂之蘡薁子。」

**470 蓬虆[一]** **味酸**、鹹，**平**，無毒。**主安五藏，益精氣，長陰令堅，強志倍力，有子。**又治暴中風，身熱大驚。**久[二]服輕身不老。一名覆盆**，一名陵累[三]，一名陰累。**生荊山平澤**及宛朐。李云即是人所食莓爾。

**【箋疏】**

本草經蓬虆一名覆盆，名醫别録又單列覆盆子條，陶弘景覺得難解，本草經集注説：「蓬虆是根名，方家不用，乃昌容所服以易顏色者也。覆盆是實名，李云是莓子，乃似覆盆之形，而以津汁爲味，其核微細。藥中所用覆盆子小異此，未詳孰是。」新修本草認爲蓬虆與覆盆爲同物異名，皆指果實，並不如陶所言「蓬虆是根名」而「覆盆是實名」，責備陶弘景「重出子條，殊爲孟浪」。

後世糾結不清，但所指代的應該都是薔薇科懸鉤子屬（Rubus）植物，則毫無問題。據本草綱目釋名項解釋説：「蓬藟與覆盆同類，故别録謂一名覆盆。此種生於丘陵之間，藤葉繁衍，蓬蓬累累，異於覆盆，故曰蓬藟、陵藟，即藤也。其實八月始熟，俚人名割田藨。」從本草圖經所繪成州蓬藟來看，應該就是植物蓬藟 *Rubus hirsutus*。

[一] 虆：政和本草作「藥」。
[二] 久：底本作「人」，據政和本草改。
[三] 累：政和本草作「虆」，下一「累」字同。

471 覆盆[一] 味甘，平，無毒。主益氣輕身，令髮不白。五月採實。蓬蘽是根名，方家不用，乃昌容所服以易顏色者也。覆盆是實名，李云是莓子，乃似覆盆之形，而以津汁爲味，其核甚微細。藥中所用覆盆子小異此，未詳孰是。

【箋疏】

覆盆子應該是根據果實形狀得名，即陶弘景引李當之的意見，其果實「乃似覆盆之形」；本草衍義則說是因爲「縮小便」的療效得名，故言「服之當覆其溺器」。本草綱目集解項李時珍說：「蓬蘽子以八九月熟，故謂之割田藨。覆盆以四五月熟，故謂之插田藨，正與別錄五月採相合。二藨熟時色皆烏赤，故能補腎。其四五月熟而色紅者，乃耨田藨也，不入藥用。陳氏所謂以茅莓當覆盆者，蓋指此也。」從本草綱目所繪圖例來看，構圖與所繪蓬蘽近似，但作複葉，傘房花序，所表現的大約是薔薇科植物插田泡 *Rubus coreanus* 之類。

472 **大棗** **味甘，平**，無毒。**主治心腹邪氣，安中養脾，助十二經，平**[二]**胃氣，通九竅，補少氣，少津，身中不足，大驚，四支重，和百藥**，補中益氣，強力，除煩，心下懸，腸澼。**久服輕身長年**，不飢神仙。一名乾棗，一名美棗，一名良棗。八月採，暴乾。

三歲陳核中人 燔之，味苦。主治腹痛，邪氣。

[一] 覆盆：政和本草作「覆盆子」。
[二] 平：底本無此字，據政和本草補。

生棗　味甘、辛。多食令人多寒[一]熱，羸瘦者不可食[二]。

**葉　覆麻黃，能出汗。生[三]河東平澤。**殺烏頭毒。舊云河東猗氏縣棗特異，今出青州、出彭城棗，形小[四]，核細，多膏，甚甜。鬱州互市亦得之，而鬱州者亦好，小不及爾。江東臨沂金城棗，形大而虚，少脂[五]，好者亦可用[六]。南棗大惡，殆不堪噉。道家方藥以棗爲佳餌。其皮利肉補，所以合湯皆擘用之。

**【箋疏】**

棗爲常見經濟植物，即鼠李科植物棗 *Ziziphus jujuba*，栽培品種甚多。爾雅釋木「棗，壺棗」，郭注：「今江東呼棗大而鋭上者爲壺。壺猶瓠也。」「邊，要棗」，郭注：「子細腰，今謂之鹿盧棗。」「櫅，白棗」，郭注：「即今棗子白熟。」「樲，酸棗」，郭注：「樹小實酢。孟子曰：『養其樲棗。』」「楊徹，齊棗」，郭注：「未詳。」「遵，羊棗」，郭注：「實小而圓，紫金色，今俗呼之爲羊矢棗。孟子曰：『曾晳嗜羊棗。』」「洗，大棗」，郭注：「今河東猗氏縣出大棗，子如雞卵。」「煮，填棗」，郭注：「未詳。」「蹶泄，苦棗」，郭注：「子味苦。」「晳，無實棗」，郭注：「不著子者。」「還味，棯棗」，郭注：「還味，短味。」大多爲本種的栽培品或變種。

---

[一] 寒：底本無此字，據政和本草補。
[二] 食：底本作「令」，據政和本草改。
[三] 生：底本無此字，據政和本草補。
[四] 小：政和本草作「大」。
[五] 脂：底本作「暗」，據政和本草改。
[六] 用：此後底本有「及」字，據政和本草刪。

本草經以大棗立條，名醫別錄一名乾棗，條内又附生棗，明其以成熟果實的乾燥品入藥，「生棗」則是鮮品。

**473 藕實莖** **味甘**，平、**寒**，無毒。**主補中養神，益氣力，除百疾。久服輕身耐老，不飢延年。一名水芝丹**，一名蓮。**生汝南池澤。**八月採。即今蓮子，八九月取堅黑者乾擣破之。華及根並入神仙用。今云「莖」，恐即是根，不爾不應言甘也。宋帝時，太官作羊血䘓，庖人削藕皮誤落血中，遂皆散不凝，醫乃用藕療血，多效也。

**【箋疏】**

蓮花爲睡蓮科植物蓮 *Nelumbo nucifera*，種植歷史悠久，植株的不同部位在爾雅中皆有專名，爾雅釋草云：「荷，芙蕖。其莖茄，其葉蕸，其本蔤，其華菡萏，其實蓮，其根藕，其中的，的中薏。」芙蕖應該是此植物的總名，故説文「蕅，夫渠根」，「荷，夫渠葉」，「茄，夫渠莖」，「蔤，夫渠本」。江淹蓮花賦「若其華實各名，根葉異辭，既號芙渠，亦曰澤芝」，仍以「芙蕖」爲主要名稱。此外，「荷」本是芙蕖葉的專名，「蓮」是芙蕖實的專名，也用爲芙蕖的總名。

但本草經爲何以「藕實莖」立條，頗爲費解，陶弘景亦表示疑惑，故注釋云云。意即此三字斷句爲「藕實、莖」，而「莖」又指根，分別指代蓮子與藕兩物。本草經考注别有解説：「藕實莖者，謂藕實在蓮房連莖者也。」按其所言，則是帶梗的蓮房，從名醫別錄云「八月采」來看，此確可以備一説。

**474 雞頭實　味甘，平，**無毒。**主治濕痹，腰脊膝痛，補中，除暴**〔一〕**疾，益精氣，強志，耳目聰明。久服輕身不飢，耐老，神仙。一名鴈喙實，**一名芡。**生雷澤池澤。**八月採。此即今蔿子，蔿子形上花似雞冠，故名雞頭。仙方取此並蓮實合餌，能令小兒不長，自別有方。正爾食之，亦當益人。

**【箋疏】**

雞頭實即莊子徐無鬼所言「雞壅」，入藥時間甚早。說文：「芡，雞頭也。」今則以芡實作通名，爲睡蓮科水生植物芡 *Euryale ferox*。芡是常見物種，葉盾形，革質，多皺褶，即古今注形容的「葉上蹙縐如沸」。本草圖經描述更詳：「葉大如荷，皺而有刺，俗謂之雞頭盤。花下結實，其形類雞頭，故以名之。其莖荍之嫩者名蔿，人採以爲菜茹，八月採實。服餌家取其實並中子，擣爛暴乾，再擣下篩，熬金櫻子煎和丸服之，云補下益人，謂之水陸丹。經傳謂其子爲芡。」

475 芰實　味甘，平，無毒。主安中，補五藏，不飢，輕身。一名蔆。廬江間最多，皆取火熇，以爲米充糧。今多蒸暴，蜜和餌之，斷穀長生。水族中又有菰首，性冷，恐非上品。被霜後食之，令陰不強。又不可雜白蜜食，令生蟲。

**【箋疏】**

國語楚語「屈到嗜芰」，芰實載名醫別錄，一名蔆。酉陽雜俎云：「今人但言菱芰，諸解草木書亦不

〔一〕暴：底本無此字，據政和本草補。

分别，唯王安貧武陵記言：四角、三角曰芰，兩角曰菱。」本草綱目集解項李時珍説：「芰菱有湖濼處則有之。菱落泥中，最易生發。有野菱、家菱，皆三月生蔓延，引葉浮水上，扁而有尖，光面如鏡。葉下之莖有股如蝦股，一莖一葉，兩兩相差，如蝶翅狀。五六月開小白花，背日而生，晝合宵炕，隨月轉移。其實有數種：或三角、四角，或兩角、無角。野菱自生湖中，葉、實俱小。其角硬直刺人，其色嫩青老黑。嫩時剝食甘美，老則蒸煮食之。野人暴乾，剁米爲飯爲粥，爲糕爲果，皆可代糧。其莖亦可暴收，和米作飯，以度荒歉，蓋澤農有利之物也。家菱種於陂塘，葉、實俱大，角軟而脆，亦有兩角彎卷如弓形者，其色有青、有紅、有紫，嫩時剝食，皮脆肉美，蓋佳果也。老則殼黑而硬，墜入江中，謂之烏菱。冬月取之，風乾爲果，生熟皆佳。夏月以糞水澆其葉，則實更肥美。」芰實爲菱科植物，種類較多，果實爲堅果狀，革質或木質，有刺狀角一至四4枚，一般以 *Trapa bispinosa* 對應爲菱，是常見的栽培品種，刺狀角兩枚。至於四角菱，則如野菱 *Trapa incisa*、四角菱 *Trapa quadrispinosa* 之類。觀察本草圖經所繪芰實，仍然是兩角，並没有遵循酉陽雜俎的説法。

**476** 栗　味鹹，溫，無毒。主益氣，厚腸胃，補腎氣。令人忍飢。生山陰，九月[一]採。今會稽最豐，諸暨栗形大，皮厚不美；剡及始豐，皮薄而甜。相傳有人患腳弱，往栗樹下食數升，便能起行。此是補腎之義，然應生啖[二]之，今若餌服，故宜蒸暴之。

---

[一] 月：底本作「日」，據政和本草改。

[二] 啖：底本作「取」，據政和本草改。

【箋疏】

栗是重要經濟植物，種仁澱粉含量高，可以充飢，故名醫別録説「令人耐飢」，杜甫詩「園收芋栗未全貧」也是這個意思。本草綱目集解項説：「栗但可種成，不可移栽。按事類合璧云：栗木高二三丈，苞生多刺如彙毛，每枝不下四五個苞，有青、黄、赤三色。中子或單或雙，或三或四。其殼生黄熟紫，殼内有膜裹仁，九月霜降乃熟。其苞自裂而子墜者，乃可久藏，苞未裂者易腐也。其花作條，大如箸頭，長四五寸，可以點燈。栗之大者爲板栗，中心扁子爲栗楔。稍小者爲山栗。山栗之圓而末尖者爲錐栗。圓小如橡子者爲莘栗。小如指頂者爲茅栗，即爾雅所謂栭栗也，一名栵栗，可炒食之。」其主流品種爲殼斗科植物栗 *Castanea mollissima*。

**477** 櫻桃　味甘。主調中，益脾氣，令人好色，美志。此即今朱櫻桃，味甘酸可食，而所主又與前櫻桃相似，恐醫濫載之，未必是今者耳。又，胡頽子凌冬不凋，子亦應益人。或云寒熱病不可食。

【箋疏】

爾雅釋木「楔，荆桃」，郭璞注：「今櫻桃。」櫻桃載名醫别録，陶弘景稱之爲「朱櫻桃」。救荒本草云：「櫻桃樹，處處有之。古謂之含桃。葉似桑葉而狹窄，微軟，開粉紅花，結桃似郁李子而小，紅色鮮明。味甘，性熱。」本草綱目集解項説：「櫻桃樹不甚高。春初開白花，繁英如雪。葉團，有尖及細齒。結子一枝數十顆，三月熟時須守護，否則鳥食無遺也。鹽藏、蜜煎皆可，或同蜜擣作糕食，唐人以酪薦食之。林洪山家清供云：櫻桃經雨則蟲自内生，人莫之見。用水浸良久，則蟲皆出，乃可食也。試之果然。」此即薔薇科植物櫻桃 *Prunus pseudocerasus*，果實爲常見水果。名醫別錄還載有嬰桃，新修本草退入有名未用中，陶弘景本條注「所主又與前櫻桃相似」，即指「嬰桃」，爲同屬植物山櫻桃 *Prunus tomentosa*，已見本書卷四。

## 【果部中品】

478 **梅實　味酸，平，**無毒。**主下氣，除熱煩滿，安心，肢體痛，偏枯不仁，死肌，去青黑誌，惡疾，**止[一]**下利，好唾，口乾。生漢中川谷。**五月採，火乾。此亦是今烏梅也，用之去核，微熬之。傷寒煩熱，水漬飲汁。生梅子及白梅亦應相似，人今多用白梅和藥以點誌，蝕[二]惡肉也。服黃精又云禁食梅實。

### 【箋疏】

詩經摽有梅云：「摽有梅，其實七兮。求我庶士，迨其吉兮。」此以梅實爲比興，至其用途，則如尚書說命言：「若作和羹，爾惟鹽梅。」證類本草引毛詩疏云：「梅暴乾爲腊，羹臛齏中。」又云：「含可以香口。」薔薇科植物梅 *Armeniaca mume* 是常見果樹，果實食用外，亦是重要的觀賞植物，栽培品種極多，大致分果梅與花梅兩類。梅實以果實入藥，本草經集注云：「此亦是今烏梅也，用之去核，微熬之。」所

[一] 止：底本作「心」，據政和本草改。
[二] 蝕：底本作「食」，據政和本草改。

謂烏梅、白梅，乃是果實的不同加工方法，本草圖經云：「五月採其黄實，火熏乾作烏梅；又以鹽殺爲白梅，亦入除痰藥中用。」本草衍義亦云：「熏之爲烏梅，曝乾藏密器中爲白梅。」

479 **龍眼　味甘，平，**無毒。**主治五藏邪氣，安志厭食，**除蟲去毒。**久服強魂魄，聰察，輕身不老**〔一〕**，通神明。一名益智。**其大者似檳榔。**生南海山谷。**廣州別有龍眼，似荔支而小，非益智，恐彼人別名，今者爲益智耳。食之並利人。

**【箋疏】**

新修本草龍眼在木部中品，今移果部。南方草木狀云：「龍眼樹如荔枝，但枝葉稍小，殼青黄色，形圓如彈丸，核如木梡子而不堅，肉白而帶漿，其甘如蜜，一朵五六十顆作穗如葡萄然。荔枝過即龍眼熟，故謂之荔枝奴，言常隨其後也。」此即無患子科植物龍眼 *Dimocarpus longan*。

本草經謂龍眼一名益智，廣雅亦云「益智，龍眼也」，由此引出益智子與龍眼同名異物的混乱。陶弘景即依薑科益智 *Alpinia oxyphylla* 立言，其説云云。新修本草糾正説：「益智似連翹子頭未開者。味甘辛，殊不似檳榔。其苗葉花根與豆蔻無别，惟子小爾。龍眼一名益智，而益智非龍眼也。其龍眼樹似荔枝，葉若林檎，花白色。子如檳榔，有鱗甲，大如雀卵，味甘酸也。」本草圖經也説：「下品自有益智子，非此物也。」自此以後即無混淆者。

〔一〕老：底本無此字，據政和本草補。

**480** 檳榔　味辛，溫，無毒。主消穀逐水，除淡澼，殺三蟲，去伏尸，治寸白。生南海。此有三四種。出交州，形小而味甘；廣州以南者，形大而味澀，核亦大，尤大者名豬檳榔。作藥皆用之。又，小者南人名蒳子，俗人呼爲檳榔孫，亦可食。

【箋疏】

新修本草檳榔在木部中品，今移果部。南方草木狀云：「檳榔樹高十餘丈，皮似青桐，節如桂竹，下本不大，上枝不小，條直亭亭，千萬若一。森秀無柯，端頂有葉。葉似甘蕉，條派開破。仰望眇眇，如插叢蕉於竹杪，風至獨動，似舉羽扇之掃天。葉下繫數房，房綴數十實，實大如桃李，又生棘，重累其下，所以禦衛其實也。味苦澀，剖其皮，鬻其膚，熟如貫之，堅如乾棗。以扶留藤、古賁灰並食，則滑美下氣消穀。出林邑，彼人以爲貴，昏族客必先進，若邂逅不設，用相嫌恨。一名賓門藥餞。」此即棕櫚科植物檳榔 *Areca catechu*。

**481** **橘柚**　**味辛，溫，**無毒。**主治胸中瘕熱逆**[一]**氣，利水穀，**下氣，止嘔欬，除膀胱留熱，下停水，五淋，利小便，主脾不能消穀，氣充[二]胸中，吐逆，霍亂，止泄，去寸白。**久服去臭，下氣通神，**輕身長年。**一名橘皮。**

〔一〕逆：底本無此字，據政和本草補。
〔二〕充：政和本草作「衝」。

**生南山川谷**，生江南。十月採。此是說其皮功耳。以東橘爲好，西江亦有而不如，其[一]皮小冷，療氣乃言欲勝東橘。北[二]人亦用之。以陳者爲良。其肉味甘酸，食之多淡，恐非益人也。今此雖用皮，既是果類，所以猶宜相從。柚子皮乃可食，而不復入藥用，此亦應下氣。

**【箋疏】**

新修本草橘柚在木部上品，今據陶弘景注釋「今此雖用皮，既是果類，所以猶宜相從」，移到果部。芸香科柑橘屬的果實，是古人很早就認識的水果。橘柚爲兩物，果實也很容易區別。説文：「橘，果，出江南。」「柚，條也，似橙而酢。」本草經橘柚駢聯，當是沿用舊説，如尚書禹貢有「厥苞橘柚」之言，段玉裁説文柚字注云：「爾雅釋木『柚，條』，郭云『似橙，實酢，生江南』。列子曰：『吴楚之國有大木焉，其名爲櫾，碧樹而冬生，實丹而味酸，食其皮汁已憤厥之疾。』按，今橘橙柚三果，莫大於柚，莫酢於橙汁，而橙皮甘可食。本草經合橘柚爲一條，渾言之也。」

本草經以「橘柚」爲一條，包括芸香科柑橘屬多種植物的果實，後世本草漸漸分化爲橘、柑、橙、柚等不同種類。本草綱目橘條集解項李時珍説：「橘實小，其瓣味微酢，其皮薄而紅，味辛而苦。柑大於橘，其瓣味甘，其皮稍厚而黄，味辛而甘。柚大小皆如橙，其瓣味酢，其皮最厚而黄，味甘而不甚辛。如此分之，即不誤矣。按事類合璧云：橘樹高丈許，枝多生刺。其葉兩頭尖，綠色光面，大寸餘，長二寸許。四月著小白花，甚香。結實至冬黄熟，大者如杯，包中有瓣，瓣中有核也。」此即芸香科橘 *Citrus*

[一] 其：底本作「甘」，據政和本草改。
[二] 北：底本作「此」，據政和本草改。

*reticulata*，有若干栽培品種。柚條説：「柚，樹、葉皆似橙。其實有大小二種：小者如柑如橙；大者如瓜如升，有圍及尺餘者，亦橙之類也。今人呼爲朱欒，形色圓正，都類柑、橙。但皮厚而粗，其味甘，其氣臭，其瓣堅而酸惡不可食，其花甚香。南人種其核，長成以接柑、橘，云甚良也。蓋橙乃橘屬，故其皮皺厚而香，味苦而辛；柚乃柑屬，故其皮粗厚而臭，味甘而辛。如此分柚與橙、橘自明矣。」此爲芸香科植物柚 *Citrus grandis*。

**482** 枇杷葉　味苦[一]，平，無毒。主治卒啘不止，下氣。其葉不暇[二]煮，但嚼食亦差。人以作飲乃小冷。

**【箋疏】**

枇杷爲薔薇科植物枇杷 *Eriobotrya japonica*，是常見水果和園林植物，爲常綠小喬木，所以千字文説「枇杷晚翠，梧桐蚤凋」。

**483** 柿　味甘，寒，無毒。主通鼻耳氣，腸澼不足。柿有數種，云今烏柿火熏者性熱，斷下，又治狗齧瘡。火熇者亦好，日乾者性冷。粗心柿尤不可多食，令人腹痛利。生柿彌冷。又有椑，色青，唯堪生噉，性冷復乃甚於柿，散石熱家噉之無嫌，不入藥用。

---

[一] 味苦：底本無此二字，據政和本草補。

[二] 其葉不暇：底本作「不假」，據政和本草改。

**【箋疏】**

柿，本草綱目寫作「柹」，解釋說：「俗作柿非矣。」按，「柹」與「柿」皆不見於説文，玉篇云：「柹，赤實果。」正字通云：「柹，柿俗字。」集解項李時珍說：「柹高樹大葉，圓而光澤。四月開小花，黃白色。結實青綠色，八九月乃熟。生柹置器中自紅者謂之烘柹，日乾者謂之白柹，火乾者謂之烏柹，水浸藏者謂之醂柹。其核形扁，狀如木鱉子仁而硬堅。其根甚固，謂之柹盤。案事類合璧云：柹，朱果也。大者如碟，八棱稍扁；其次如拳；小或如雞子、鴨子、牛心、鹿心之狀。一種小而如折二錢者，謂之猴棗。皆以核少者爲佳。」此即柿樹科植物柿樹 *Diospyros kaki*，栽培品種甚多。

484 木瓜[一]實　味酸，溫，無毒。主治濕痹，邪氣，霍亂大吐下，轉筋不止。其枝亦可煮用。山陰蘭亭尤多，彼人以爲良藥，最療轉筋。轉筋時，但呼其名[二]及書上作木瓜字，皆愈。理亦不可解。俗人柱木瓜杖，云利筋脛。又有榠樝，大而黃，可進酒去淡。又，樝[三]子，澀，斷利。禮云「樝梨曰櫕之」，鄭公不識樝，乃云是梨之不臧者。然古亦以樝爲果，今則不入例爾。凡此屬多補益人者也。

**【箋疏】**

爾雅釋木「楙，木瓜」，郭璞注：「實如小瓜，酢可食。」詩經衛風「投我以木瓜」，「投我以木桃」，「投我

---

[一] 瓜：底本作「苽」，據政和本草改。

[二] 名：底本漫漶，據政和本草補。

[三] 樝：底本作「查」，據政和本草改。本條後數「樝」字皆同。

以木李」，其中木瓜、木桃皆爲薔薇科木瓜屬植物，木桃爲毛葉木瓜 *Chaenomeles cathayensis*，而所稱之木瓜究竟是指光皮木瓜 *Chaenomeles sinensis*，還是皺皮木瓜 *Chaenomeles speciosa*，頗不易辨。陶弘景注將木瓜分作三種，除木瓜外，別有榠樝與樝子。據本草綱目集解項李時珍説：「木瓜可種可接，可以枝壓。其葉光而厚，其實如小瓜而有鼻。津潤味不木者爲木瓜；圓小於木瓜，味木而酢澀者爲木桃；似木瓜而無鼻，大於木桃，味澀者爲木李，亦曰木梨，即榠樝及和圓子也。鼻乃花脱處，非臍蒂也。」由此大致可以確定，木瓜指皺皮木瓜 *Chaenomeles speciosa*，榠樝爲光皮木瓜 *Chaenomeles sinensis*，木桃即樝子爲毛葉木瓜 *Chaenomeles cathayensis*。

**485** 甘蔗　味甘，平，無毒。主下氣和中，補脾氣，利大腸。今出江東爲勝，廬陵亦有好者。廣州人種，數年生，皆如大竹，長丈[一]餘，取汁以爲沙糖，甚益人。又有荻蔗，節疏而細，亦可噉也。

**【箋疏】**

據本草綱目，甘蔗別名有竿蔗、藷，釋名項李時珍説：「按野史云：呂惠卿言，凡草皆正生嫡出，惟蔗側種，根上庶出，故字從庶也。嵇含作竿蔗，謂其莖如竹竿也。離騷、漢書皆作柘，字通用也。藷字出許慎説文，蓋蔗音之轉也。」

---

[一] 丈：底本作「大」，據政和本草改。

**486 芋　味辛，平，**有毒。**主寬腸胃，充肌膚，滑中。一名土芝。**八月採〔一〕。錢唐最多。生則有毒，莶不可食。性滑中下石，服餌家所忌。種芋三年不採成梠芋。又別有野芋，名老〔二〕芋，形葉相似如一根，並殺人。人不識而食之垂死者，他人以土漿及糞汁與飲之，得活矣。

**【箋疏】**

本條證類本草著錄爲名醫別錄藥，新輯本據太平御覽卷九七五引本草經「芋，土芝，八月採」，將其取爲本草經藥。説文云：「芋，大葉實根，駭人，故謂之芋也。」又：「莒，齊謂芋爲莒。」此即天南星科植物芋 *Colocasia esculenta*，很早就作爲菜蔬，因爲富含澱粉，也可以做糧食。

487 烏芋　味苦，甘，微寒，無毒。主治消渴，痹熱，溫〔三〕中益氣。一名藉姑，一名水萍。二月生葉，葉如芋，三月三日採根，暴乾。今藉姑生水田中，葉有椏，狀如澤瀉，不正似芋。其根黃似芋子而小，煮之亦可噉。疑其有烏名。今有烏者，根極相似，細而美，葉乖異，狀頭如莞草，呼爲烏〔四〕茨，恐此非〔五〕也。

---

〔一〕八月採：底本無此三字，據太平御覽引本草經補。

〔二〕老：底本作「尢」，據政和本草改。

〔三〕溫：底本作「熱」，據政和本草改。

〔四〕烏：政和本草作「鳧」。

〔五〕非：政和本草無此字。

【箋疏】

根據陶弘景說烏芋「葉有椏」，新修本草說「葉似錍箭鏃」，所指代的應該是澤瀉科的慈姑 *Sagittaria sagittifolia*，葉戟形，因此又名剪刀草。宋末董嗣杲詠茨菰（慈姑）有句「剪刀葉上兩枝芳，柔弱難勝帶露妝」。但從本草圖經開始，所稱的烏芋另是一種植物，所言「苗似龍鬚而細，正青色，根黑，如指大，皮厚有毛」，所指乃莎草科植物荸薺 *Eleocharis dulcis*。本草綱目集解項李時珍說：「鳧茈生淺水田中。其苗三四月出土，一莖直上，無枝葉，狀如龍鬚。肥田栽者，粗近葱、蒲，高二三尺。其根白蒻。秋後結顆，大如山楂、栗子，而臍有聚毛，累累下生入泥底。野生者，黑而小，食之多滓。種出者，紫而大，食之多毛。吳人以沃田種之，三月下種，霜後苗枯，冬春掘收爲果，生食、煮食皆良。」所指亦是荸薺 *Eleocharis dulcis*。這種名稱上的混亂一直延續，直到今天四川仍將莎草科荸薺稱爲「慈姑」，而把澤瀉科慈姑稱爲「白慈姑」。李時珍針對這種混亂，在烏芋條專門設立正誤項，有云：「烏芋、慈姑原是二物。慈姑有葉，其根散生。烏芋有莖無葉，其根下生。氣味不同，主治亦異。而別錄誤以藉姑爲烏芋，謂其葉如芋。陶、蘇二氏因鳧茨、慈姑字音相近，遂致混注，而諸家說者因之不明。今正其誤。」

## 【果部下品】

488 **杏核**[一] **味甘**、苦，**溫**、冷利，**有毒。主治欬逆，上氣雷鳴，喉痹，下氣，産乳，金創，寒心，賁豚，驚**

[一] 杏核：政和本草作「杏核人」。

癇，心下煩熱，風氣去來，時行頭痛，解肌，消心下急，殺狗毒。一名杏子。五月採。其兩人者殺人，可以毒狗。

花　味苦，無毒。主補不足，女子傷中，寒熱痹，厥逆。

實　味酸，不可多食，傷筋骨。**生晉山川谷。**得火良，惡黃耆、黃芩、葛根，胡粉，畏蘘草，解錫毒。　處處有，藥中多用之，湯浸去赤[一]皮，熬令黃。

**【箋疏】**

禮記內則云：「桃李梅杏，樝梨姜桂。」杏是本土常見水果，爲薔薇科杏屬多種植物的果實，以杏 *Armeniaca vulgaris* 爲主流，栽培品種甚多。本草綱目集解項李時珍說：「諸杏葉皆圓而有尖，二月開紅花，亦有千葉者，不結實。甘而有沙者爲沙杏，黃而帶酢者爲梅杏，青而帶黃者爲柰杏。其金杏大如梨，黃如橘。西京雜記載蓬萊杏花五色，蓋異種也。按王禎農書云：北方肉杏甚佳，赤大而扁，謂之金剛拳。」名醫別錄謂桃核仁無毒，杏核仁有毒，並說「其兩人者殺人，可以毒狗」。其實桃仁、杏仁中都含有氰苷，酶解後釋放出氫氰酸，過量攝入，都可以致死。

**489 桃核**[二]　**味苦、**甘，**平，**無毒。**主治瘀血，閉瘕，邪氣，殺小蟲，**主治欬逆上氣，消心下堅，除卒暴擊

〔一〕赤：政和本草作「尖」。
〔二〕桃核：政和本草作「桃核人」。

血，破癥瘕，通月水，止痛。七月採取人，陰乾。

**乾桃華** 味苦，平，無毒[一]。**殺注惡鬼，令人好色。**主除水氣，破石淋，利小便，下三蟲，悦澤人面。三月三日採，陰乾。

**桃梟** 味苦，**微溫**[二]**。殺百鬼精物，**治中惡腹痛，殺精魅，五毒不祥。一名桃奴，一名梟景。是[三]實著樹不落實中者。正月採之。

**桃毛** **主下血瘕，寒熱積聚，無子，**帶下諸疾，破堅閉，刮取毛用之。

**桃蠹** **殺鬼，辟邪惡不祥。**食桃樹蟲也。

其莖皮[四] 味苦、辛，無毒[五]。除邪鬼，中惡腹痛，去胃中熱。

其葉 味苦、辛[六]，平，無毒。主除尸蟲，出瘡中蟲。

其膠 錬之，主保中不飢，忍風寒。

其實 味酸，多食令人有熱。**生太山川谷。**處處有，京口者亦好，當取解核種之爲佳。又有山龍桃，其人不堪用。俗用桃人作酪，乃言冷。桃膠入仙家用。三月三日花，亦供丹方所須。方言「服三樹桃花盡，則面色如桃花」，人亦無試之者。服朮人云禁食桃也。

---

[一] 味苦平無毒：底本在「令人好色」後，據體例移。

[二] 味苦微溫：底本在「殺百鬼精物」後，據政和本草移。

[三] 一名梟景是：底本無此五字，據政和本草補。

[四] 其莖皮：政和本草作「莖白皮」。

[五] 味苦辛無毒：底本無此五字，據政和本草補。

[六] 辛：底本無此字，據政和本草補。

【箋疏】

桃是常見經濟作物，亦可觀賞，栽種歷史悠久。作爲水果種植者，主要爲薔薇科桃 *Amygdalus persica*，如本草圖經言：「大都佳果多是圃人以他木接根上栽之，遂至肥美，殊失本性，此等藥中不可用之，當以一生者爲佳。」此類少入藥用。本草綱目集解項説：「惟山中毛桃，即爾雅所謂褫桃者，小而多毛，核粘味惡，其仁充滿多脂，可入藥用，蓋外不足者内有餘也。」此則指同屬植物山桃 *Amygdalus davidiana*。

**490** 李核[一]　味甘、苦，平，無毒。主治僵仆[二]躋，瘀血，骨痛。

根皮　大寒，主治消[三]渴，止心煩逆，奔氣。

實　味苦，除痼[四]熱，調中。李類又[五]多，京口有麥李，麥秀時熟，小而甜脆[六]，核不入藥。今此用姑熟所出南居李，解核如杏子者爲佳。凡李實熟食之皆好，不可合雀肉食，又不可臨水上啖之。李皮水煎含[七]之，療齒痛佳。

---

[一] 李核：底本作「李核人」，然目錄仍作「李核」，循杏核、桃核例，仍作「李核」。
[二] 仆：底本作「作」，據政和本草改。
[三] 消：底本無此字，據政和本草補。
[四] 痼：底本作「固」，據政和本草改。
[五] 又：底本作「文」，據政和本草改。
[六] 甜脆：底本作「聒晚」，據政和本草改。
[七] 含：底本作「合」，據政和本草改。

【箋疏】

李爲本土常見水果，說文：「李，果也。」詩經：「投之以桃，報之以李。」爲薔薇科植物李 *Prunus salicina*，栽培品種甚多。

491 梨 味苦[一]，寒。令人寒中，金創、乳婦尤不可食。梨種復殊多，並皆冷利，俗人以爲快果，不入藥用，食之損人。

【箋疏】

梨爲常見水果，品種甚多，其栽培梨以薔薇科白梨 *Pyrus bretschneideri* 爲常見，果皮乳白色；亦有果皮鏽色或綠色的沙梨 *Pyrus serotina*，果皮黃色的秋子梨 *Pyrus ussuriensis* 等。

492 **㮈　味苦，寒。多食令人臚脹，病人尤甚。**江南乃有，而北[二]國最豐，皆作脯，不宜人。有林檎，相似而小，亦恐非益人者。枇杷葉已出上卷，其實乃宜人，東陽、尋陽最多也。

【箋疏】

本條證類本草著錄爲名醫別錄藥，新輯本據太平御覽卷九七零引本草經「㮈，味苦，令人臆脹，病人

〔一〕苦：政和本草作「甘微酸」。
〔二〕北：底本作「此」，據政和本草改。

不可多食」，將其取爲本草經藥。

「㮈」即「柰」。本草綱目認爲「柰與林檎，一類二種也」，柰條説：「樹、實皆似林檎而大，西土最多，可栽可壓。有白、赤、青三色。白者爲素柰，赤者爲丹柰，亦曰朱柰，青者爲綠柰，皆夏熟。」林檎條云：「林檎即柰之小而圓者。」柰及林檎主要指薔薇科花紅 *Malus asiatica* 之類，至於柰是否也包含蘋果 *Malus pumila* 在内，尚有不同意見。

**493** 安石榴　味酸、甘，無毒。主治咽燥渴，損人肺[一]，不可多食。

其酸實殼　治下利，止漏精。

其東行根　治蚘蟲、寸白。石榴以花赤可愛，故人多植之，尤爲外國所重。入藥惟根、殼而已。其味有甜酢，藥家用酢者。其子爲服食所忌也。

**【箋疏】**

安石榴今稱石榴，爲石榴科植物石榴 *Punica granatum*，品種古今没有變化。石榴别名甚多，最早稱作「若榴」，如南都賦「楟柰若榴」；「石榴」之名見於曹植的棄妻詩，所謂「石榴植前庭，綠葉摇縹青」。

---

〔一〕無毒……損人肺：底本作「損人」，據政和本草補。

494 榧實　味甘，無毒[一]。主治五痔，去三蟲，蠱毒，鬼注。生永昌。今出東陽諸郡。食其子，乃言療寸白蟲。不復有餘用，不入藥方，疑此與前蟲品彼子療説符同。

【箋疏】

新修本草榧實在木部下品，今移果部。按，本條陶弘景注説「疑此與前蟲品彼子」云云，榧子居果部方在蟲獸部彼子之後。新修本草引爾雅釋木「柀，杉也」，描述説：「其樹大連抱，高數仞，葉似杉，其木如柏，作松理，肌細軟，堪爲器用也。」根據其説，此即紅豆杉科植物香榧 *Torreya grandis*。

495 甘蕉根　大寒。主治癰腫結熱。本出廣州，今都下、東間並有。根葉無異，惟子不堪食爾。根擣傅熱腫甚良。又有五葉莓，生人籬援間，作藤，俗人呼爲籠草，取其根擣傅癰癤亦效。

【箋疏】

新修本草甘蕉根在草部下品，今移果部。甘蕉是熱帶植物，通常是指芭蕉科植物香蕉 *Musa nana*，有時也包括同屬芭蕉 *Musa basjoo*。中國出産以芭蕉爲常見，本草經集注似指芭蕉而言。藝文類聚卷八十七引南州異物志云：「甘蕉草類，望之如樹，株大者一圍餘。葉長一丈，或七八尺餘，廣尺許。華大如酒杯，形色如芙蓉，著莖末。百餘子，大名爲房。根似芋魁，大者如車轂。實隨華長，每華一闔，各有

[一] 無毒：底本無此字二字，據政和本草補。

六子，先後相次。子不俱生，華不俱落。此蕉有三種：一種子大如手拇指，長而鋭，有似羊角，名羊角蕉，味最甘好。一種子大如雞卵，有似羊乳，名牛乳蕉，微減羊角。一種大如藕，長六七寸，形正方，少甘，最不好也。取其闔以灰練之，績以爲采。」

## 【菜部上品】

496 **白瓜**[一]**子**　**味甘，平、**寒，無毒。**主令人悦澤，好顏色，益氣不飢。久服輕身能老。**主除煩滿不樂，久服寒中。可作面脂，令面[二]悦澤。**一名水芝，**一名白爪子[三]。**生嵩高平澤。**冬瓜人也，八月採之。

白冬瓜　味甘[四]，微寒。主除小腹水脹，利小便，止渴。被霜後合取，置經年，破取核，水澆，燥，乃檽取人用之。冬瓜性冷利，解毒，消渴，止煩悶，直擣絞汁服之。

【箋疏】

新修本草卷十八菜部上品本草經藥白瓜子，名醫别録藥白冬瓜，但據白瓜子條下蘇敬注：「且朱書論白瓜之效果，墨書説冬瓜之功，功異條同，陶爲深誤。」乃知在本草經集注中，白冬瓜附錄在白瓜子條

〔一〕瓜：底本作「苽」，據政和本草改。後「白冬瓜」同。
〔二〕面：底本無此字，據政和本草補。
〔三〕白爪子：底本作「白苽子」，與正名重複，據政和本草改。
〔四〕味甘：底本無此二字，據政和本草補。

内，新修本草始分爲兩條。因此，陶弘景關於本草經白瓜子的議論，其實在新修本草白冬瓜條下，但新修本草不認可陶的看法，批評意見在白瓜子條下，蘇敬説：「經云『冬瓜人也，八月採之』。已下爲冬瓜人説，非謂冬瓜别名。據經及下條瓜蒂，並生嵩高平澤，此即一物，但以『甘』字似『白』字，後人誤以爲『白』也。若其不是甘瓜，何因一名白瓜，此即甘瓜不惑。且朱書論白瓜之效果，墨書説冬瓜之功，功異條同，陶爲深誤。按，廣雅『冬瓜一名地芝』，與甘瓜全别，墨書宜附冬瓜科下。瓜蒂與甘瓜共條。别錄云：甘瓜子，主腹内結聚，破潰膿血，最爲腸胃脾内壅要藥。本草以爲冬瓜，但用蒂，不云子也。今腸癰湯中用之，俗人或用冬瓜子也。又按，本草云瓜子或云甘瓜子，今此本誤作『白』字，當改從『甘』也。」按照陶弘景的主張，白瓜子乃是取白冬瓜的種子入藥。蘇敬對此不以爲然，認爲條内名醫别錄補充「冬瓜人也，八月采」，乃是專説冬瓜的種子，與本草經白瓜子無關。針對本草經以白瓜子立條，名醫别錄又補充「一名白瓜(爪)子」的奇怪現象，蘇敬進一步猜測，本草經原本是甘瓜子，傳寫過程中，誤「甘」爲「白」。

**497 冬葵子** **味甘，寒，**無毒。**主治五藏六府寒熱，羸瘦，五癃，利小便，**婦人乳難，内閉。**久服堅骨，長肌肉，輕身延年。生少室。**十二月採之。黄芩爲之使。

葵根 味甘，寒，無毒。主治惡瘡，治淋，利小便。解蜀椒毒。

葉 爲百菜主。其[一]心傷人。以秋種葵，覆養經冬，至春作子，謂之[二]冬葵。多入藥用，至滑利，能下石淋。春葵子亦

[一] 其：底本無此字，據政和本草補。
[二] 之：底本無此字，據政和本草補。

滑，不堪餘藥用，根故是常葵耳。葉尤冷利，不可多食。術家取此葵子，微炒〔一〕令燁炬，散著濕地，遍踏之。朝種〔二〕暮生，遠不過宿。又云，取羊角、馬蹄燒作灰，散著於濕地，遍踏之〔三〕，即生羅勒，俗呼爲西王母菜，食之益人。生菜中又有胡荽、芸薹、白苣、邪蒿，並不可多食〔四〕，大都服藥自通忌生菜耳。佛家齋忌食薰渠，不知的是何菜，多言〔五〕今芸薹，憎其臭故也。

**【箋疏】**

冬葵之得名，據本草經集注云：「以秋種葵，覆養經冬，至春作子，謂之冬葵。」此説源於博物志：「陳葵子秋種，覆蓋令經冬不死，春有子也。」本草綱目集解項李時珍説：「四五月種者可留子，六七月種者爲秋葵，八九月種者爲冬葵，經年收采。正月復種者爲春葵。然宿根至春亦生。」此正冬葵之意，其原植物爲錦葵科冬葵 *Malva verticillata*，至今仍是常見菜蔬。

**498 莧實**〔六〕 **味甘，寒**、大寒，無毒。**主治青盲**，白瞖，**明目，除邪，利大小便，去寒熱，殺蚘蟲。久服益氣力，不飢輕身。一名馬莧**，一名莫實。細莧亦同。**生淮陽川澤**及田中，葉如藍，十一月採。李云即莧菜也。今馬莧別一種，布地生，實至微細，俗呼爲馬齒莧，亦可食，小酸，恐非今莧實；其莧實當是白莧，所以云「細莧亦同」「葉如藍」也。細莧

〔一〕炒：底本作「砂」，據政和本草改。
〔二〕種：此字後底本有「葵」字，據政和本草刪。
〔三〕遍踏之：底本無此三字，據政和本草補。
〔四〕不可多食：底本作「可食」，據政和本草改。
〔五〕多言：底本無此二字，據政和本草補。
〔六〕莧實：此條新修本草寫本脱漏，據證類本草卷二十七爲底本。

即是糠莧，食之乃勝，而並冷利，被霜乃熟，故云「十一月採」。又有赤莧，莖純紫，能療赤下，而不堪食。藥方用莧實甚稀，斷穀方中時用之。

**【箋疏】**

說文云：「莧，莧菜。」莧是莧科莧屬多種植物的泛稱，蜀本草圖經謂「有赤莧、白莧、人莧、馬莧、紫莧、五色莧，凡六種」。本草經集注認爲「其莧實當是白莧」，原植物爲白莧 *Amaranthus albus*；又說「細莧即是糠莧」，本草綱目補充「細莧即野莧也，北人呼爲糠莧，柔莖細葉，生即結子」，原植物或即凹頭莧 *Amaranthus lividus*；又說「赤莧，莖純紫，能療赤下，而不堪食」，此即爾雅釋草「蕢，赤莧」，原植物是莧 *Amaranthus tricolor*，植株含有莧菜紅色素，特徵性甚強，文獻所稱紫莧、紅莧、五色莧，亦當是此種。

本草經莧實一名馬莧，本草經集注特别指出：「今馬莧别一種，布地生，實至微細，俗呼爲馬齒莧，亦可食，小酸，恐非今莧實。」本草圖經同意此說，謂「馬莧即馬齒莧也」，原植物爲馬齒莧科馬齒莧 *Portulaca oleracea*。從常理推度，本草經馬莧應該也是莧屬植物，「馬」亦訓作「大」，此或指莧類中植株較大者，陶弘景誤解爲馬齒莧。且名醫别錄在「一名馬莧」之後補充「細莧亦同」四字，「細莧」正與「馬莧」爲反對，亦證明「馬莧」爲「大莧」。故本草拾遺說：「陶以馬齒與莧同類，蘇亦於莧條出馬齒功用。按此二物，厥類既殊，合從别品。」確有一定道理。

499 **苦菜** **味苦，寒，**無毒。**主治五藏邪氣，厭穀，胃痹，**腸澼，渴熱中疾，惡瘡。**久服安心益氣，聰察，少臥，輕身能老，**耐飢寒，高氣不老。**一名荼草，一名選，**一名游冬。**生益州川谷，**生山陵道傍，凌冬不死。三月三日採，陰乾。疑此即是今茗。茗一名荼，又令人不眠，亦凌冬不凋，而嫌其止生益州。益州乃有苦菜，正是苦蘵爾，上卷上品白英下已注之。桐君録云：「苦〔一〕菜，葉三月生扶疏，六月華從葉出，莖直黄，八月實黑，實落根復生，冬不枯。」今茗極似此，西陽、武昌及廬江、晉熙茗皆好，東人止作青茗。茗皆有浡，飲之宜人。凡所飲物，有茗及木葉天門冬苗，並菝葜，皆益人，餘物並冷利。又巴東間别有真茶，火煏〔二〕作卷結，爲飲亦令人不眠，恐或是此。俗中多煮檀葉及大皂李作茶，並冷。又南方有瓜蘆木，亦似茗，至苦澀。取其葉作屑煮飲汁，即通夜不睡。煮鹽人唯資此飲爾。交、廣最所重，客來先設，乃加以香芼輩耳。

## 【箋疏】

苦菜也是本草經名實争論非常大的一味藥物。陶弘景懷疑其爲茗茶，即山茶科植物茶 *Camellia sinensis*。本草經集注云云，蘇敬則認爲是菊科苦苣、苦蕒之類，如菊苣 *Cichorium endivia*、苦苣 *Sonchus oleraceus*，或近緣植物。新修本草説：「苦菜，詩云『誰謂荼苦』，又云『堇荼如飴』，皆苦菜異名也。陶謂之茗，茗乃木類，殊非菜流。茗，春採爲苦荼。音遲遐反，非途音也。按，爾雅釋草云『荼，苦菜』，釋木云『檟，苦荼』，二物全别，不得爲例。又顔氏家訓按易通卦驗玄圖曰：苦菜，生於寒秋，經冬歷春，得夏乃成。一名游冬。葉似苦苣而細，斷之有白汁，花黄似菊。此則與桐君略同，今所在有之。苦識乃龍葵爾，俗亦名苦菜，非荼也。」

陶、蘇兩家的争論各執一端，從本草經記載苦菜的功效久服「聰察，少臥」來看，確實像茶葉中所含咖啡因中樞興奮作用，陶弘景因此推測其爲山茶科茶 *Camellia sinensis*，不爲無因。但所引桐君録以及

〔一〕苦：底本作「昔」，據政和本草改。
〔二〕火煏：底本無此二字，據政和本草補。

名醫別錄添附的部分，更像是菊科苦蕒菜屬（Ixeris）或苦苣菜屬（Sonchus）植物，更何況苦菜被安排在菜部，正如新修本草所批評：「陶謂之茗，茗乃木類，殊非菜流。」所以新修本草另立「茗苦𣗪」一條，而在苦菜條内只討論菊科物種。

**500** 薺 味甘，溫，無毒。主利肝氣，和中。

其實 主明目，目痛。薺類又多，此是人可食者，葉作葅羹亦[一]佳。詩云「誰謂荼苦，其甘如薺」，又疑荼是菜類矣。

【箋疏】

救荒本草云：「薺菜，生平澤中，今處處有之。苗搨地生，作鋸齒葉，三四月出葶，分生莖叉，梢上開小白花，結實小似菥蓂子。苗葉味甘，性溫，無毒。其實亦呼菥蓂子。其子味甘，性平。患氣人食之動冷疾，不可與麵同食，令人背悶，服丹石人不可食。」按其所繪圖例，原植物當是十字花科薺菜屬薺菜*Capsella bursa-pastoris*。

**501** 蕪菁及蘆菔 味苦[二]，溫，無毒。主利五藏，輕身益氣，可長食。

蕪菁子 主明目。蘆菔是今溫菘，其根可[三]食，葉不中噉。蕪菁根乃細於溫菘，而葉似菘，好食。西川唯種此，而其子與溫

---

[一] 亦：底本作「赤」，據政和本草改。

[二] 苦：底本無此字，據政和本草補。

[三] 可：底本作「非」，據政和本草改。

菘甚相似，小細耳。俗方無用，服食家亦煉餌之，而不云蘆菔子，恐不用也。俗人蒸其根及作菹，皆好，但小熏臭耳。又有䓍根〔一〕，細而過辛，不宜服也。

【箋疏】

蕪菁與蘆菔爲兩種植物，蕪菁爲十字花科芸薹屬植物 *Brassica rapa*；蘆菔即蘿蔔，爲同科蘿蔔屬植物蘿蔔 *Raphanus sativus*。蕪菁也有肉質根，經常與蘿蔔混淆。按，詩經「採葑採菲」，鄭箋云：「此二菜者，蔓菁與葍之類也，皆上下可食。然而其根有美時，有惡時，采之者不可以根惡時並棄其葉。」按此意見，葑菲即相當於蔓菁與蘆菔，名醫別錄將二者並爲一條，或許也是受此影響。新修本草始將蘆菔單列。

**502** 菘　味甘，溫，無毒。主通利腸胃，除胸中煩，解酒渴。菜中有菘，最爲恒食，性和利〔二〕人，無餘逆忤，令人多食。如似小冷，而又耐霜雪。其子可作油，傅頭長髮，塗刀劍令不鏥。乃有數種，猶是一類，正論其美與不美耳。服藥有甘草而食菘，令病不除。

【箋疏】

菘菜即白菜，本草綱目釋名説：「按陸佃埤雅云：菘性凌冬晚凋，四時常見，有松之操，故曰菘。今

〔一〕又有䓍根：底本無此四字，據政和本草補。

〔二〕利：底本無此字，據政和本草補。

俗謂之白菜，其色青白也。」據陶弘景注：「菘有數種，猶是一類，正論其美與不美，菜中最爲恒食。」菘的品種雖多，但大致都是十字花科芸薹屬(Brassica)植物。集解項李時珍説：「菘，即今人呼爲白菜者，有二種：一種莖圓厚微青，一種莖扁薄而白，其葉皆淡青白色。燕趙、遼陽、揚州所種者，最肥大而厚，一本有重十餘斤者。南方之菘畦内過冬，北方者多入窖内。燕京圃人又以馬糞入窖壅培，不見風日，長出苗葉皆嫩黄色，脆美無滓，謂之黄芽菜，豪貴以爲嘉品，蓋亦仿韭黄之法也。菘子如芸薹子而色灰黑，八月以後種之。二月開黄花，如芥花，四瓣。三月結角，亦如芥。其菜作菹食尤良，不宜蒸曬。」李時珍説菘菜有兩種，莖圓厚微青者，當爲青菜 *Brassica chinensis*，而莖扁薄而白者，爲白菜 *Brassica pekinensis*。

**503** 芥[一] 味辛，溫，無毒。歸鼻。主除腎邪氣，利九竅，明耳目，安中，久服溫中。似菘而有毛，味辣[二]，好作菹，亦生食。其子可藏冬瓜。又有莨，以作菹，甚辣快。

**【箋疏】**

本草綱目釋名説：「按王安石字説云：芥者，界也。發汗散氣，界我者也。王禎農書云：其氣味辛烈，菜中之介然者，食之有剛介之象，故字從介。」芥作爲菜蔬的歷史非常悠久，禮記内則云：「膾，春用葱，秋用芥。」原植物爲十字花科芥菜 *Brassica juncea*，有若干栽培品種類型。

---

[一] 芥：底本作「介」，據政和本草改。

[二] 辣：底本作「⿱剌韭」，不見於字書，似「辣」之異體，據政和本草改。後一「辣」字同。

504 苜蓿　味苦，平[一]，無毒。主安中，利人，可久食。長安中乃有苜蓿園，北人甚重此，江南人不甚食之，以無氣味故也。外國復别有苜蓿草，以治目，非此類也。

**【箋疏】**

本草綱目釋名説：「苜蓿，郭璞作牧宿。謂其宿根自生，可飼牧牛馬也。又羅願爾雅翼作木粟，言其米可炊飯也。葛洪西京雜記云：樂游苑多苜蓿。風在其間，常蕭蕭然。日照其花有光彩。故名懷風，又名光風。茂陵人謂之連枝草。金光明經謂之塞鼻力迦。」救荒本草苜蓿條説：「出陝西，今處處有之。苗高尺餘，細莖，分叉而生，葉似錦雞兒花葉，微長，又似豌豆葉，頗小，每三葉攢生一處，梢間開紫花，結彎角兒，中有子如黍米大，腰子樣。味苦，性平，無毒。一云微甘淡，一云性凉。根寒。」苜蓿爲張騫從西域帶回，有黄花、紫花兩種，黄花苜蓿爲豆科植物南苜蓿 *Medicago hispida*，開紫花者爲同屬植物苜蓿 *Medicago sativa*。

## 【菜部中品】

505 **蓼實　味辛，溫，**無毒。**主明目，溫中，耐風寒，下水氣，面目浮腫，癰瘍。**葉，歸舌，除大小腸邪氣，利中益志。

[一] 苦平：底本無此二字，據政和本草補。

**馬蓼　去腹**[一]**中蛭蟲，輕身。生雷澤川澤。**此類又多，人所食有三種：一是紫蓼，相似而紫色；一名香蓼，亦相似而香，並不甚辛而好食；一是青[二]蓼，人家常有，其葉有圓有尖，以圓者爲勝，所用即是此。乾之以釀酒，主治風冷，大良。馬蓼生下濕地，莖斑，葉大有黑點，亦有兩三種，其最大者名籠薣，即是葒草，已在上卷中品。

**【箋疏】**

禮記内則云：「豚，春用韭，秋用蓼。」乃是利用蓼的辛辣滋味作爲調劑，所以蓼被歸爲辛菜，爾雅義疏「蘠，虞蓼」句郝懿行説：「内則烹炰用蓼，取其辛能和味，故説文以爲辛菜。」本草也列菜部，只是烹飪用莖葉，入藥則取其果實。

蓼的種類甚多，本草家意見不一。本草經集注云云，蜀本草圖經説：「蓼類甚多，有紫蓼、赤蓼、青蓼、馬蓼、水蓼、香蓼、木蓼等，其類有七種。紫、赤二蓼，葉小狹而厚；青、香二蓼，葉亦相似而俱薄；馬、水二蓼，葉俱闊大，上有黑點；木蓼一名天蓼，蔓生，葉似柘葉。諸蓼花皆紅白，子皆赤黑。木蓼，花黄白，子皮青滑。」本草綱目總結説：「韓保升所説甚明。古人種蓼爲蔬，收子入藥。故禮記烹雞豚魚鱉，皆實蓼於其腹中，而和羹膾亦須切蓼也。後世飲食不用，人亦不復栽，惟造酒麴者用其汁耳。今但以平澤所生香蓼、青蓼、紫蓼爲良。」以上諸蓼，大致以蓼科蓼屬（Polygonum）植物爲主。至於蓼實的取材，本草衍義云：「蓼實即神農本經第十一卷中水蓼之子也。彼言蓼則用莖，此言實即用子，故此復論子之功，故分爲二條。」按，水蓼載新修本草，謂其「葉似蓼，莖赤，味辛，生下濕水傍」。開寶本草引别本

〔一〕腹：政和本草作「腸」。

〔二〕青：底本漫漶，據政和本草補。

注云：「生於淺水澤中，故名水蓼。其葉大於家蓼，水挼食之，勝於蓼子。」本草綱目集解項李時珍説：「此乃水際所生之蓼，葉長五六寸，比水葒葉稍狹，比家蓼葉稍大，而功用仿佛。故寇氏謂蓼實即水蓼之子者，以此故。」從本草經記蓼實「生雷澤川澤」來看，確應該是以水生的水蓼爲正，原植物爲蓼科水蓼 *Polygonum hydropiper*。

506 **葱實　味辛，溫，**無毒。**主**[一]**明目，補中，不足。其莖**葱白，平，**中作湯，主傷寒，寒熱，出汗，中風，面目腫，**傷寒骨肉痛，喉痹不通，安胎，歸目，除肝邪氣，安中，利五藏，益目睛，殺百藥毒。

葱根　主治傷寒頭痛。

葱汁　平、溫[二]。主治溺血，解梨蘆毒。

**薤　味辛、**苦，溫，無毒。**主治金創創敗，輕身，不飢，耐老，**歸骨。菜芝也。除寒熱，去水氣，溫中，散結，利病人。諸瘡，中風，寒水腫，以塗之。**生魯山平澤。**葱、薤異物，而今共條，本經既無韭，以其同類故也，今亦取爲副品種數。方家多用葱白及葉中涕，名葱苒，無復用實者。葱亦有寒熱，其白冷，青熱，傷寒湯不得令有青也。能消桂爲水，亦化五石，仙術所用。薤又溫補，仙方及服食家皆須之，偏入諸膏用，并不可生噉[三]，薰辛爲忌耳。

---

[一] 主：底本此字後有「療」字，據政和本草刪，以符體例。

[二] 溫：底本無此字，據政和本草補。

[三] 噉：底本作「取」，據政和本草改。

【箋疏】

新修本草説：「葱有數種，山葱曰茖葱，療病以胡葱，主諸惡載，狐尿刺毒，山溪中沙蝨、射工等毒。煮汁浸或擣傅大效，亦兼小蒜、茱萸輩，不獨用也。其人間食葱又有二種：有凍葱，即經冬不死，分莖栽蒔而無子也；又有漢葱，冬即葉枯。食用入藥，凍葱最善，氣味亦佳。」品種雖然複雜，但基本都是百合科葱屬（Allium）植物，茖葱爲 *Allium victorialis*；凍葱即冬葱，原植物爲細香葱，亦名火葱 *Allium ascalonicum*。漢葱即廣泛栽種的葱 *Allium fistulosum*。

薤亦是百合科葱屬植物，與葱形態近似。「薤」，據説文正寫作「䪥」，訓釋見二孫按語。本草圖經説：「似韭而葉闊，多白無實。人家種者，有赤白二種，赤者療瘡生肌，白者冷補。皆春分蒔之，至冬而葉枯。爾雅云『䪥，鴻薈』，又云『葝，山䪥』山䪥莖葉亦與家薤相類而根長，葉差大，僅若鹿葱，體性亦與家薤同，然今少用。」原植物大致爲薤 *Allium chinense*，或小根蒜 *Allium macrostemon*。

507 韮[一] 味辛、酸[二]，溫，無毒。歸心，安五藏，除胃中熱，利病人，可久食。

子 主治夢泄精，溺白。

根 主養髮。韮子入棘刺諸丸，主漏精。用根，入生[三]髮膏；用葉，人以煮鯽魚鮓，斷卒下利多驗。但此菜殊辛臭，雖煮食之，便出猶奇薰灼，不如葱、薤，熟即無氣，最是養性所忌也。生薑是常食物，其已隨乾薑在中品，今依次入食，更別顯之，而復有小異

[一] 韮：政和本草作「韭」。
[二] 酸：政和本草作「微酸」。
[三] 生：底本無此字，據政和本草補。

處，所以彌宜書。生薑，微溫，辛，歸五藏，去淡下氣，止嘔吐，除風邪寒熱。久服小志，少智，傷心氣，如此則不可多食長御，有病者是所宜也耳。今人噉諸辛辣物，惟此最恒，故論語云「不徹薑食」，言可常噉，但勿過多耳〔一〕。

【箋疏】

此即百合科韭 *Allium tuberosum*，至今仍是常見蔬菜。說文「韭，菜名，一種而久者，故謂之韭。」本草圖經因此發揮說：「故圃人種蒔，一歲而三四割之，其根不傷，至冬壅培之，先春而復生，信乎一種而久者也。」本草綱目集解項李時珍說：「一歲不過五剪，收子者只可一剪。八月開花成叢，收取醃藏供饌，謂之長生韭，言剪而復生，久而不乏也。」因爲韭剪而復生，古人遂認定其具有生發之性，故有草鍾乳、起陽草諸名，其根「入生髮膏」，也是這樣的原因。

508 白蘘荷　微溫。主中蠱及瘧。今人乃呼赤〔二〕者爲蘘荷，白者爲覆葅葉，同一種耳。於人食之，赤者爲勝，藥用白者。中蠱服其汁，并臥其葉，即呼蠱主姓名。亦主諸溪毒、沙蝨輩。多食損藥勢，又不利腳。人家種白蘘荷，亦云辟蛇。

【箋疏】

說文：「蘘，蘘荷也。一名菖蒩。」段玉裁注：「史記子虛賦作猼且，漢書作巴且，王逸作蓴菹，顏師古作蓴苴，名醫別錄作覆葅，皆字異音近。景瑳大招則倒之曰苴蓴。崔豹古今注曰：似薑，宜陰翳地。

〔一〕生薑是常食物……但無過多耳：政和本草移在卷八生薑條下，以「又云」引起，有節略。

〔二〕赤：底本作「甘」，據政和本草改。

師古曰：根旁生筍，可以爲菹。又治蠱毒。宗懔荆楚歲時記云：仲冬以鹽藏蘘荷，以備冬儲。急就篇所云『老菁蘘荷冬日藏』也。」根據本草圖經所繪白蘘荷圖例，其原植物當爲薑科蘘荷 *Zingiber mioga* 一類。

**509** 菾菜　味甘、苦，大寒。主時行壯熱，解風熱毒。即今以雜作鮓蒸者。「菾」作甜音[一]，字亦作「忝[二]」。時行熱病初得，便擣汁皆飲得除差。

**【箋疏】**

本草綱目謂即莙薘菜，李時珍説：「菾菜，即莙薘也。菾與甜通，因其味也。」救荒本草莙薘菜條云：「所在有之，人家園圃中多種。苗葉搨地生，葉類白菜而短，葉莖亦窄，葉頭稍團，形狀似糜匙樣。味鹹，性平、寒，微毒。」此即藜科植物莙薘菜 *Beta vulgaris* var. *cicla*，爲常見蔬菜品種，南方地區又名牛皮菜、厚皮菜，其根肥厚者爲菾菜 *Beta vulgaris*，根含甜菜鹼(betaine)，爲製糖原料。

**510** 蘇　味辛，溫。主下氣，除寒中，子尤良。葉下紫色而氣甚香；其無紫色不香似荏者名野蘇，不任用。子主下氣，與橘皮相宜同治也。

---

[一] 音：底本作「青」，據政和本草改。

[二] 忝：底本作「菾」，據政和本草改。

【箋疏】

說文「蘇，桂荏也」，爾雅釋草同，邢昺疏云：「蘇，荏類之草也。以其味辛類荏，故一名桂荏。」此即唇形科植物紫蘇 *Perilla frutescens*，因爲香味濃烈，所以稱爲「桂荏」。如爾雅、說文，「蘇」乃是專名，王褒僮約說「園中拔蒜，斫蘇切脯」，即指此植物。後來「蘇」稱爲此類植物的泛稱，遂根據 *Perilla frutescens* 莖葉紫色的特點，將其稱爲「紫蘇」。

**511** 荏子　味辛，溫，無毒。主治欬逆，下氣，溫中，補[一]體。

葉　主調中，去臭氣。九月採，陰乾。荏狀如蘇，高大白色，不甚香。其子[二]研之，雜米作糜，甚肥美，下氣，補益。東人呼爲蕉，以其似蘇，字但除禾[三]邊故也。笮其子作油，日煎之，即今油帛及和漆用者，服食斷穀[四]亦用之，名爲重油。

【箋疏】

荏與蘇一類二種，方言云：「蘇亦荏也，關之東西或謂之蘇，或謂之荏。周、鄭之間謂之公蕡，沅、湘之南或謂之䓯，其小者謂之蘸葇。」廣雅釋草云：「荏，蘇也。」二者的區别主要在顏色，蘇全株紫色，故稱紫蘇；荏綠色，上部枝葉被白色毛絨，又名白蘇。陶弘景說「東人呼爲蕉」，即是取「蘇」字一半。按照現

〔一〕補：底本無此字，據政和本草補。

〔二〕其子：底本作「子其」，據政和本草倒乙。

〔三〕禾：底本作「木」，據政和本草改。

〔四〕服食斷穀：底本作「勝食新穀」，據政和本草改。

代植物學的意見，白蘇的原植物與紫蘇一樣，都是唇形科蘇 *Perilla frutescens*，只是栽培變異，出現紫色、白色而已。

**512 水蘇　味辛，溫**[一]，無毒。**主下氣**[二]，殺穀，除飲食，**辟口臭，去毒，辟惡氣。久服通神明，輕身能老。**主治吐[三]血、衄血、血崩。一名雞蘇，一名勞祖，一名芥苴[四]，一名瓜苴，一名道華。**生九真池澤。**七月採。

方藥不用，俗中莫識。昔九真遼遠，亦無能識訪之。

**【箋疏】**

陶弘景不識此，新修本草云：「此蘇生下濕水側，苗似旋復，兩葉相當，大香馥。青、齊、河間人名爲水蘇，江左名爲薺薴，吳會謂之雞蘇。」本草圖經說：「江左人謂雞蘇、水蘇是兩種；陳藏器謂薺薴自是一物，非水蘇。水蘇葉有鴈齒，香薷氣辛，薺薴葉上有毛，稍長，氣臭。」按，古代文獻中水蘇、雞蘇、薺薴、香薷糾結不清，晚近植物學家根據植物名實圖考的意見，將水蘇考訂爲唇形科植物水蘇 *Stachys japonica* 之類；薺薴據植物名實圖考爲唇形科薺薴 *Mosla grosseserrata*。

---

[一] 溫：政和本草作「微溫」。

[二] 主下氣：政和本草作黑字名醫別錄文，循體例應爲本草經文，因據大觀本草改。

[三] 吐：底本無此字，據政和本草補。

[四] 苴：政和本草作「葅」。

513 香薷 味辛，微溫。主治霍亂腹痛吐下，散水腫。處處有此，唯供生食。十月中取，乾之，霍亂煮飲，無不差。作煎，除水腫尤良之也。

【箋疏】

香薷字有兩種寫法，本草綱目釋名說：「薷，本作葇。玉篇云『葇菜，蘇之類』是也。其氣香，其葉柔，故以名之。草初生曰茸，孟詵食療作香戎者，非是。俗呼蜜蜂草，象其花房也。」本草衍義說香薷「花茸紫，在一邊成穗」。按，唇形科香薷屬（Elsholtzia）穗狀花序頂生，直立或上部稍彎，花密集，多數時候偏向花序的一側著生，故本草衍義云云。結合本草圖經所繪香薷圖例，此即唇形科香薷 *Elsholtzia ciliata*。

## 【菜部下品】

514 **瓜**[一]**蒂 味苦，寒，**有毒。**主治大水，身面四支浮腫，下水，殺蠱毒，欬逆上氣，食諸果不消，病在胸腹中，皆吐下之。**去鼻中息肉，黃疸。

其華 主治心痛，欬逆[二]。**生嵩高平澤。**七月七日採，陰乾。瓜蒂，多用早青蒂，此云七月七日七日採，便是甜瓜

[一] 瓜：底本作「苽」，據政和本草改。本條「瓜」字皆同。
[二] 心痛欬逆：底本作「心欬」，據政和本草補。

蒂也。人亦有用〔一〕熟瓜蒂者，取吐乃無異。此止論其蒂所主耳，今瓜例皆冷利，早青者尤甚。熟瓜乃有數種，除瓤食不害人，若覺食多，入水自漬便消。永嘉有寒瓜甚大，今每即取藏，經年食之。亦有再熟瓜，又有越瓜，人作菹者，食之亦冷，並非藥用耳。博物志云：水浸至項，食瓜無數。又云斑瓜華有毒，勿採之。瓜皮殺蟆蟲也〔二〕。

【箋疏】

說文「蔕，瓜當也」，徐鍇云：「當，底也。」段玉裁云：「聲類曰：蔕，果鼻也。瓜當、果鼻正同類。」故知「蔕」即是瓜蔕之專名，俗寫作「蒂」。本草經集注云：「瓜蒂，多用早青蒂，此云七月七日採，便是甜瓜蒂也。」按此意見，瓜蒂爲甜瓜的瓜蒂。甜瓜又名甘瓜、果瓜，原植物爲葫蘆科甜瓜 *Cucumis melo* 之類。

**515 苦瓠　味苦，寒，有毒。主治大水，面目四支浮腫，下水，令人吐。生晉地川澤。**瓠與冬瓜氣類同輩，而有上下之殊，當是爲其苦者耳。今瓠自忽有苦者如膽，不可食，非別生一種也。又有瓠甊〔三〕，亦是瓠類，小者名瓢，食之乃勝瓠。凡此等皆利水道，所以在夏月食之，大理自不及冬瓜矣。

【箋疏】

說文「瓠」與「匏」爲轉注。詩經「七月食瓜，八月斷壺」，傳云：「壺，瓠也。」本草綱目壺盧條釋名

〔一〕甜瓜蒂也人亦有用：底本無此數字，據政和本草補。
〔二〕博物志云……殺蟆蟲也：政和本草無此句。
〔三〕甊：底本無此字，據政和本草補。

說：「諸書所言，其字皆當與壺同音。而後世以長如越瓜首尾如一者爲瓠，音護；瓠之一頭有腹長柄者爲懸瓠，無柄而圓大形扁者爲匏，匏之有短柄大腹者爲壺，壺之細腰者爲蒲蘆，各分名色，迥異于古。以今參詳，其形狀雖各不同，則苗、葉、皮、子性味則一，故茲不復分條焉。懸瓠，今人所謂茶酒瓢者是也。蒲蘆，今之藥壺盧是也。郭義恭廣志謂之約腹壺，以其腹有約束也。亦有大小二種也。」其所指代的當是葫蘆科植物葫蘆 *Lagenaria siceraria*，及其若干變種，如瓠瓜 *Lagenaria siceraria* var. *hispida*、小葫蘆 *Lagenaria siceraria* var. *microcarpa* 等。其中小葫蘆或許就是苦瓠，味苦難食，因此得名。

**516 水蘄**〔一〕 **味甘，平，**無毒。**主治女子赤沃，止**〔二〕**血，養精，保血脉，益氣，令人肥健，嗜食。一名水英。生南海池澤。** 論蘄主治，乃應是上品，未解何意乃在下。其二月、三月英時善，可作葅及熟爚食，可亦利小便，治水腫。又有渣芹，可爲生菜。此蘄亦可生噉〔三〕，俗中皆作「芹」字也。

**【箋疏】**

說文有「芹，楚葵也」，徐鍇謂：「今水芹也。」又有「菦，菜，類蒿，周禮有菦菹」，段玉裁認爲同是一字，「芹」乃「不知菦即芹者妄用爾雅增之」。按，從物種來看，此說亦未必然。本草綱目集解項說：「芹有水芹、旱芹。水芹生江湖陂澤之涯；旱芹生平地，有赤、白二種。二月生苗，其葉對節而生，似芎藭。

〔一〕蘄：底本作「蘄」，據政和本草改。
〔二〕止：底本作「心」，據政和本草改。
〔三〕噉：底本作「敢」，據政和本草改。

其莖有節稜而中空，其氣芬芳。五月開細白花，如蛇牀花。楚人採以濟饑，其利不小。詩云『觱沸檻泉，言採其芹』。杜甫詩云『飯煮青泥坊底芹』，又云『香芹碧澗羹』，皆美芹之功。而列子言『鄉豪嘗芹，蜇口慘腹』，蓋未得食芹之法耳。」按，救荒本草水斳條云：「水斳俗作芹菜，一名水英。出南海池澤，今水邊多有之。根莖離地二三寸，分生莖叉，其莖方，窊面四楞，對生葉，似利見菜葉而闊短，邊有大鋸齒，又似薄荷葉而短，開白花，似蛇牀子花。」從圖文來看，原植物爲傘形科水芹 *Oenanthe javanica*，即說文之「芹」。至於李時珍所言旱芹，爲說文之「菦」，原植物是同科芹 *Apium graveolens*，爲常見菜蔬，故說文訓爲「菜」，即周禮作菹者。文字演變，「菦」漸廢，代之以筆畫較簡的「芹」；而水芹則寫作「水斳」以別之。

**517** 蓴 味甘，寒，無毒。主治消渴，熱痹[一]。蓴性寒，又[二]云冷補。下氣，雜鯉魚作羹，亦逐水。而性滑，服食家不可多噉[三]也。

**【箋疏】**

「蓴」與「蒓」爲兩字，今多作「蒓」。本草綱目釋名說：「蓴字本作蒓，從純。純乃絲名，其莖似之故也。齊民要術云：蓴性純而易生。種以淺深爲候，水深則莖肥而葉少，水淺則莖瘦而葉多。其性逐水

[一] 痹：底本無此字，據政和本草補。
[二] 性寒又：底本作「有寒夏皆」，據政和本草改。
[三] 噉：底本作「敢」，據政和本草改。

而滑，故謂之蓴菜，並得葵名。顔之推家訓云：蔡朗父諱純，改蓴爲露葵。北人不知，以緑葵爲之。詩云『薄採其茆』，即蓴也。或諱其名，謂之錦帶。」集解項又說：「蓴生南方湖澤中，惟吴越人善食之。葉如荇菜而差圓，形似馬蹄。其莖紫色，大如箸，柔滑可羹。夏月開黄花。結實青紫色，大如棠梨，中有細子。春夏嫩莖未葉者名稚蓴，稚者小也。葉稍舒長者名絲蓴，其莖如絲也。至秋老則名葵蓴，或作豬蓴，言可飼豬也。又訛爲瑰蓴、龜蓴焉。」此即睡蓮科植物蓴菜 *Brasenia schreberi*。

**518** 落葵　味酸，寒，無毒。主治滑中，散熱。實　主悦澤人面。一名天葵，一名繁露。又名承露，人家多種之。葉唯可飪鮓，性冷滑，人食之，爲狗所嚙，瘡終身不差[一]。其子紫色，女人以漬粉傳面爲假色，不入藥用也。

**【箋疏】**

落葵即落葵科植物落葵 *Basella alba*，至今仍是常見菜蔬，通常稱作豆腐菜、木耳菜。本草綱目釋名說：「落葵葉冷滑如葵，故得葵名。釋家呼爲御菜，亦曰藤兒菜。爾雅云『蔠葵，繁露也』。一名承露，其葉最能承露，其子垂垂亦如綴露，故得露名；而蔠、落二字相似，疑落字乃蔠字之訛也。案考工記云『大圭，終葵首也』，注云：齊人謂椎曰終葵，圭首六寸爲椎。然則此菜亦以其葉似椎頭而名之乎？」

[一] 差：底本作「老」，據政和本草改。

**519** 蘩蔞　味酸，平，無毒。主治積年惡瘡不愈。五月五日日中採，乾用之，當燔。此菜人以作羹。五月五日採，暴乾，燒作屑，治雜惡瘡[一]有效。亦雜百草作之，不必止此一種。

【箋疏】

本草經集注蘩蔞與雞腸草爲兩條，陶弘景各自爲注，新修本草不以爲然，認爲蘩蔞「即是雞腸也」，孔志約序説陶弘景「異蘩蔞於雞腸」，即指此。宋代諸家基本贊同蘇敬的意見。李時珍別有看法，繁縷條集解項説：「繁縷即鵝腸，非雞腸也。下濕地極多。正月生苗，葉大如指頭。細莖引蔓，斷之中空，有一縷如絲。作蔬甘脆。三月以後漸老。開細瓣白花。結小實大如稗粒，中有細子如葶藶子。吳瑞本草謂黄花者爲繁縷，白花者爲雞腸，亦不然。二物蓋相似。但鵝腸味甘，莖空有縷，花白色；雞腸味微苦，咀之涎滑，莖中無縷，色微紫，花亦紫色，以此爲別。」此當爲石竹科蘩蔞 *Stellaria media*。雞腸草條集解項説：「雞腸生下濕地。二月生苗，葉似鵝腸而色微深。莖帶紫，中不空，無縷。四月有小莖開五出小紫花。結小實，中有細子。其苗作蔬，不如鵝腸。故別録列繁縷於菜部，而列此於草部，以此故也。蘇恭不識，疑爲一物，誤矣。生嚼涎滑，故可掇蟬。鵝腸生嚼無涎，亦自可辨。鄭樵通志謂雞腸似蓼而小，其味小辛，非繁縷者，得之。又石胡荽亦名雞腸草，與此不同。」根據李時珍的描述，一般認爲，這種雞腸草是紫草科附地菜 *Trigonotis peduncularis*。

---

[一] 瘡：底本作「倉」，據政和本草改。

520 蕺　味辛，微溫。主治蠼螋溺瘡，多食令人氣喘。俗傳言食蕺不利人脚，恐由閉氣故也。今小兒食之便覺脚痛。

【箋疏】

張衡南都賦云：「若其園圃，則有蓼蕺蘘荷。」蕺即是蕺菜，本草綱目釋名説：「蕺字，段公路北户録作蕊，音戢。秦人謂之菹子。菹、蕺音相近也。其葉腥氣，故俗呼爲魚腥草。」集解項又説：「案趙叔文醫方云：魚腥草即紫蕺。葉似荇，其狀三角，一邊紅，一邊青。可以養豬。」此即三白草科植物蕺菜 *Houttuynia cordata*。

521 葫　味辛，溫，有毒。主散癰腫，䘌瘡，除風[一]邪，殺毒氣。獨子者亦佳。歸五藏。久食傷人，損目明。五月五日採之。今人謂葫爲大蒜，謂蒜爲小蒜，以其氣類相似也。性最熏臭，不可食。俗人作齏以噉[二]膾肉，損性伐命，莫此之甚。此物唯生食，不中煮，用以合青魚鮓食，令人發黃。取其條上子，初種之，成獨子葫，明年則復本。

【箋疏】

葫與蒜亦有糾結，本草綱目釋名説：「蒜字從祘，音祘，諧聲也。又象蒜根之形。中國初惟有此，後

[一] 風：底本無此字，政和本草補。
[二] 噉：底本作「敢」，據政和本草改。

因漢人得葫蒜於西域，遂呼此爲小蒜以別之。故崔豹古今注云：蒜，茆蒜也，俗謂之小蒜。胡國有蒜，十子一株，名曰胡蒜，俗謂之大蒜是矣。蒜乃五葷之一，故許氏説文謂之葷菜。五葷即五辛，謂其辛臭昏神伐性也。練形家以小蒜、大蒜、韭、芸薹、胡荽爲五葷，道家以韭、薤、蒜、芸薹、胡荽爲五葷，佛家以大蒜、小蒜、興渠、慈葱、茖葱爲五葷。興渠，即阿魏也。雖各不同，然皆辛熏之物，生食增恚，熟食發淫，有損性靈，故絶之也。」釋葫説：「按孫愐唐韻云：張騫使西域，始得大蒜、葫荽。則小蒜乃中土舊有，而大蒜出胡地，故有胡名。二蒜皆屬五葷，故通可稱葷。」根據本草圖經等所繪圖例，大致可以確定，「葫」即百合科葱屬植物蒜 *Allium sativum*，一般稱爲大蒜；而「蒜」則是同屬植物小根蒜 *Allium macrostemon*，亦稱小蒜，同時也是薤白的來源。

**522** 蒜　味辛，溫，有小毒。歸脾、腎。主治霍[一]亂，腹中不安，消穀，理胃，溫中，除邪痹毒氣。五月五日採。小蒜生葉時，可煮和食。至五月葉枯，取根名薍子，正爾噉之，亦甚熏臭。性辛熱，主[二]中冷，霍亂，煮飲之亦主溪毒。食之損人，不可長用之。

**【箋疏】**

本草圖經云：「蒜，小蒜也。舊不著所出州土，今處處有之。生田野中，根苗皆如葫而極細小者是

[一] 霍：底本作「藿」，據政和本草改。
[二] 主：底本無此字，政和本草補。

也。五月五日採。謹按，爾雅『蒚，山蒜』，釋曰：『説文云蒜，葷菜也。一云菜之美者，雲夢之葷。生山中者名蒚。』今本經謂大蒜爲葫，小蒜爲蒜，而爾雅、説文所謂『蒜，葷菜』者，乃今大蒜也；蒚乃今小蒜也。」此爲百合科植物小根蒜 *Allium macrostemon*。

523 菰根　大寒。主腸胃痼熱，消渴，止小便利。菰根亦如蘆根，冷利復甚也。

【箋疏】

新修本草菰根在草部下品，今移菜部。説文「苽，雕胡，一名蔣」，可知「菰根」正寫當作「苽根」。菰爲禾本科植物 *Zizania latifolia*，其根即菰根，種子名雕胡米，亦稱菰米，可以充飢。其花莖被菰黑穗菌（*Ustilago edulis*）寄生後，因吲哚乙酸的刺激而變得肥大，即是茭筍，爲南方常見蔬菜。

## 【米食部上品】

524 **胡麻**　**味甘，平，**無毒。**主治傷中，虛羸，補五内，益氣力，長肌肉，填髓腦，**堅筋骨，治[一]金瘡，止[二]痛及傷寒，溫瘧，大吐後虛熱羸困。**久服輕身不老，**明耳目，耐飢渴[三]，延年。以作油，微寒，利大腸，胞衣不

[一] 治：底本無此字，據政和本草作「療」字補。
[二] 止：底本作「心」，據政和本草改。
[三] 渴：底本無此字，據政和本草補。

落。生者摩瘡腫，生秃髮。**一名巨勝**〔一〕，一名狗虱，一名方莖，一名鴻藏，**葉名青蘘。生上黨川澤。**八穀之中，唯此爲良。淳黑者名巨勝，巨者大也，是爲大勝。本生大宛，故名胡麻〔二〕。又，莖方名巨勝，莖圓名胡麻。服食家當九蒸九暴，熬擣餌之，斷穀，長生，充飢。雖〔三〕易得，俗中學者猶不能恒服〔四〕，而況餘藥耶。蒸不熟，令人髮落。其性與伏苓相宜。俗方用之甚少，唯時以合湯丸耳。麻油生笮者如此，若蒸炒正可供作食及燃耳，不入藥用也。

**【箋疏】**

胡麻載本草經，一名巨勝，後人加以分别，如本草經集注説：「莖方名巨勝，莖圓名胡麻。」新修本草云：「此麻以角作八稜者爲巨勝，四稜者名胡麻。」至本草衍義始言：「胡麻，諸家之説參差不一，止是今脂麻，更無他義。」本草綱目亦云：「按沈存中筆談云：胡麻即今油麻，更無他説。古者中國止有大麻，其實爲蕡，漢使張騫始自大宛得油麻種來，故名胡麻，以别中國大麻也。寇宗奭衍義亦據此釋胡麻，故今併入油麻焉。巨勝即胡麻之角巨如方勝者，非二物也。方莖以莖名，狗蝨以形名，油麻、脂麻謂其多脂油也。按張揖廣雅胡麻一名藤弘，弘亦巨也。别錄一名鴻藏者，乃藤弘之誤也。又杜寶拾遺記云：隋大業四年，改胡麻曰交麻。」故本草綱目將青蘘、白油麻、胡麻油皆併入胡麻條。按，李時珍所言甚是，胡麻、巨勝，皆是今脂麻科植物脂麻 *Sesamum indicum*。

〔一〕一名巨勝：底本在「一名鴻藏」後，循體例據政和本草乙。
〔二〕麻：底本作「摩」，據政和本草改。
〔三〕充飢雖：底本漫漶，據政和本草補。
〔四〕服：底本無此字，據政和本草補。

525 **麻蕡　味辛，平，**有毒。**主五勞**[一]**七傷，利五藏，下血寒氣，**破積，止[二]痹，除散膿，**多食令人見鬼狂走。久服通神明，輕身。一名麻勃，**此麻華上勃勃者。七月七日採，良。麻蕡即牡麻，牡麻則無實，今人作布及履用之。麻勃，方藥亦少用，術家合[三]人參服，令逆知未然。其子中人，合丸藥並釀酒，大善，而是滑利性。麻根汁及煮飲之，亦主瘀血，石淋。

**【箋疏】**

新修本草麻蕡與麻子在一條，據蘇敬注：「陶以一名麻勃，謂勃勃然如花者，即以爲花，重出子條，誤矣。」由此知本草經集注中二者各是一條。

本草經麻蕡一名麻勃，名醫別錄謂「此麻花上勃勃者」，諸家因此聚訟。此處的「麻」即桑科植物大麻 *Cannabis sativa* 應當沒有問題。按，麻勃之名不見於經傳，殊爲費解。疑「勃」是「荸」之訛誤，爾雅釋草「荸，麻母」，郭璞注：「苴麻盛子者。」齊民要術卷二引崔寔亦云：「苴麻，麻之有藴者，荸麻是也，一名黂。」大麻雌雄異株，雌株稱爲「苴麻」，亦即本條之麻蕡。至魏晉時代，如名醫別錄所言之「麻勃」，則專指大麻的花，故言「七月七日采」，至九月方采其子，即是後條之麻子。

526 飴糖　味甘，微溫。主補虛乏，止渴，去血。方家用飴糖，乃云膠飴，皆是濕糖如厚蜜者，建中湯多用之。其凝

[一] 五勞：底本無此二字，據政和本草補。
[二] 止：底本作「心」，據政和本草改。
[三] 合：底本漫漶，據政和本草補。

強及牽白者，不入藥。又，胡麻亦可作糖，彌甘補。今[一]酒用麴、糖用糵，猶同是米麥，而爲中上之異。糖當以和潤爲優，酒以醺亂爲劣。

**【箋疏】**

飴糖是麥芽糖，亦謂之「餳」。白居易七年元日對酒詩云：「三杯藍尾酒，一碟膠牙餳。除卻崔常侍，無人共我爭。」

## 【米食部中品】

527 **麻子** **味甘，平**，無毒。**主補中益氣，肥健不老。**治中風汗[二]出，逐水，利小便，破積血，復血脈，乳婦產後餘疾，長髮，可爲沐藥。久服神仙。九月採，入土[三]中者賊人。**生太山川谷。**畏牡厲、白微，惡伏苓。

**【箋疏】**

麻子即是大麻的種子，今稱火麻仁。

[一] 今：底本作「令」，據政和本草改。
[二] 汗：底本作「汁」，據政和本草改。
[三] 土：底本作「出」，據政和本草改。

528 **大豆黃卷**　**味甘，平，**無毒。**主治濕痹，筋攣，膝痛，**五藏胃氣結積，益氣，止[一]毒，去黑皯，潤澤皮毛。

生大豆　味甘，平。**塗癰腫，煮飲汁殺鬼毒，止痛，**逐水脹，除胃中熱痹，傷中，淋露，下瘀血，散五藏結積內寒，殺烏頭毒。久服令人身重。熬[二]屑，味甘。主胃中熱，去腫，除痹，消穀，止腹[三]脹。**生太山平澤。**九月採。惡五參、龍膽，得前胡、烏喙、杏人，牡厲良，殺烏頭毒。

**赤小豆**　味甘、酸，平、溫，無毒[四]。**主下水，排癰腫膿血，**主治寒熱，熱中，消渴，止泄，利小便，吐逆[五]，卒澼下，脹滿。大、小豆共條，猶如葱、薤義也。以大豆爲蘖牙，生便乾之，名爲黃卷。用之亦熬，服食家所須。煮大豆，主溫毒水腫殊效。復有白大豆，不入藥。小豆性逐津液，久食令人枯燥矣。

**【箋疏】**

根據證類本草目錄，米穀部中品載本草經藥兩條，即赤小豆和大豆黃卷，生大豆屬名醫別錄藥，但其下有開寶本草注釋：「元附大豆黃卷條下，今分條。」意即從本草經大豆黃卷條拆分出者。赤小豆雖然單獨成條，其下有陶弘景注釋：「大、小豆共條，猶如葱、薤義也。」本草圖經也說：「赤小豆舊與大豆

[一] 止：底本作「心」，據政和本草改。本條後「止」字皆同。
[二] 熬：政和本草作「炒爲」。
[三] 腹：底本無此字，據政和本草補。
[四] 味甘酸平溫無毒：底本在「排癰腫膿血」後，循體例據政和本草移。
[五] 逆：底本無此字，據政和本草補。

同條，蘇恭分之。」由此顯示，在本草經集注中，赤小豆和生大豆均附録在大豆黄卷條，不單獨計數。

大豆即豆科植物大豆 *Glycine max*，是常見經濟作物。大豆黄卷是大豆種子經發芽處理後的製成品，本草綱目引陶弘景説：「黑大豆爲蘖牙，生五寸長，便乾之，名爲黄卷，用之熬過，服食所須。」又云：「壬癸日以井華水浸大豆，候生芽，取皮，陰乾用。」赤小豆也是常見經濟作物，據救荒本草説：「本草舊云江淮間多種蒔，今北土亦多有之。苗高一二尺，葉似豇豆葉微團艄，開花似豇豆花微小，淡銀褐色，有腐氣，人故亦呼爲腐婢，結角比菉豆角頗大，角之皮色微白帶紅，其豆有赤、白、黧色三種。」根據所繪圖例，可以確定其原植物爲豆科赤小豆 *Phaseolus calcaratus*。

**529** 大麥　味鹹，溫、微寒，無毒。主治消渴，除熱，益氣，調中。又云：令人多熱，爲五穀長。食蜜爲之使。

今稞〔一〕麥，一名麰麥，似穬麥，惟無皮耳。

**【箋疏】**

本草綱目釋名説：「麥之苗粒皆大於來，故得大名。牟亦大也。通作麰。」此即禾本科植物大麥 *Hordeum vulgare*，亦是常見糧食作物。

---

〔一〕稞：底本作「倮」，據政和本草改。

530 豉　味苦，寒，無毒。主治傷寒，頭痛，寒熱，瘴氣惡[一]毒，煩躁滿悶，虛勞，喘吸，兩腳疼冷。又殺六畜胎子諸毒[二]。豉，食中之常用。春夏天氣不和，蒸炒以酒漬服之，至佳。暑熱煩悶，冷水漬飲二三升。依康伯法，先以酢酒溲蒸暴燥，以麻油和，又蒸暴，凡三過，乃末椒、乾薑屑合和，以進食，勝今作油豉也。患腳人恒將其酒浸[三]，以滓傅腳，皆差。好者出襄陽、錢唐，香美而濃，取中心彌善也。

【箋疏】

豉是大豆的發酵品，本草綱目集解項說：「豉，諸大豆皆可爲之，以黑豆者入藥。有淡豉、鹹豉，治病多用淡豉汁及鹹者，當隨方法。」

531 穬麥　味甘，微寒，無毒。主輕身，除熱。久服令人多力健行[四]。以作櫱，溫，消食和中。此是今馬所食者，性乃言熱而云微寒，恐是作屑與合殼異也。服食家並食大、穬二麥，令人身[五]輕健。

【箋疏】

穬麥名實也頗有爭論，植物名實圖考云：「穬麥，別錄中品，蘇恭以爲大麥，陳藏器以爲麥殼，圖經

[一] 惡：底本無此字，據政和本草補。

[二] 又殺六畜胎子諸毒：本草經集注序錄畏惡七情表作「殺六畜胎子毒」。

[三] 浸：底本無此字，據政和本草補。

[四] 久服令人多力健行：底本無此句，據政和本草補。

[五] 身：底本此字在「輕」後，據文義倒乙。

以爲有大小二種，言人人殊。今山西多種之，與大麥無異。熟時不用打碾，仁即離殼，但仁外有薄皮如麩，打不能去。山西通志：穬麥皮肉相連似稻，土人謂之草麥，造麴用之，亦有碾其皮以食者。考齊民要術：穬麥，大麥類，早晚無常。九穀考以爲大麥之別種，是也。説文穬，芒粟也。麥爲芒穀，不應此種獨名穬。西北志書多載露仁麥，似即穬麥，又或以爲青稞。説文稞，穀之善者，一曰無皮穀。青稞與穬麥迥異，然皆不需碾打而殼自落，疑穬麥即稞麥，一聲之轉，而青稞以色青獨著。唐書謂吐蕃出青稞，而齊民要術已有青稞之名，與穬麥用同。蓋外國方言皆無正字，如山西之呼莜呼油，皆本蒙古人語。而作唐書者以中國之産，譯爲青稞，非必來自外國也。天工開物謂穬麥獨産陝西，一名青稞，即大麥隨土而變，皮成青黑色。此則糅雜臆斷，不由目睹也。」其原植物應是禾本科青稞 *Hordeum vulgare* 一類。

**532** 小麥　味甘，微寒，無毒。主除熱，止[一]躁渴咽乾[二]，利小便，養肝氣，止漏血、唾血。以作麴，溫，消穀，止利。以作麪，溫，消熱止煩[三]。小麥合湯皆完用之，熱家治也。作麪則溫，明穬麥亦當如此。今服食家噉麪，不及大、穬麥，猶勝於米耳。

**【箋疏】**

小麥至今仍是主要粮食作物，原植物爲禾本科小麥 *Triticum aestivum*。

[一] 止：底本作「心」，據政和本草改。本條「止」字皆同。

[二] 咽乾：底本無此二字，據政和本草補。

[三] 消熱止煩：政和本草作「不能消熱止煩」。

533 青粱米　味甘，微寒，無毒。主胃痹，熱中，渴利，止泄利，利小便，益氣補中，輕身長年。凡云粱米，皆是粟類，唯其牙頭色異爲分别耳。青粱出北，今江東少有。氾勝之書云「粱是秫粟」，今俗用則不爾。

【箋疏】

本草圖經云：「粱米有青粱、黄粱、白粱，皆粟類也。舊不著所出州土，陶隱居云『青粱出北方，黄粱出青、冀州，白粱處處皆有』，蘇恭云『黄粱出蜀、漢，商、浙間亦種之』，今惟京東、西，河、陝間種蒔，皆白粱耳，青、黄乃稀有。青粱殻穗有毛，粒青，米亦微青而細於黄白米也。黄粱穗大毛長，殻米俱麄於白粱而收子少，不耐水旱，襄陽有竹根者是也。白粱穗亦大，毛多而長，殻麄扁長，不似粟圓也。大抵人多種粟而少種粱，以其損地力而收穫少。而諸粱食之，比他穀最益脾胃，性亦相似耳。」古稱之粱米，應該都是禾本科粱 *Setaria italica* 及其變種粟 *Setaria italica* var. *germanica* 之類，不同品種種子顔色不一，而有青粱米、白粱米、黄粱米之區别。

534 黄粱米　味甘，平，無毒。主益氣和中，止[一]泄。黄粱亦出青、冀州，此間不見有耳。

【箋疏】

通常以黄粱米爲佳，即新修本草所言「食之香美，逾於諸粱，人號爲竹根黄」。

[一] 止：底本作「心」，據政和本草改。

**535** 白粱米 味甘，微寒，無毒。主除熱，益氣。今處處有，襄陽竹根者最佳。所以夏月作粟餐，亦以除熱也。

【箋疏】

新修本草云：「白粱穗大，多毛且長。諸粱都相似，而白粱穀麁扁長，不似粟圓也。米亦白而大，食之香美，爲黄粱之亞矣。陶云竹根，竹根乃黄粱，非白粱也。然粱雖粟類，細論則別，謂作粟餐，殊乖的稱也。」

**536** 粟米 味鹹，微寒，無毒。主養腎氣，去胃脾[一]中熱，益氣。陳者味苦，主治胃熱，消渴，利小便。江東所種及西間皆是，其粒細于粱米，熟舂令白，亦以當白粱，呼[二]爲白粱粟。陳者謂經三五年者，或呼爲粢米，以作粉尤解煩悶，服食家亦將食之。

【箋疏】

粮食作物栽培品種因時地不同，變化很大，粱米、秫米、粟米的名實，自古以來糾結不清。按照李時珍的觀點，「粱即粟也」。而粟則有古今名稱之變，粟條釋名說：「古者以粟爲黍、稷、粱、秫之總稱，而今之粟，在古但呼爲粱。後人乃專以粱之細者名粟，故唐孟詵本草言人不識粟，而近世皆不識粱也。大抵

---

[一] 脾：底本作「痹」，據政和本草改。

[二] 呼：底本作「乎」，據政和本草改。

黏者爲秫，不黏者爲粟。故呼此爲秈粟，以別秫而配秈。北人謂之小米也。」秫條釋名説：「秫字篆文象其禾體柔弱之形，俗呼糯粟是矣。北人呼爲黄糯，亦曰黄米。釀酒劣於糯也。」集解項又説：「秫即粱米、粟米之黏者。有赤、白、黄三色，皆可釀酒、熬糖、作輒糕食之。蘇頌圖經謂秫爲黍之黏者，許慎説文謂秫爲稷之粘者，崔豹古今注謂秫爲稻之粘者，皆誤也。惟蘇恭以粟、秫分秈、糯，孫炎注爾雅謂秫爲粘粟者，得之。」現代植物學一般以禾本科 *Setariaitalica* 爲粱，其變種 *Setaria italica* var. *germanica* 爲粟，粱、粟種子之黏者爲秫米，即主要根據李時珍的意見而來。

**537** 丹黍米　味苦，微温，無毒。主治欬逆，霍亂，止[一]泄，除熱，止煩渴。此即赤黍也，亦出北間，江東時有種，而非土所宜，多入神藥用。又，黑黍名秬，共釀酒祭祀用之。

**【箋疏】**

丹黍米應該也是禾本科黍 *Panicum miliaceum* 之類。古代有「累黍定律」之説，據説就是使用上黨所産的黍米。傳説古人以一定數目的黍米疊加而確定律管的長度作爲音律標準，並確定分、寸、尺長度標準，合、升、斗、斛容量標準，銖、兩、斤、鈞、石重量標準。事實究竟如何，不得而知，王國維東山雜記説：「累黍爲尺之説，始於呂覽，劉歆、班固皆用其説，此最無謂也。歷代之尺，多以累黍爲名，而長短不同，後人求之不得，於是有縱黍、横黍、斜黍種種之説，實皆以尺求黍，不能以黍定尺，以爲起度之准，殊

〔一〕止：底本作「心」，據政和本草改。本條「止」字皆同。

爲失之。此不獨黍有大小之差，年有豐耗之異，如隋志所云而已。即令黍之大小，終古不變，而銖銖而累之，至石必差；寸寸而量之，至大必失。累分爲尺，理亦如之。此事理之最易明者，而人乃多爲之説。是何異已？」

**538** 蘖[一]米　味苦，無毒。主治寒中，下氣，除熱。此是以米爲蘖爾，非别米名也。末其米脂和傅面，亦使皮膚悦澤，爲熱不及麥蘖也。

【箋疏】

蘖米即是今穀芽之類，本草圖經小麥條説：「水漬之生芽爲蘖」。按，「蘖」，據説文正寫作「糱」，釋作「牙米也」，段注：「牙同芽。芽米者，生芽之米也。凡黍稷稻粱米已出於穅者不牙；麥豆亦得云米，本無穅，故能芽。芽米謂之蘖猶伐木餘謂之糱，庶子謂之孼也。」故陶弘景注謂「以米爲蘖」，乃是從説文立言，此「米」爲泛指。新修本草云：「蘖者，生不以理之名也，皆當以可生之物爲之。陶稱以米爲蘖，其米豈更能生乎？止當取蘖中之米爾。」乃糾結於狹義的米，故指責陶弘景敘述不準確。

**539** 秫米　味甘，微寒。止寒熱，利大腸，治漆瘡。此人以作酒及煮糖者，肥軟而易消。方藥不正用，唯嚼以塗漆及釀諸藥醪。

〔一〕蘖：底本作「孼」，據政和本草改。本條後數「蘖」字同。

【箋疏】

禮記内則「饘、酏、酒、醴、芼、羹、菽、麥、蕡、稻、黍、粱、秫，唯所欲」，孫希旦集解：「秫，黏粟也；然凡黍稻之黏者，皆謂之秫，不独粟也。」今則以粱、粟之黏者爲秫米。

540 陳廩米　味鹹、酸，溫[一]，無毒。主下氣，除煩渴[二]，調胃，止[三]泄。此今久入倉陳赤[四]者，湯中多用之。人以作酢酒，勝於新粳米。

【箋疏】

陳廩米即是陳倉米，並不特别限定米的種類。粳米條陶弘景注：「此即今常所食米，但有白赤、小大，異族四五種，猶同一類也。前陳廩米亦是此種，以廩軍人，故曰廩爾。」顔師古匡謬正俗專門批評説：「本草有陳廩米，陶弘景注云『此今久入倉陳赤者』。下條有稉米，弘景又注云『此即今常所食米，前陳廩米亦是此種，以廩給軍人，故曰廩耳』。按，陳廩米正是陳倉米，廩即是倉，其義無别。陶公既知已久入倉故謂之陳，而不知呼倉爲廩。改易本字，妄以廩給爲名，殊爲失理。」

[一] 溫：底本無此字，據政和本草補。
[二] 渴：底本無此字，據政和本草補。
[三] 止：底本作「上」，據政和本草改。
[四] 赤：底本作「亦」，據政和本草改。

541 酒 味苦、甘、辛〔一〕，大熱，有毒。主行藥勢，殺邪惡氣。大寒凝海，惟酒不冰〔二〕，明其性熱獨冠群物，藥家多須，以行其勢〔三〕。人飲之，使體弊神昏，是其有毒故也。昔三人晨行觸霧，一人健，一人病，一人死。健者飲酒，病者食粥，死者空腹。此酒勢辟惡，勝於食。

【箋疏】

酒由糧食釀造，故在米食部中。

## 【米食部下品】

542 **腐婢** **味辛，平**，無毒。**主治痎瘧寒熱，邪氣，泄利，陰不起**，止消渴，**病酒頭痛**。**生漢中**。小豆華也。七月採，陰乾。華用異實，故其不得同品，方家都不用之，今自可依其所主以爲治也。但未解何故有腐婢之名。本經不云是小豆花，後醫顯之爾，未知審是不？今海邊有小樹，狀似支子，莖條多曲，氣作腐臭，土人呼爲腐婢，用治瘧有效，亦酒漬皮治心腹痛。恐此當是真，若爾，此條〔四〕應在木部〔五〕下品卷中。

〔一〕甘辛：底本無此二字，據政和本草補。
〔二〕冰：底本作「水」，據政和本草改。
〔三〕勢：底本作「熱」，據政和本草改。
〔四〕此條：底本作「無此無條」，據政和本草改。
〔五〕木部：底本無此二字，據政和本草補。

【箋疏】

腐婢的名實諸家意見不一，因爲名醫別録説其「即小豆菜也」，所以列在米食部中。陶弘景已不能明，故注釋云云。新修本草别立新説云：「腐婢，山南相承以爲葛花，本經云小豆花，陶復稱海邊小樹，未知孰是。然葛花消酒，大勝豆花，葛根亦能消酒，小豆全無此效。校量葛、豆二花，葛爲真也。」但葛花已見於葛根條，所以後人亦不以此爲然，多傾向於小豆花。本草綱目集解項李時珍説：「葛花已見本條。小豆能利小便，治熱中，下氣止渴，與腐婢主療相同，其爲豆花無疑。但小豆有數種，甄氏藥性論獨指爲赤小豆，今姑從之。」

543 藊豆　味甘，微溫。主和中下氣。

葉　主治霍亂吐下不止。人家種之於籬援，其莢[一]蒸食甚美，無正用取其豆者。葉乃單行用之。患寒熱病者不可食之。

【箋疏】

本草綱目釋名項李時珍説：「藊本作扁，莢形扁也。沿籬，蔓延也。蛾眉，象豆脊白路之形也。」集解項又云：「藊豆二月下種，蔓生延纏。葉大如杯，團而有尖。其花狀如小蛾，有翅尾形。其莢凡十餘樣，或長或團，或如龍爪、虎爪，或如豬耳、刀鐮，種種不同，皆纍纍成枝。白露後實更繁衍，嫩時可充蔬食茶料，老則收子煮食。子有黑、白、赤、斑四色。一種莢硬不堪食。惟豆子粗圓而色白者可入藥，本草

[一] 莢：底本作「英」，據政和本草改。

不分别，亦缺文也。」藥用多以白色者，故亦稱「白藊豆」。此即豆科植物扁豆 *Dolichos lablab*。

**544** 黍米　味甘，溫，無毒。主益氣補中，多熱，令人煩。荆、郢州及江北皆種此。其苗如蘆而異於粟，粒亦大。粟而多是秫，今人又呼秫粟爲黍，非也。北人作黍飯，方藥釀黍米酒，則皆用秫黍也。又有穄米與黍相似，而粒殊大，食不宜人，言發宿病。

**【箋疏】**

古代稷黍所對應的物種，同樣糾結不清。本草綱目云：「稷與黍，一類二種也。黏者爲黍，不黏者爲稷。稷可作飯，黍可釀酒。猶稻之有粳與糯也。陳藏器獨指黑黍爲稷，亦偏矣。稷黍之苗似粟而低小有毛，結子成枝而殊散，其粒如粟而光滑。三月下種，五六月可收，亦有七八月收者。其色有赤、白、黃、黑數種，黑者禾稍高，今俗通呼爲黍子，不復呼稷矣。北邊地寒，種之有補。河西出者，顆粒尤硬。稷熟最早，作飯疏爽香美，爲五穀之長而屬土，故祠穀神者以稷配社。五穀不可遍祭，祭其長以該之也。上古以厲山氏之子爲稷主，至成湯始易以后稷，皆有功於農事者云。」又説：「黍乃稷之黏者。亦有赤、白、黃、黑數種，其苗色亦然。郭義恭廣志有赤黍、白黍、黃黍、大黑黍、牛黍、燕頷、馬革、驢皮、稻尾諸名。俱以三月種者爲上時，五月即熟。四月種者爲中時，七月即熟。五月種者爲下時，八月乃熟。詩云秬鬯一卣，則黍之爲酒尚也。白者亞於糯，赤者最黏，可蒸食，俱可作餳。古人以黍粘履，以黍雪桃，皆取其黏也。菰葉裹成粽食，謂之角黍。淮南萬畢術云：獲黍置溝，即生蠐螬。」後世一般接受李時珍的意見，認爲稷黍同種，原植物爲禾本科黍 *Panicum miliaceum*，子粒糯者爲黍，粳者爲稷。

**545** 粳米　味甘、苦，平，無毒。主益氣，止煩，止[一]泄。此即今常所食米，但有白赤小大[二]，異族四五種，猶同一類也。前陳廩米亦是此種，以廩軍人，故曰廩爾。

**【箋疏】**

名醫別録載稻米、粳米，本草綱目又增加秈米，所指代的應該都是禾本科植物水稻 *Oryza sativa* 的不同品種。古人爲稻米之糯與粳爭論不休，録李時珍的意見備參。稻條釋名項説：「稻稌者，粳、糯之通稱。物理論所謂稻者溉種之總稱，是矣。本草則專指糯爲稻也。稻從舀，音函，象人在臼上治稻之義。稌則方言稻音之轉爾。其性黏軟，故謂之糯。」集解項又説：「糯稻，南方水田多種之。其性黏，可以釀酒，可以爲粢，可以蒸糕，可以熬餳，可以炒食。其類亦多，其穀殼有紅、白二色，或有毛，或無毛。其米亦有赤、白二色，赤者酒多糟少，一種粒白如霜，長三四分者。齊民要術糯有九格、雉木、大黄、馬首、虎皮、火色等名是矣。古人釀酒多用秫，故諸説論糯稻，往往費辯也。秫乃糯粟，見本條。」粳條又説：「粳有水、旱二稻。南方土下塗泥，多宜水稻。北方地平，惟澤土宜旱稻。西南夷亦有燒山地爲畬田種旱稻者，謂之火米。古者惟下種成畦，故祭祀謂稻爲嘉蔬，今人皆拔秧栽插矣。其種近百，各各不同，俱隨土地所宜也。其穀之光、芒、長、短、大、細，百不同也。其米之赤、白、紫、烏、堅、松、香、否，不同也。其性之溫、涼、寒、熱，亦因土産形色而異也。真臘有水稻，高丈許，隨水而長。南方有一歲再熟之

[一] 止：底本作「心」，據政和本草改。
[二] 大：底本無此字，據政和本草補。

稻。蘇頌之香粳，長白如玉，可充御貢。皆粳之稍異者也。」秈條説：「秈似粳而粒小，始自閩入，得種于占城國。宋真宗遣使就閩取三萬斛，分給諸道爲種，故今各處皆有之。高仰處俱可種，其熟最早，六七月可收。品類亦多，有赤、白二色，與粳大同小異。」

**546** 稻米　味苦。主溫中，令人多熱，大便堅。道家方藥有俱用稻米、粳米，此則是兩物。云稻米白如霜，今江東無此，皆通呼粳米爲稻耳，不知其色類復云何也。

**【箋疏】**

稻米即是禾本科植物水稻 *Oryza sativa*，栽培品種甚多，按照黏與不黏，又可以分爲糯米與粳米兩類。今天以「稻米」爲集合概念，下分糯米、粳米，但古代文獻有時候也以稻米專指糯米，遂成爲與粳米並列的次級概念，由此引起諸多混淆。

**547** 稷米　味甘，無毒。主益氣，補不足。稷米亦不識，書多云黍稷，稷恐與黍相似。又有稌，亦不知是何米。詩云「黍稷稻粱」、「禾麻菽麥」，此即八穀也，俗人莫能證辨。如此穀稼尚弗能明，而況芝英乎？按氾勝之種植書有黍，即如前説；無稷有稻，猶是粳米；粱是秫禾，禾即是粟。董仲舒云：「禾是粟苗，麻是胡麻，枲是大麻，菽[一]是大豆。」大豆有兩種；小豆一名荅，有三四種；麥有大、小、穬，穬即宿麥，亦謂種麥。如此諸穀之限也。菰米一名雕胡，可作餅。又，漢中有一種名枲粱，粒如粟而皮黑，亦可

[一] 菽：底本作「升」，據政和本草改。

食，釀爲酒，甚消玉。又[一]有烏禾，生野中如稗[二]，荒年代粮而殺蟲，煮以沃地，螻蚓皆死。稗亦可食。凡此之類，復有數種爾。

【箋疏】

詳黍米條箋疏。

548 舂杵頭細糠　主治卒噎。食卒噎不下，刮取含之即去，亦是舂擣義爾。天下事理，多有相影響如此也。

【箋疏】

新修本草舂杵頭細糠在草部下品，今移米食部。此即舂穀杵頭沾的糠屑，用來治療噎病。此當然是從杵頭舂穀向下獲得的「靈感」，屬於交感巫術之標準樣板。陶弘景解釋：「天下事理，多有相影響如此也。」紹興校定經史證類備急本草進一步發揮説：「止云主卒噎，蓋借意爲用而已。」這正是古人的標準思維狀態。

549 酢[三]　味酸，溫，無毒。主消癰腫，散水氣，殺邪毒。醋酒爲用，無所不入，逾久逾良，亦謂之醯。以有苦味，俗呼苦酒。丹家又加餘物，謂爲華池左味，但不可多食之，損人肌藏耳。

---

[一] 又：底本作「人」，據政和本草改。
[二] 稗：底本無此字，據政和本草補。
[三] 酢：底本作「酢酒」，據目錄作「酢」，政和本草作「醋」改。

【箋疏】

本草綱目記醋的别名有酢、醯、苦酒，李時珍解釋説：「劉熙釋名云：醋，措也。能措置食毒也。古方多用酢字也。」如陶弘景言，丹經稱醋爲「華池左味」，黄帝九鼎神丹經訣説：「凡作九轉、九鼎大丹，必須先覓三年淳醯大酢，其味驗重，謂之左味。」又説：「凡所措手，皆憑醋，内過百日者謂之淳醯，三年已上謂苦酒，投之以藥即曰華池，古人秘之，號之左味。」

550 醬 味鹹、酸，冷利。主除熱，止[一]煩滿，殺百藥，熱湯[二]及火毒。醬多以豆作，純麥者少。今此當是豆者，豆者亦以久久彌好。又有肉醬、魚醬，皆呼爲醯，不入藥用也。

【箋疏】

説文「醢也，从肉酉。酒以和醬也。」段玉裁注：「从肉者，醢無不用肉也。」故醬本指用鹽醋等調料腌製而成的肉醬。用麥、麪、豆等發酵製成的調味品亦稱「醬」，論語鄉黨「割不正不食，不得其醬不食」之「醬」，應該就是此類。本草經載入米食部，也是後者，所以陶弘景先言「今此當是豆者，豆者亦以久久彌好」，然後才説：「又有肉醬、魚醬，皆呼爲醯，不入藥用也。」

[一] 止：底本作「心」，據政和本草改。
[二] 百藥熱湯：底本作「藥」，據政和本草補。

551 鹽[一]　味鹹，溫，無毒。主殺鬼蠱邪注毒氣，下部䘌瘡，傷寒寒熱，吐胸中淡澼，止心腹卒痛，堅肌骨。多食傷肺，喜欬。五味之中[二]，唯此不可闕。今有東海、北海供京都及西川、南江用，中原有河東鹽池，梁、益有鹽井，交、廣有南海，西羌有山鹽，胡中有樹鹽，而色類各不同，河東最爲勝。此間東海鹽官鹽白，草粒細。北海鹽黃，草粒大。以作魚鮓及鹹葅，乃言北海勝，而藏繭必用鹽官者。蜀中鹽小淡，廣州鹽鹹苦，不知其爲療體復有優劣不。西方、北方人，食不耐鹹，而多壽少病，好顏色[三]；東方、南方人，食絶欲鹹，少壽[四]多病，便是損人，則傷肺之效矣。然以浸魚肉則能經久不敗，以沾布帛則易致朽爛，所施處各有所宜也。

【箋疏】

食鹽根據來源和提取製作方法可以分海鹽、湖鹽、井鹽、巖鹽諸類，其成分都是氯化鈉 $NaCl$。

## 【有名無實玉石類】

552 青玉　味甘，平，無毒。主治婦人無子，輕身不老長年。一名轂玉。生藍田。張華云：合玉漿用轂玉，正縹白色，不夾石，大者如升，小者如雞子。取穴中者，非今作器物玉也。出襄鄉縣舊穴中。黃初中，詔征南將軍夏侯尚求之。

---

〔一〕鹽：政和本草作「食鹽」。
〔二〕中：底本無此字，據政和本草補。
〔三〕好顏色：底本無此三字，據政和本草補。
〔四〕少壽：底本漫漶，據政和本草補。

【箋疏】

左傳莊公十八年「皆賜玉五瑴、馬三匹，非禮也」，杜預注：「雙玉爲瑴。」本草綱目青玉條釋名項李時珍説：「二玉相合曰瑴，此玉常合生故也。」

553 白玉髓　味甘，平，無毒。主治婦人無子，不老延年。生藍田玉石之間〔一〕。

554 玉英　味甘。主治風搔皮膚癢。一名石〔二〕鏡，明白可作〔三〕鏡。生山竅，十二月採。

555 璧〔四〕玉　味甘，無毒。主明目，益氣，使人多精，生子。

556 合玉石　味甘，無毒。主益氣，消渴，輕身，辟穀。生常山中丘，如彘肪。

【箋疏】

本草綱目云：「此即碾玉砂也，玉須此石碾之乃光。」

〔一〕間：底本作「門」，據政和本草改。

〔二〕石：底本無此字，據政和本草補。

〔三〕作：底本無此字，據政和本草補。

〔四〕璧：底本作「壁」，據政和本草改。

557 紫石華　味甘，平[一]，無毒。主治渴，去小腸熱。一名茈石華。生中牛山陰，採無時。

558 白石華　味辛，無毒。主治癉，消渴，膀胱熱。生液北鄉北邑山，採無時。

559 黑石華　味甘，無毒。主治陰痿，消渴，去熱，月水不[二]利。生弗其勞山陰石間，採無時。

560 黃石華　味甘，無毒。主治陰痿，消渴，膈中熱，去百毒。生液北山。黃色，採無時。

561 厲石華　味甘，無毒。主益氣，養神，止渴，除熱，強陰。生江南。如石花，採無時。

562 石肺　味辛，無毒。主治癘欬寒，久痿，益氣，明目。生水中，狀如肺，黑澤有赤文，出水即乾。今浮石亦治欬，似肺而不黑澤，恐非是也。

563 石肝　味酸，無毒。主身癢，令人色美。生常山。色如肝。

---

〔一〕平：底本無此字，據政和本草補。

〔二〕不：底本無此字，據政和本草補。

564 石脾　味甘，無毒。主治胃寒熱，益氣，令人有子。一名胃石，一名膏石，一名消石。生隱蕃山谷石間。黑如大豆，有赤文，色微黄，而輕薄如碁子，採無時。

565 石腎　味鹹，無毒。主泄利。色如白珠。

【箋疏】

石肺、石肝、石脾、石腎，藥味分别辛、酸、甘、鹹，仍隱含五行關係，故推測還應該有「石心」，只是在陶弘景整理本草經集注時條文已經遺落。

566 封石　味甘，無毒。主治消渴，熱中，女子疽蝕。生常山及少室。採無時。

567 陵石　味甘，無毒。主益氣，耐寒，輕身，長年。生華山。其形薄澤。

568 碧石青　味甘，無毒。主明目，益精，去白皮瘢，延年。

569 遂石　味甘，無毒。主治消渴，傷中，益氣。生太山陰。採無時。

570 白肌石　味辛，無毒。主強筋骨，止渴[一]，不飢，陰熱不足。一名肌石，一名洞石。生廣焦國卷山。青色潤澤[二]。

571 龍石膏　無毒。主治消渴，益壽。生杜陵。如鐵脂中黃。

572 五羽石　主輕身，延年。一名金黃。生海水中蓬葭山上倉中。黃如金。

573 石流青　味酸，無毒。主治泄，益肝氣，明目，輕身長年。生武都山石間。青白色。

574 石流赤　味苦，無毒。主治婦人帶下，止血，輕身長年。理如石耆，生山石間。芝品中有石流丹，又有石中黃子。

575 石耆　味甘，無毒。主治欬逆氣。生石間，色赤如鐵脂，四月採。

576 紫加石　味酸。主治痹，血氣。一名赤英，一名石血。赤無理。生邯鄲山。如爵茈。二月採。三

[一] 渴：底本作「消」，據政和本草改。
[二] 青色潤澤：政和本草作「青石間」。

十六水方呼爲紫賀石。

【箋疏】

正統道藏三十六水法紫賀石水條云：「以紫賀石一斤，麻汁一升，合溞，納銅器中，十日成水。」

577 終石　味辛，無毒。主治陰痿痹，小便難，益精氣。生陵陰。採無時。

## 【有名無實草木類】

578 玉伯　味酸，溫，無毒。主輕身，益氣，止渴。一名玉遂。生石上，如松，高五六寸，紫華，用莖葉。

【箋疏】

嘉祐本草引陳藏器云：「今之石松，生石上，高一二尺。山人取根、莖浸酒，去風血，除風瘙，宜老。」并認爲「玉伯」乃是「玉柏」傳寫之訛。

579 文石　味甘。主治寒熱，心煩。一名黍石。生東郡山澤中水下。五色，有汁，潤澤。

580 曼諸石　味甘。主益五藏氣，輕身長年。一名陰精。六月、七月出石上，青黄色，夜有光。

581 山慈石　味苦，平，有毒[一]。主治女子帶下。一名爰茈。生山之陽，正月生葉如梨蘆，莖有衣。

582 石濡　主明目，益精氣，令人不飢渴，輕身長年。一名石芥。

【箋疏】

嘉祐本草引陳藏器云：「生石之陰，如屋遊、垣衣之類，得雨即展，故名石濡。早春青翠，端開四葉，山人名石芥，性冷，明目，不飢渴。」

583 石芸　味甘，無毒。主治目痛，淋露，寒熱，溢血。一名螫烈，一名顧啄。三月、五月採莖葉，陰乾。

584 石劇　味甘，無毒。主治渴，消[二]中。

585 路石　味甘，酸，無毒。主治心腹，止汗，生肌[三]，酒痂，益氣，耐寒，實骨髓。一名陵石。生草石上，天雨獨乾，日出獨濡。華黃，莖赤黑。三歲一實，赤如麻子。五月、十月採莖葉，陰乾。

[一] 有毒：政和本草作「無毒」。

[二] 消：底本無此字，據政和本草補。

[三] 肌：底本作「膚」，據政和本草改。

586 曠石　味甘，平[一]，無毒。主益氣，養神，除熱，止渴。生江南，如石草。

587 敗石　味苦，無毒。主治渴痹。

588 越砥　味甘，無毒。主治目盲，止痛，除[二]熱瘙。今細礪石出臨平者。

589 金莖　味苦，平，無毒。主治金創，内漏。一名葉金草。生澤中高處。

590 夏臺　味甘。主治百疾，濟絶氣。此藥乃爾神奇，而不復識用，可恨。

591 柒紫　味苦。主治少腹痛，利小腸，破積聚，長肌肉。久服輕身長年。生宛朐。二月、七月採。

592 鬼目　味酸，平，無毒。主明目。一名來甘。實赤如五味，十月採。俗人今呼白草子亦爲鬼目，此乃相似。

[一] 平：底本無此字，據政和本草補。

[二] 除：底本作「陰除」，據政和本草改。

【箋疏】嘉祐本草引陳藏器云：「一名排風，一名白幕。」又引爾雅云「符，鬼目」，注云：「葉似葛，子如耳璫，赤色。」

593 鬼蓋　味甘，平，無毒。主治小兒寒熱癇。一名地蓋。生垣牆下，叢生，赤，旦生暮死。一名朝生，疑是今鬼繖也。

【箋疏】嘉祐本草引陳藏器云：「鬼蓋，名爲鬼屋。如菌，生陰濕處，蓋黑莖赤。和醋傅腫毒，馬脊腫，人惡瘡。杜正倫云：鬼繖，夏日得雨，聚生糞堆，見日消黑。此物有小毒。」

594 馬顛　味甘，有毒。治浮腫，不可多食。

595 馬唐　味甘，寒。主調中，明耳目。一名羊麻，一名羊粟。生下濕地，莖有節生根。五月採。

【箋疏】嘉祐本草引陳藏器云：「生南土廢稻田中，節節有根，著土如結縷草，堪飼馬。云馬食如糖，故曰馬唐。煎取汁，明目，潤肺。」又，爾雅云：「馬唐，馬飯也。」

596 馬逢　味辛，無毒。主治癬蟲。

597 牛舌實　味鹹，溫，無毒。主輕身益氣。一名彖尸。生水中澤傍，實大，葉長尺。五月採。

【箋疏】

嘉祐本草引陳藏器云：「今東人呼田水中大葉如牛耳，亦呼爲牛耳菜。」

598 羊乳　味甘，溫，無毒。主治頭眩痛，益[一]氣，長肌肉。一名地黄。三月採，立夏後母死。

【箋疏】

嘉祐本草引陳藏器云：「羊乳，根似薺苨而圓，大小如拳，上有角節，剖之有白汁，人取根當薺苨，三月採。苗作蔓，折有白汁。」

599 羊實　味苦，寒。主治頭禿惡瘡，疥瘙痂瘲。生蜀郡。

600 犀洛　味甘，無毒。主治癃。一名星洛，一名泥洛。

[一] 益：底本無此字，據政和本草補。

601 鹿良　味鹹，臭。主治小兒驚癇，賁豚，瘈瘲、大人痓。五月採。

602 菟棗　味酸，無毒。主輕身益氣。生丹陽陵地。高尺許，實如棗。

603 雀梅　味酸，寒，有毒。主蝕惡瘡，一名千雀。生海水石谷間。葉與實俱如麥李。

604 雀翹　味鹹。主益氣，明目。一名去母，一名更生。生藍中，葉細黄，莖赤有刺。四月實兑，黄中黑。五月採，陰乾。

605 雞涅[一]　味甘，平，無毒。主明目，目中寒風，諸不足，水腫，邪氣，補中，止泄利，女子白沃。一名陰洛。生雞山。採無時。

606 相烏　味苦。主治陰痿。一名烏葵。如蘭香，赤莖，生山陽。五月十五日採，陰乾。

607 鼠耳　味酸，無毒。主治痹，寒熱，止欬。一名無心。生田中下地，厚葉[二]肥莖。

---

[一] 涅：底本作「沮」，據政和本草改。

[二] 葉：底本作「華」，據政和本草改。

608 蛇舌　味酸，平，無毒。主除留血，驚氣，蛇癇。生大水之陽。四月採華，八月採根。

609 龍常草　味鹹，溫，無毒。主輕身，益陰氣，治痹寒濕。生河水傍，如龍芻，冬夏生。

610 離樓草　味鹹，平，無毒。主益氣力，多子，輕身長年。生〔一〕常山，七月、八月採實。

611 神護草　可使獨守，叱咄人，寇盜不敢入門。生常山北〔二〕，八月採。此亦奇草，計彼人猶應識用之。

【箋疏】初學記引神農本草「常山有草名神護，置之門上，每夜叱人」，當即此條。此亦是陶弘景所見各種版本本草經之一。

612 黃護草　無毒。主治痹，益氣，令人嗜食。生隴西。

613 吳唐草　味甘，平，無毒。主輕身，益氣，長年。生故稻田中，日夜〔三〕有光，草中有膏。

〔一〕生：底本無此字，據政和本草補。
〔二〕北：底本作「此共」，據政和本草改。
〔三〕日夜：底本作「夜日」，據政和本草倒乙。

614 天雄草　味甘，溫，無毒。主益氣，陰痿。生山之澤中，狀如蘭，實如大豆，赤色。

615 雀醫草　味苦，無毒。主輕身，益氣，洗浴爛瘡，治風水。一名白氣。春生，秋華白，冬實黑。

616 木甘草　主治癰腫盛熱，煮洗之。生木間，三月生，大葉如蛇牀，四四相值，折枝種之便[一]生。五月華白，實核赤。三月三日採。

617 益決草　味辛，溫，無毒。主治欬逆，肺傷。生山陰。根如細辛。

618 九熟草　味甘，溫，無毒。主出汗，止泄，治悶。一名烏粟，一名雀粟。生人家庭中，葉如棗。一歲九熟，七月採。今不見有此之。

619 兑草　味酸，平，無毒。主輕身，益氣，長年。蔓草木上，葉黃有毛，冬生。

620 酸草　主輕身延年。名山醴泉上陰居。莖有五葉，青澤，根赤黃。可以消玉。一名醜草。李云是今

[一] 便：底本無此字，據政和本草補。

酸箕，布[一]地生者。而今處處有，恐非也。

621 異草　味甘，無毒。主治痿痹，寒熱，去黑子。生籬木上，葉如葵，莖傍[二]有角，汁白。

622 癰[三]草葉　主治癰腫。一名鼠肝。葉滑，青白。

623 葩草　味辛，無毒。主治傷，金創。

624 莘草　味甘，無毒。主治盛傷，痹腫。生山澤。如蒲黃，葉如芥。

625 勒草　味甘，無毒。主治瘀血，止精溢盛氣。一名黑草。生山谷，如栝樓。疑此猶是薰草，兩字皆相似，一誤爾。而栝樓爲殊矣。

626 英草華　味辛，平[四]，無毒。主治痹氣，強陰，治面㔁疽，解煩，堅筋骨，治風頭。可作沐藥。生蔓

---

[一] 布：底本無此字，據政和本草補。

[二] 傍：底本作「溫」，據政和本草改。

[三] 癰：政和本草作「灌」。

[四] 平：底本無此字，據政和本草補。

木上。一名鹿英。九月採，陰乾。

627 吳葵華　味鹹，無毒。主理心氣不足。

628 封華　味甘，有毒。主治疥瘡，養肌，去惡肉。夏至日採。

629 北荇草[一]　味苦，無毒。主治氣脈溢。一云芹華。

630 腆華　味甘，無毒。主治上氣，解煩，堅筋骨。

631 棑華　味苦。主除水氣，去赤蟲，令人好色。不可久服。春生乃採。

【箋疏】

嘉祐本草引陳藏器云：「棑樹似杉，子如檳榔，食之肥美。主痔，殺蟲。春華，並與本經相會。本經蟲部云彼子，蘇注云：『彼字合從木。』爾雅云彼，一名棑，陶復於果部重出棑，此即是其華也。」按其説即是紅豆杉科植物香榧 *Torreya grandis*。榧實用其果實，此則指其花。

[一] 北荇草：此條新修本草缺，以千金翼方卷四爲底本。

632 節華　味苦，無毒。主治傷中，痿痹，溢腫。皮主治脾中客熱氣。一名山節，一名達節，一名通漆。十月採，暴乾。

633 徐李　主益氣，輕身長年。生太山陰。如李小形，實青色，無核，熟採食之。

634 新雉木　味苦，香，溫，無毒。主治風頭眩痛，可作沐藥。七月採，陰乾，實如桃。

【箋疏】

揚雄甘泉賦「平原唐其壇曼兮，列新雉於林薄」，李善注引服虔曰：「新雉，香草也。雉、夷聲相近，新雉，新夷也。」顔師古注：「新雉即辛夷耳，爲樹甚大，非香草也。其木枝葉皆芳，一名新矧。」本草經辛夷一名辛矧，一名侯桃，一名房木，此係重出；所謂「實如桃」，恐指未開的花蕾。

635 合新木　味辛，平，無毒。解心煩，止瘡[一]痛。生遼東。

636 俳蒲木　味甘，平，無毒。主治少氣，止煩。生山陵。葉如㮇，實赤，三核。

[一] 止瘡：底本作「心上瘵」，據政和本草改。

637 遂陽木　味甘，無毒。主益氣。生山中〔一〕，如白楊葉，三月實，十月熟赤，可食。

638 學木核　味甘，寒，無毒。主治脅下留飲，胃氣不平，除熱。如蕤核，五月採，陰乾。

639 木核　治腸〔二〕澼。

華　治不足。

子　治傷〔三〕。

根　治心腹逆氣，止渴。十月採。

640 栒核　味苦。治水，身面癰腫。五月採。

641 荻皮　味苦，止消渴，去白蟲，益氣。生江南。如松葉，有別刺，實赤黃。十月採。

642 桑莖實　味酸，溫，無毒。主治字乳餘疾，輕身益氣。一名草王。葉如荏，方莖大葉，生園中，十月採。

---

〔一〕中：底本無此字，據政和本草補。

〔二〕腸：底本作「腹」，據政和本草改。

〔三〕傷：政和本草作「傷中」。

**643** 滿陰實　味酸，平，無毒。主益氣，除熱，止渴，利小便，輕身，長年。生深山谷及園中，莖如芥，葉小，實如桃[一]，七月成。

**644** 可聚實　味甘，溫，無毒。主輕身益氣，明目。一名長壽。生山野道中。穗如麥，葉如艾，五月採。

**645** 讓實　味酸。主治喉痹，止泄利。十月採，陰乾。

**646** 蕙實　味辛。主明目，補中。

根莖中涕[二]治傷寒，寒熱，出汗，中風，面腫，消渴，熱中，逐水[三]。生魯山平澤。

**【箋疏】**

嘉祐本草引陳藏器云：「五月收，味辛，香，明目，正應是蘭惠之蕙。」

**647** 青雌　味苦。主治惡瘡，禿敗瘡，火氣，殺三蟲。一名蟲損，一名孟推。生方山山谷。

---

[一] 桃：政和本草作「櫻桃」。

[二] 涕：底本作「湯」，據政和本草改。

[三] 水：底本無此字，據政和本草補。

648 白背　味苦，平，無毒。主寒熱，洗浴疥、惡瘡。生山陵。根似紫葳，葉如燕盧，採無時。

649 白女腸　味辛，溫，無毒。主治泄利腸澼，治心痛，破疝瘕。生深山谷中，葉如藍，實赤。赤女腸亦同。

650 白扇根　味苦，寒，無毒。主治瘧，皮膚寒熱，出汗，令人變。

651 白給　味辛，平，無毒。主治伏蟲，白瘲，腫痛。生山谷。如藜蘆，根白相連，九月採。

652 白并　味苦，無毒。主治肺欬上氣，行五藏，令百病不起。一名玉簫，一名箭悍。葉如小竹，根黄皮白[一]。生山陵。三月、四月採根，暴乾。

653 白辛　味辛，有毒。主治寒熱。一名脱尾，一名羊草。生楚山。三月採根，根白而香。

654 白昌　味甘，無毒。主治食諸蟲。一名水昌，一名水宿，一名莖蒲。十月採。

[一] 皮白：底本作「白皮」，據政和本草倒乙。

【箋疏】

嘉祐本草引陳藏器云：「白昌，即今之溪蓀也。一名昌陽，生水畔，人亦呼爲昌蒲，與石上昌蒲都別。大而臭者是，亦名水昌蒲，根色正白，去蚤虱。」按，白昌即水菖蒲，本草綱目釋名項李時珍説：「此即今池澤所生菖蒲，葉無劍脊，根肥白而節疏慢，故謂之白昌。古人以根爲菹食，謂之昌本，亦曰昌歜，文王好食之。其生溪澗者，名溪蓀。」此即天南星科水菖蒲 *Acorus calamus*，及同屬近緣植物。

**655** 赤舉　味甘，無毒。主治腹痛。一名羊飴，一名陵渴。生山陰。二月花兑蔓草上，五月實黑，中有核。三月三日採葉，陰乾。

**656** 赤涅　味甘，無毒。主治注，崩中，止血，益氣。生蜀郡山石陰地濕處。採無時。

**657** 黃秫　味苦，無毒。主止心煩，汗出。生如桐根，黃。

**658** 徐黃　味辛，平，無毒。主治心腹積瘕。莖　主惡瘡。生澤中，大莖細葉，香如藁本。

**659** 黃白支　生山陵。三月、四月採根，暴乾。

660 紫藍　味鹹，平，無毒。主治食肉得毒，能消除之。

661 紫給　味鹹。主治毒風頭，泄注。一名野葵。生高陵下地。三月三日採根，根如烏頭。

662 天蓼　味辛，有毒。主治惡瘡，去痹氣。一名石龍。生水中。

【箋疏】嘉祐本草引陳藏器云：「即今之水葒，一名游龍，亦名大蓼。」

663 地朕　味苦，平，無毒。主治心氣，女子陰疝，血結。一名承夜，一名夜光。三月採。

【箋疏】嘉祐本草引陳藏器云：「地朕，一名地錦，一名地噤。葉光淨，露下有光，蔓生，節節著地。」

664 地芩　味苦，無毒。主治小兒癇，除邪，養胎，風痹，洗洗[一]寒熱，目中青翳，女子帶下。生腐木積草處，如朝生，天雨生蓋，黄白色，四月採。

[一] 洗：底本作「浴」，據政和本草改。

665 地筋　味甘，平，無毒。主益氣，止渴，除熱在腹臍，利筋。一名菅根，一名土筋。生澤中，根有毛。三月生，四月實白，三月三日採根。疑此猶是白茅而小異也。

【箋疏】

嘉祐本草引陳藏器云：「地筋，如地黃，根葉並相似而細，多毛。生平澤。功用亦同地黃，李邕方用之。」

666 地耳　味甘，無毒。主明目，益氣，令人有子。生丘陵，如碧石青。

667 土齒　味甘，平，無毒。主輕身，益氣，長年。生山陵地中，狀如馬牙。

668 燕齒　主治小兒癇，寒熱。五月五日採。

669 酸惡　主治惡瘡，去白蟲。生水傍，狀如澤寫。

670 酸赭　味酸，主治內漏，止血，不足。生昌陽山。採無時。

671 巴棘　味苦，有毒。主治惡疥瘡，出蟲。一名女木。生高地，葉白有刺，根連數十枚。

672 巴朱　味甘，無毒。主治寒，止[一]血，帶下。生雒陽。

673 蜀格　味苦，平，無毒。主治寒熱，痿痹，女子帶下，癰腫。生山陽。如藋菌，有刺。

674 纍根　主治緩筋，令不痛。

【箋疏】嘉祐本草引陳藏器云：「苗如豆，爾雅云『攝，虎纍』，注云：『江東呼虆爲藤，似葛而虛大。』今武豆也，莢有毛。一名巨荒，千歲虆是也。」

675 苗根　味鹹，平，無毒。主治痹及熱中，傷跌折。生山陰谷中。蔓草木上，莖有刺，實如椒。

【箋疏】嘉祐本草引陳藏器云：「茜字從西，與苗字相似，人寫誤爲苗，此即茜也。」

676 參果根　味苦，有毒。主治鼠瘻。一名百連，一名烏蓼，一名鼠莖，一名鹿蒲。生百餘根，根有衣

[一] 止：底本作「上」，據政和本草改。

裏莖。三月三日採根。

677 黃辨　味甘，平，無毒。主治心腹疝瘕，口瘡，臍傷[一]。一名經辨。

678 良達　主治齒痛，止渴，輕身。生山陰，莖蔓延，大如葵，子滑小。

679 對廬　味苦，寒，無毒。主治疥，諸久瘡不瘳，生死肌，除大熱，煮洗之。八月採，似菴蕳。

680 糞[二]藍　味苦。主治身癢瘡，白禿，漆瘡，洗之。生房陵。

681 委蛇　味甘，平，無毒。主治消渴，少氣，令人耐寒。生人家園中，大枝長鬚，多葉而兩兩相值，子如芥子。

682 麻伯　味酸，無毒。主益氣，出汗。一名君莒，一名衍草，一名道止，一名自死。生平陵。如蘭，葉黑厚白裏，莖、實赤黑。九月採根。

---

[一] 口瘡臍傷：底本作「口痛臍」，據政和本草改。

[二] 糞：底本作「播」，據政和本草改。

683 王明　味苦。主治身熱，邪氣。小兒身熱，以浴之。生山谷。一名王草。

684 類鼻　味酸，溫，無毒。主治痿痹，一名類重。生田中高地，葉如天[一]名精，美根。五月採。

685 師系　味甘，無毒。主治癰腫惡瘡，煮洗之。一名臣堯，一名臣骨，一名鬼芭。生平澤。八月採。

686 逐折　殺鼠，益氣明目。一名百合。厚實，生木間，莖黄，七月實黑如大豆。又，杜仲子亦一名逐折。

687 并苦　主治欬逆上氣，益肺氣，安五藏。一名蜮薰，一名玉荆。三月採，陰乾。

688 領灰[二]　甘，有毒。主心腹痛，煉中不足。葉如芒草，冬生，燒作灰。

689 父陛根　味辛，有毒。以熨癰腫，膚脹。一名膏魚，一名梓藻。

690 索干　味苦，無毒。主治易耳。一名馬耳。

---

[一] 天：底本無此字，據政和本草補。

[二] 領灰：此條以千金翼方卷四爲底本。

691 荆莖 治灼爛。八月、十月採，陰乾。

【箋疏】

嘉祐本草引陳藏器云：「即今之荆樹也，煮汁堪染，其洗灼瘡及熱焱瘡，有效。」

692 鬼麗 生石上。挼[一]之，日柔爲沐。

693 竹付 味甘，無毒。主止痛，除血。

694 秘惡 味酸，無毒。主治肝邪氣。一名杜逢。

695 唐夷 味苦，無毒。治踒折。

696 知杖 味甘，無毒。治疝。

---

[一] 挼：底本作「接」，據政和本草改。

697 坙[一]松　味辛，無毒。主治眩痹。

【箋疏】坙松即地菘，本草經集注序錄云：「路邊地菘，而爲金瘡所秘。」

698 河煎　味酸。主治結氣，癰在喉頭者。生海中。八月、九月採。

699 區余　味辛，無毒。主治心腹熱㿗。

700 三葉　味辛。治寒熱，蛇、蜂螫人。一名起莫，一名三石，一名當田。生田中。葉一莖小，黑白，高三尺，根黑。三月採，陰乾。

701 五母麻　味苦，有毒。治痿痹不便，下利。一名鹿麻，一名歸澤麻，一名天麻，一名若一草。生田野。五月採。

702 疥柏　味辛，溫，無毒。主輕身，治痹。五月採，陰乾。

[一] 坙：底本作「葵」，據政和本草改。

703 常更之生　味苦，平，無毒。主明目。實有刺，大如稻米。

704 救煞[一]人者　味甘，有毒。主治疝痹，通氣，諸不足。生人家宫室。五月、十月採，暴乾。

705 丁公寄　味甘。主治金瘡痛，延年。一名丁父。生石間，蔓延木上。葉細，大枝，赤莖，母大如磧黄，有汁。七月七日採。

【箋疏】

嘉祐本草引陳藏器云：「丁公寄，即丁公藤也。」

706 城裏赤柱　味辛，平。治婦人漏血，白沃，陰蝕[二]，濕痹，邪氣，補中益氣。生晉平陽。

707 城東腐木　味鹹，温。主治心腹痛，止泄，便膿血。

【箋疏】

嘉祐本草引陳藏器云：「城東腐木，即今之城東古木。木在土中。一名地至。主心腹痛，鬼氣。城

---

[一] 煞：政和本草作「赦」。

[二] 蝕：底本作「食」，據政和本草改。

東者，猶取東牆之土也。杜正倫方云：「古城住木煮湯服，主難産，此即其類也。」

708 芥　味苦，寒，無毒。主治消渴，止血，婦人疾，除痹。一名梨。葉如大青。

709 載　味酸，無毒。主治諸惡氣。

710 慶　味苦，無毒。主治欬嗽。

711 腂　味甘，無毒。主益氣，延年。生山谷中，白順理。十月採。

712 鳧葵[一]　味甘，冷，無毒。主消渴，去熱淋，利小便。生水中，即莕菜也。一名接餘。

【箋疏】

鳧葵爲新修本草新附藥物，蘇敬注釋説：「南人名豬蓴，堪食。有名未用條中載也。」掌禹錫編定嘉祐本草時注意到，有名未用類中並無鳧葵或豬蓴，因加按語説：「今據唐本注云『有名未用條中載也』，而尋有名未用條中，即無鳧葵、豬蓴，蓋經開寶詳定已删去也。」因爲新修本草卷二十尚存寫本，有名無

[一] 鳧葵：此條以證類本草卷九爲底本。

用中並無此藥，則應該是新修本草所删。按，本草經集注之有名無實與新修本草之有名無用，都是「陶弘景不識，今醫博識人亦不識」之藥，性質相當於本草附録，既然新修本草識此，乃將其由附録移到正文，也在情理之中。所以本條新修本草文可能就是本草經集注有名無實中的原文，可以還原回去。

**713** 白菀　味辛，溫，治療肺傷咳逆出汗。

【箋疏】

女菀爲本草經藥，有别名「白菀」，陶弘景注釋説：「别復有白菀似紫菀，非此之别名也。」新修本草不同意此意見，蘇敬説：「白菀即女菀，更無别者，有名未用中浪出一條。無紫菀時亦用之，功效相似也。」掌禹錫編定嘉祐本草時注意到，有名未用類中並無女菀，因加按語説：「今據有名未用中無白菀者，蓋唐修本草時删去爾。」此判斷爲正確。又根據紫菀條陶弘景注釋：「有白者名白菀，不復用。」新修本草批評説：「白菀即女菀也。療體與紫菀同。無紫菀時亦用白菀。陶云不復用，或是未悉。」本草衍義紫菀條亦説：「唐本注言無紫菀時亦用白菀。白菀即女菀也，今本草無白菀之名，蓋唐修本草時已删去。」觀察女菀條功效，本草經謂「主治風寒洗洗，霍亂，泄利，腸鳴上下無常處，驚癇，寒熱百疾」，名醫别録謂「治肺傷咳逆，出汗，久寒在膀胱，支滿，飲酒夜食發病」，前者治療霍亂腹瀉，後者治療肺疾咳嗽，與新修本草説白菀「療體與紫菀同」相符，可能就是有名無實白菀條文，被新修本草補入女菀條者。故新輯本擬取「白菀，味辛，溫，治療肺傷咳逆出汗」作白菀條。

**714** 陰命　赤色，著木懸其子，生山海中，最有大毒，入口能立殺人。

【箋疏】

鉤吻條陶弘景注：「又有一物名陰命，赤色，著木懸其子，生山海中，最有大毒，入口能立殺人。」博物志卷四引神農經「藥物有大毒不可入口鼻耳目者」之第三爲陰命，亦云：「赤色，著木懸其子，生海中。」新輯本將陰命補入。

**715** 秦鉤吻[一]　味辛。療喉痹，咽中塞，聲變，咳逆氣，溫中。一名除辛，一名毒根。生寒石山。二月、八月采。

【箋疏】

新修本草卷十草部下品之上敦煌寫本鉤吻條，正文以後多出秦鉤吻條文云云，證類本草無此。蘇敬鉤吻條按語有一句針對秦鉤吻云：「秦中遍訪元無物，乃文外浪説耳。」按，鉤吻條陶弘景注釋無一語涉及秦鉤吻，或許考慮秦鉤吻也是本草經集注有名無實中的藥物，新修本草覺得可能與鉤吻有關，移在鉤吻條之後，但蘇敬又不能確定，乃言「文外浪説」。新輯本將秦鉤吻恢復在有名無實中。

[一] 秦鉤吻：此條以敦煌出土新修本草寫本卷十爲底本。

## 【有名無實蟲類】

716 雄黄蟲　主明目，辟兵不祥，益氣力。狀如蠮[一]螉。

717 天社蟲　味甘，無毒。主治絶孕[二]，益氣。狀如蜂，大腰，食草木葉。三月採。

718 桑蠹蟲　味甘，無毒。主治心暴痛，金瘡，肉生不足。

【箋疏】

嘉祐本草引陳藏器云：「桑蠹去氣，桃蠹辟鬼，皆隨所出而各有功。又主小兒乳霍。」

719 石蠹蟲　主治石癃，小便不利。生石中。

【箋疏】

嘉祐本草引陳藏器云：「伊洛間水底石下，有蟲如蠶，解放絲連綴小石如繭，春夏羽化作小蛾水上

---

[一] 蠮：底本作「蠛」，據政和本草改。

[二] 孕：底本作「字」，據政和本草改。

飛。一名石下新婦。」

720 行夜　治腹痛，寒熱，利血。一名負盤。今小兒呼竈盤，或曰竈蜚蟲者也[一]。

【箋疏】嘉祐本草引陳藏器云：「竈盤蟲，一名負盤，一名夜行蜚蠊，又名負盤。雖則相似，終非一物。戎人食之，味極辛辣。竈盤蟲有短翅，飛不遠，好夜中出門，觸之氣出也。」

721 蝸籬[二]　味甘，無毒。主燭館，明目。生江夏。

【箋疏】嘉祐本草引陳藏器云：「一名師螺。小於田螺，上有稜，生溪水中。寒，汁主明目，下水。亦呼爲螺。」

722 麋魚　味甘，無毒。主治痹，止血。

---

[一] 曰竈蜚蟲者也：底本漫漶，據政和本草補。
[二] 籬：底本作「離」，據政和本草改。

723 丹戬　味辛。主治心腹積血。一名飛龍。生蜀都[一]。如鼠負，青股，蜚頭赤。七月七日採，陰乾。

724 扁前　味甘，有毒。主治鼠瘻，癃，利水道。生山陵，如牛虻，翼赤。五月、八月採。

725 蚖類　治痹，内漏。一名蚖短，土色而文。

726 蜚厲[二]　主治婦人寒熱。

727 梗雞　味甘，無毒。治痹。

728 益符　主治閉。一名無舌。

729 地防　令人不飢，不渴。生黄陵。如濡，居土中。

730 黄蟲　味苦。療寒熱。生地上，赤頭，長足，有角，群居。七月七日採。

本草經集注・第七果菜米部三品有名無實三類

---

[一] 都：底本無此字，據政和本草補。

[二] 厲：底本作「蘆」，據政和本草改。

# 藥名拼音索引

【説明】索引主題詞包括本書正式藥名、條目内附見藥名、副品藥名、别名。陶弘景注釋中提到的别名未納入。藥名後數字爲 730 種藥物序列號。

## C

**D**

## E



## F

## J

## K

## M

**T**

## Z

# 藥名筆畫索引

【説明】索引主題詞包括本書正式藥名、條内附見藥名、副品藥名、别名。陶弘景注釋中提到的别名未納入。藥名後數字爲730種藥物序列號。

## 四畫

## 五畫

## 六畫

## 七畫

## 八畫

## 九畫

## 十畫

## 十一畫

## 十二畫

## 十四畫

## 十五畫



## 十六畫

## 十七畫



## 十八畫

## 十九畫



## 二十畫



## 二十一畫



## 二十二畫



## 二十三畫以上